Leponex

**Springer**
*Berlin
Heidelberg
New York
Barcelona
Hongkong
London
Mailand
Paris
Singapur
Tokio*

D. Naber · F. Müller-Spahn (Hrsg.)

# Leponex

Pharmakologie und Klinik
eines atypischen Neuroleptikums

Aspekte der Lebensqualität in der Schizophrenietherapie

Mit 38 Abbildungen

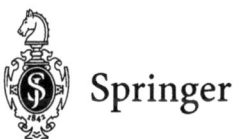 Springer

Prof. Dr. D. NABER
Univ.-Krankenhaus Eppendorf
Psychiatrische Klinik und Poliklinik
Martinistraße 52
D-20246 Hamburg

Prof. Dr. F. MÜLLER-SPAHN
Psychiatrische Universitätskliniken Basel
Wilhelm-Kleine-Straße 27
CH-4025 Basel

ISBN-13:978-3-540-41135-2

Die Deutsche Bibliothek – CIP-Einheitsaufnahme
Leponex: Pharmakologie und Klinik eines atypischen Neuroleptikums; Aspekte der Lebensqualität in der Schizophrenietherapie / Hrsg.: Dieter Naber; Franz Müller-Spahn. – Berlin; Heidelberg; New York; Barcelona; Budapest; Hongkong; London; Mailand; Paris; Singapur; Tokio: Springer, 2001
ISBN-13:978-3-540-41135-2    e-ISBN-13:978-3-642-59454-0
DOI: 10.1007/978-3-642-59454-0

Dieses Werk ist urheberrechtlich geschützt. Die dadurch begründeten Rechte, insbesondere die der Übersetzung, des Nachdrucks, des Vortrags, der Entnahme von Abbildungen und Tabellen, der Funksendung, der Mikroverfilmung oder der Vervielfältigung auf anderen Wegen und der Speicherung in Datenverarbeitungsanlagen, bleiben, auch bei nur auszugsweiser Verwertung, vorbehalten. Eine Vervielfältigung dieses Werkes oder von Teilen dieses Werkes ist auch im Einzelfall nur in den Grenzen der gesetzlichen Bestimmungen des Urheberrechtsgesetzes der Bundesrepublik Deutschland vom 9. September 1965 in der jeweils geltenden Fassung zulässig. Sie ist grundsätzlich vergütungspflichtig. Zuwiderhandlungen unterliegen den Strafbestimmungen des Urheberrechtsgesetzes.

Springer-Verlag Berlin Heidelberg New York
ein Unternehmen der BertelsmannSpringer Science+Business Media GmbH

© Springer-Verlag Berlin Heidelberg 2001

Die Wiedergabe von Gebrauchsnamen, Handelsnamen, Warenbezeichnungen usw. in diesem Werk berechtigt auch ohne besondere Kennzeichnung nicht zu der Annahme, dass solche Namen im Sinne der Warenzeichen- und Markenschutz-Gesetzgebung als frei zu betrachten wären und daher von jedermann benutzt werden dürften.

Umschlaggestaltung: Design & Production GmbH, Heidelberg
Satz: K+V Fotosatz GmbH, Beerfelden

SPIN 10784842    18/3130/ag 5 4 3 2 1 0 – Gedruckt auf säurefreiem Papier

## Vorwort

25 Jahre nach der Entdeckung der antipsychotischen Wirkung von Clozapin durch österreichische und deutsche Psychiater wurde im November 1991 in Nürnberg ein deutschsprachiges Symposium durchgeführt, um die vielfältigen Erfahrungen zum Clozapin auszutauschen. Das große wissenschaftliche und klinische Interesse sowie die intensive Diskussion haben dazu geführt, dass diese Veranstaltung mittlerweile traditionsreich geworden ist. Im November 1999 trafen sich zum 6. Mal, wie immer in Nürnberg, Psychiater aus Deutschland, Österreich und der Schweiz, um nicht nur über Clozapin, sondern auch über andere Themen der Grundlagen- und der klinischen Forschung, über pharmakologische und nicht-pharmakologische Aspekte in der Therapie psychotischer Patienten zu diskutieren. Die übliche Gepflogenheit, mindestens die Hälfte der Zeit zur Diskussion zu nutzen, ist wieder erfolgreich aufgegriffen worden.

Themen des Symposiums 1999 waren u.a. Clozapin in der Kinder- und Jugendpsychiatrie, Clozapin und Suizid sowie Clozapin in der Gerontopsychiatrie, darüber hinaus aber auch übergreifende Aspekte wie Differentialindikation atypischer Neuroleptika, Lebensqualität unter neuroleptischer Therapie und viele andere Themen, die sowohl für die Wissenschaft, aber auch für den klinischen Alltag von aktueller Bedeutung sind.

Erfreulich ist, dass die großen objektiven und subjektiven Vorteile von Clozapin und anderen atypischen Neuroleptika, sowohl hinsichtlich der Wirkung, insbesondere aber auch in der Verträglichkeit, zunehmend von allen betroffenen Gruppen erkannt werden. Daraus resultiert die besonders positive Entwicklung der letzten Jahre, die wachsende Bereitschaft und Einigkeit von Patienten, ihren Angehörigen und den „Profis", sich gemeinsam für eine bessere (nicht nur pharmakologische) Therapie zu engagieren.

Die Herausgeber                                                        Januar 2001

# Inhaltsverzeichnis

1 Clozapin in der Kinder- und Jugendpsychiatrie –
Klinische Erfahrung und neue Befunde
H. REMSCHMIDT, M. SCHÜLER-SPRINGORUM, C. FLEISCHHAKER,
M. MARTIN, P.M. WEHMEIER, J. HEBEBRAND, E. SCHULZ ......... 1

2 Zwang und Schizophrenie – Auslösung durch atypische Neuroleptika?
P. BRÄUNIG, S. KRÜGER ................................. 13

3 Neue Forschungsergebnisse zur Clozapin-induzierten Agranulozytose
A. KLIMKE, S. LÖFFLER, K. FEHSEL, U. HENNING .............. 21

4 Neuroleptika während der Schwangerschaft und Stillzeit
unter besonderer Berücksichtigung des Clozapins
M. LANCZIK, M. KNOCHE, N. THÜRAUF .................... 30

5 Sexuelle Funktionsstörungen unter Clozapin
und anderen Neuroleptika
W. WEIG ............................................ 38

6 The Interaction of Atypical Neuroleptics
with Monoamine Receptor Subtypes
H.O. KALKMAN ....................................... 42

7 Differentialindikation atypischer Neuroleptika
in der Behandlung schizophrener Patienten
C. OTTE, M. LAMBERT, D. NABER ........................ 50

8 Clozapin und Suizid
A. FINZEN ........................................... 66

9 Lebensqualität und Neuroleptikabehandlung in der Schizophrenie –
aktueller Stand der Forschung
M. FRANZ, T. MEYER, B. GALLHOFER ...................... 72

10 PERSIST – PERsonenzentrierte Settingübergreifende
   Integrative Schizophrenie-Therapie
   A. Karow, C. Perro, S. Moritz, O. Yagdiran, E. Nika,
   R. Basdekis, M. Lambert, P. Briken, E. Gottwalz, J. Jung,
   M. Krausz ................................................. 84

11 Primäre und sekundäre Konsequenzen typischer und atypischer
   Neuroleptika auf das subjektive kognitive Leistungsvermögen
   S. Moritz, D. Naber, A. Lausen, D. Küppers, M. Lambert,
   A. Karow, M. Krausz ..................................... 91

12 Die subjektive Befindlichkeit schizophrener Patienten
   unter den atypischen Neuroleptika Clozapin, Olanzapin
   und Risperidon
   M. Lambert, S. Moritz, D. Naber ......................... 96

13 Gewichtsveränderungen unter Neuroleptika: Epidemiologie,
   Regulationsmechanismen und klinische Aspekte
   F. Theisen, A. Linden, C. Sommerlad, J.-C. Krieg,
   H. Remschmidt, J. Hebebrand ............................ 104

14 Leponex – Hohe Dosierungen und Plasmaspiegel
   H.-M. Schuchardt ........................................ 119

15 Kann der pharmakologisch aktive N-demethylierte Metabolit
   von Clozapin die Blut-Hirn-Schranke durchdringen?
   H. Weigmann, S. Härtter, V. Fischer, N. Dahmen, C. Hiemke .. 123

16 Regulation serotonerger Parameter durch Clozapin
   und seine Metaboliten in hippokampalen HT22-Zellen
   P. Heiser, H. Remschmidt, J.-C. Krieg, H. Vedder ........ 127

17 Auftreten von Nebenwirkungen
   unter Clozapin-Fluvoxamin-Kombination
   C. Hiemke, J. Hoehn, H. Weigmann, W. Oehl .............. 133

18 Nutzen und Risiken der kombinierten Anwendung
   von Clozapin und Elektrokrampftherapie (EKT) –
   Aktueller Kenntnisstand und Perspektiven
   H. Ullrich, M.W. Agelink, W. Lemmer, T. Postert, E. Klieser .. 139

19 Schützt Clozapin vor extrapyramidal-motorischen Nebenwirkungen
   klassischer Neuroleptika?
   M. Riedel, U. Schäfer, K. Krampe, H.-J. Möller, N. Müller ... 146

20 Clozapin in der Gerontopsychiatrie
   B. Ibach .............................................. 149

21 Spontaneous Slow and Fast MEG Activity
   in Male Schizophrenics Treated with Clozapine
   W. Sperling ........................................... 161

22 Iloperidone and Psychotic Disorders: Preclinical Profile
   Novartis Pharma AG ................................... 175

23 Zusammenfassung
   F. Müller-Spahn ....................................... 177

   Sachverzeichnis ....................................... 181

# Autorenverzeichnis

BRÄUNIG, PETER, Prof. Dr. med.
Klinik für Psychiatrie,
Verhaltensmedizin und Psychosomatik
Dresdnerstraße 178
D-09131 Chemnitz

FINZEN, A., Prof. Dr. med.
Psychiatr. Universitätsklinik Basel
Wilhelm-Klein-Straße 27
CH-4025 Basel

FLEISCHHAKER, CHRISTIAN, Dr. med.
Universitätsklinikum Freiburg
Abteilung für Psychiatrie
und Psychotherapie
im Kindes- und Jugendalter
Hauptstr. 8
D-79104 Freiburg

FRANZ, MICHAEL, Dr. med.
Klinikum der Universität
Zentrum für Psychiatrie
Am Steg 22
D-35385 Gießen

HEBEBRAND, JOHANNES, Prof. Dr. med.
Klinikum der Philipps-Universität
Kinder- und Jugendpsychiatr. Klinik
Hans-Sachs Str. 4-6
D-35037 Marburg

HEISER, PHILIP, Dr.
Klinikum der Philipps-Universität
Kinder- und Jugendpsychiatr. Klinik
Hans-Sachs-Straße 4-6
D-35037 Marburg

HIEMKE, CHRISTOPH, Prof. Dr. med.
Johannes-Gutenberg-Universität
Mainz
Psychiatrische Klinik und Poliklinik
Untere Zahlbacher Straße 8
D-55131 Mainz

IBACH, BERND, Dr. med.
Bezirksklinikum Regensburg
Klinik und Poliklinik für
Psychiatrie und Psychotherapie
der Universität Regensburg
Universitätsstraße 84
D-93053 Regensburg

KALKMANN, HANS OTTO, Dr.
Novartis Pharma AG
Lichtstraße 35
CH-4002 Basel

KAROW, ANNE, Dr.
Zentrum für psychosoziale Medizin
Psychiatrie und Psychotherapie
Universitätsklinikum Eppendorf
Martinistraße 52
D-20246 Hamburg

KLIMKE, ANSGAR, PD Dr. med.
Klinik und Poliklinik für
Psychiatrie und Psychotherapie
der Heinrich-Heine-Universität
Düsseldorf
Bergische Landstraße 2
D-40629 Düsseldorf

LAMBERT, MARTIN, Dr. med.
Universitätsklinikum Eppendorf
Klinik für Psychiatrie
und Psychotherapie
Martinistraße 52
D-20246 Hamburg

LANCZIK, MARIO, PD Dr. med.
Klinik für Psychiatrie
und Psychotherapie
der Universität Erlangen-Nürnberg
Schwabachanlage 6–10
D-91054 Erlangen

MARTIN, MATTHIAS, PD Dr. med.
Klinikum der Philipps-Universität
Kinder- und Jugendpsychiatr. Klinik
Hans-Sachs Str. 4–6
D-35037 Marburg

MORITZ, STEFFEN, Dr. phil.
Universitätsklinikum Eppendorf
Psychiatrische Klinik
der Universität Hamburg
Martinistraße 52
D-20246 Hamburg

MÜLLER-SPAHN, FRANZ,
Prof. Dr. med.
Psychiatr. Universitätskliniken Basel
Wilhelm-Kleine-Straße 27
CH-4025 Basel

OTTE, CHRISTIAN, Dr.
Universitätsklinikum
Hamburg-Eppendorf
Klinik für Psychiatrie
und Psychotherapie
Martinistraße 52
D-20246 Hamburg

REMSCHMIDT, HELMUT,
Prof. Dr. Dr. med.
Klinikum der Philipps-Universität
Kinder- und Jugendpsychiatr. Klinik
Hans-Sachs-Straße 4–6
D-35037 Marburg

RIEDEL, MICHAEL, Dr. rer. nat.
Klinikum der Universität
München-Innenstadt
Klinik für Psychiatrie
und Psychotherapie
Nußbaumstraße 7
D-80336 München

SCHUCHARDT, HANS-MARTIN
Psychiatrische Praxis
Frankfurter Straße 716
D-51107 Köln

SCHÜLER-SPRINGORUM, MAREIKE,
Dr. med.
Klinikum der Philipps-Universität
Kinder- und Jugendpsychiatr. Klinik
Hans-Sachs Str. 4–6
D-35037 Marburg

SCHULZ, EBERHARD, Prof. Dr. med.
Universitätsklinikum Freiburg
Abteilung für Psychiatrie
und Psychotherapie
im Kindes- und Jugendalter
Hauptstr. 8
D-79104 Freiburg

SPERLING, WOLFGANG, PD Dr. med.
Psychiatrische Universitätsklinik
Schwabachanlage 6
D-91054 Erlangen

THEISEN, FRANK MICHAEL, Dr. med.
Klinikum der Philipps-Universität
Kinder- und Jugendpsychiatr. Klinik
Hans-Sachs-Straße 4–6
D-35037 Marburg

ULLRICH, HEIKO
Evangelisches Krankenhaus
Gelsenkirchen
Klinik für Psychiatrie
und Psychotherapie
Munckelstraße 27
D-45879 Gelsenkirchen

WEHMEIER, PETER MATTHIAS,
Dr. med.
Klinikum der Philipps-Universität
Kinder- und Jugendpsychiatr. Klinik
Hans-Sachs Str. 4–6
D-35037 Marburg

WEIG, WOLFGANG, Prof. Dr. med.
Niedersächs. Landeskrankenhaus
Knollstraße 31
D-49088 Osnabrück

WEIGMANN, HARALD, Dr. med.
Johannes Gutenberg-Universität
Mainz
Psychiatrische Klinik und Poliklinik
Untere Zahlbacher Straße 8
D-55131 Mainz

KAPITEL 1

# Clozapin in der Kinder- und Jugendpsychiatrie
## Klinische Erfahrung und neue Befunde

H. REMSCHMIDT, M. SCHÜLER-SPRINGORUM, C. FLEISCHHAKER, M. MARTIN,
P. M. WEHMEIER, J. HEBEBRAND und E. SCHULZ

### Einleitung und Ergebnisse retrospektiver Studien

Clozapin hat sich auch im Jugendalter als wirksame und klinisch gut praktikable Medikation bei schizophrenen Erkrankungen erwiesen. Seit Beginn der achtziger Jahre haben wir uns klinisch und wissenschaftlich mit dieser Substanz beschäftigt. In unserer ersten Publikation (Siefen u. Remschmidt 1986) konnten wir bei über der Hälfte der Patienten eine deutliche Besserung oder ein Schwinden der meisten noch bestehenden psychopathologischen Symptome bei 21 schizophrenen Jugendlichen feststellen. Die Indikation für die Umstellung von einem konventionellen Neuroleptikum auf Clozapin waren damals entweder ungenügendes Ansprechen auf andere Neuroleptika, drohende Chronifizierung der psychotischen Symptomatik oder ausgeprägte extrapyramidale Begleitwirkungen. Wir kamen seinerzeit zu dem Schluss, dass Clozapin eine hilfreiche Ergänzung der medikamentösen Behandlung schizophrener Störungen im Kindes- und Jugendalter darstellt. Dies wurde mittlerweile durch eine Reihe von Studien bestätigt (Tabelle 1.1). In der Zwischenzeit haben wir weitere Untersuchungen durchgeführt, die in Tabelle 1.2 wiedergegeben sind.

In unserer zweiten, ebenfalls retrospektiven Studie an 36 an einer Schizophrenie erkrankten Jugendlichen konnten wir zeigen, dass Clozapin in 75% (27 von 36) eine deutliche Verbesserung der Symptomatik herbeiführte. Vier Jugendliche (11%) zeigten sogar eine vollständige Remission der Symptomatik. Positive Symptome sprachen deutlicher auf die Medikation an als negative, aber auch hinsichtlich der negativen Symptomatik war eine Besserung festzustellen. Drei Patienten (8%) sprachen nicht auf die Clozapin-Medikation an und bei sechs Patienten (17%) musste die Substanz wegen nicht beherrschbaren Nebenwirkungen abgesetzt werden, sodass insgesamt ein Viertel der Gesamtgruppe nicht mit der Substanz behandelbar war. Eine Leukopenie wurde bei drei Patienten (8%) beobachtet; unerwarteterweise wurden bei einigen Patienten auch extrapyramidale Nebenwirkungen festgestellt. Die mittlere Dosis betrug 330 mg täglich (range: 50–800 mg/d). Die mittlere Dauer dieses offenen Therapieversuchs betrug 154 Tage. Auch bei dieser Gruppe von Patienten wurde Clozapin eingesetzt, weil sie entweder auf klassische Neuroleptika nicht ansprachen, sich eine Verschlimmerung der Symptomatik ergab oder ausgeprägte Nebenwirkungen festzustellen waren (Remschmidt et al. 1994).

**Tabelle 1.1.** Studien zur Wirksamkeit von Clozapin bei schizophren erkrankten Kindern und Jugendlichen

| Autoren | Anzahl [n] | Alter [Jahre] | Diagnose | Tägliche Dosis [mg] | Response |
|---|---|---|---|---|---|
| Siefen u. Remschmidt 1986 | 21 | 11–18 | Schizophrenie | 150–800 | Deutliche Besserung oder Remission bei 11/21 |
| Birmaher et al. 1992 | 3 | 17–18 | Schizophrenie | 300–400 | 3/3 gebessert |
| Boxer u. Davidson 1992 | 1 | 17 | Schizophrenie | 600 | 1/1 gebessert |
| Blanz u. Schmidt 1993 | 57 | 10–21 | Schizophrenie (53) Manie (2) Autismus (2) | 75–800 | 67% (38/57) verbesserten sich signifikant |
| Mandoki 1993 | 2 | 14–16 | Schizophrenie | 40–600 | 2/2 gebessert |
| Mozes et al. 1994 | 4 | 10–13 | Schizophrenie | 150–300 | 4/4 gebessert |
| Jacobsen et al. 1994 | 2 | 13–18 | Schizophrenie | 500–600 | 2/2 gebessert |
| Levkovitch et al. 1994 | 13 | 14–17 | Schizophrenie | 240 | 10/13 (77%) signifikant gebessert |
| Towbin et al. 1994 | 1 | 11 | Schizophrenie | 400 | 1/1 moderat gebessert |
| Frazier et al. 1994 | 11 | 12–17 | Schizophrenie | 125–825 | 58% Besserung im CGI |
| Mandoki 1994 | 6 | ? | Psychosen | 300 | 6/6 gebessert |
| Remschmidt et al. 1994 | 36 | 18 | Schizophrenie | 50–800 | 27/36 (75%) zeigten eine Besserung |
| Kumra et al. 1996 | 21 | 6–18 | Schizophrenie | 25–525 | Clozapin gegenüber Haloperidol überlegen |
| Fleischhaker 1996 | 15 | 11–20 | Schizophrenie | 100–600 | 7/15 (47%) zeigten eine Reduktion im BPRS >20% |

**Tabelle 1.2.** Marburger Studien zur Anwendung von Clozapin bei schizophrenen Erkrankungen im Kindes- und Jugendalter

| | Jahr | Art der Studie | n | Alter [Jahre] |
|---|---|---|---|---|
| 1 | 1986 | Retrospektive Studie | 21 | 11–18 |
| 2 | 1994 | Retrospektive Studie | 36 | <18 |
| 3 | 1995 | Prospektive Studie | 15 | 17±2,2 |
| 4 | 1998 | Prospektive Studie | 20 | 17,5±1,7 |
| 5 | 1995–1998 | Drug-Monitoring-Studie | 425 | 26,4 |
| 6 | ab 1998 | Epidemiologische Studie zur Gewichtsregulation atypischer Neuroleptika | 151 | 15–26,2 |

Während unsere retrospektiven Studien ausschließlich auf klinischen Parametern beruhten, haben wir uns in den letzten Jahren in unseren prospektiven Studien auf ein regelmäßiges Drugmonitoring konzentriert und auch biochemische Parameter im Verlaufe der Clozapin-Medikation näher untersucht.

## Prospektive Studien und systematisches Drugmonitoring

Unsere prospektiven Studien beschäftigen sich mit dem Einfluss von Clozapin auf biogene Amine im Plasma, mit dem Zusammenhang zwischen biogenen Aminen und psychopathologischen Parametern, mit der veränderten Gewichtsregulation unter Clozapin und mit der Bedeutung von Serumspiegelbestimmungen für das Behandlungsregime. Auf einige Ergebnisse dieser Studien soll im Folgenden eingegangen werden.

### Einfluss von Clozapin auf biogene Amine im Plasma

Im Rahmen dieser Studie untersuchten wir 40 Patientinnen und Patienten (22 männliche und 18 weibliche; Durchschnittsalter $19{,}1 \pm 2{,}2$ Jahre), von denen 20 mit Clozapin und 20 mit konventionellen Neuroleptika behandelt wurden. Eine ausführlichere Beschreibung der Stichprobe findet sich bei Schulz et al. (1994).

Alle Patienten wurden in der Rehabilitationseinrichtung „Leppermühle" stationär behandelt und konnten 6 mal in sechswöchigen Abständen im Verlauf eines Jahres untersucht werden. Wir verfügen also von jedem Patienten über sechs Messungen, sowohl was die Psychopathologie betrifft, als auch in Bezug auf die entsprechenden Laborparameter. Folgende Instrumente wurden zu allen sechs Terminen angewandt:

- Brief Psychiatric Rating Scale (Overall u. Gorham 1962);
- Dosage Record and Treatment Emergent Symptom Scale (DOTES) (National Institute of Mental Health 1976; in: Guy 1976) in überarbeiteter Marburger Form zu Nebenwirkungen und Medikamentengabe;
- Andreasen-Skalen (SANS und SADS) (Andreasen u. Olsen 1982) in der Marburger Übersetzung;
- IRAOS (Häfner et al. 1990) und Marburger Ergänzung für das Kindes- und Jugendalter;
- Test d2 (Brickenkamp 1975);
- Untertest 3 des Leistungsprüfsystems (Horn 1983);
- Untertest 6 des Leistungsprüfsystems (Horn 1983);
- Paranoid-Depressivitäts-Skala (von Zerssen 1976);
- Frankfurter Beschwerde-Fragebogen (Süllwold 1977);
- Skala zur Gesamtbeurteilung von Kindern und Jugendlichen (Steinhausen 1985);
- Marburger Klassifikation prämorbider Belastungen;
- Diagnosen (ICD-10 und Symptomkomplexe, DSM-III-R);
- Laborbestimmungen (Bilirubin, GOT, GPT, GGT, AP, Kreatinin, Harnstoff, Blutbild, Differentialblutbild inkl. Thrombozyten, Prolaktin, DST, Noradrenalin, Adrenalin, Dopamin, MHPG, Serotonin).

Die Gründe für die Anwendung von Clozapin bei der Gruppe der 20 Patienten waren: Non-Response unter Vormedikation (85%), gravierende Nebenwirkungen unter Vormedikation (30%), Auftreten einer ausgeprägten Minus-

**Tabelle 1.3.** Biochemische Parameter im Plasma in zwei Behandlungsgruppen: Clozapin vs. typische Neuroleptika

| Typische Neuroleptika (n=20) | | Clozapin (n=20) | Statistik |
|---|---|---|---|
| Prolactin (ng/ml) | 26,7 ± 16,0 | 11,2 ± 6,12 | p = 0,025 |
| Serotonin (ng/ml) | 146,0 ± 77,1 | 237,0 ± 110 | p = 0,005 |
| MHPG (ng/ml) | 2,09 ± 1,28 | 3,98 ± 0,94 | p = 0,0002 |
| Norepinephrin (pg/ml) | 445 ± 201 | 754 ± 292 | p = 0,012 |
| Epinephrin (pg/ml) | 83,0 ± 58,2 | 104 ± 51,2 | p = 0,012 |
| Dopamin (pg/ml) | 122,0 ± 26,0 | 153 ± 91,1 | n.s. |

symptomatik (30%) und Befundverschlechterung unter Vormedikation mit klassischen Neuroleptika (15%).

Die Clozapin-Medikation betrug im Mittel 324 mg täglich (range: 75–600 mg). In der Gruppe, die mit klassischen Neuroleptika behandelt wurde, stand Haloperidol als häufigstes Medikament an der Spitze, gefolgt von Levomepromazin, Fluphenazin, Flupentixol, Promethazin, Chlorprothixen, Perazin und Thioridazin. Aufgrund des speziellen Rezeptorbindungsmusters von Clozapin interessierten uns insbesondere einige biochemische Parameter, die in Tabelle 1.3 wiedergegeben sind. Die Tabelle zeigt den Vergleich der beiden Gruppen (der Gruppe, die mit klassischen Neuroleptika behandelt wurde, und der Gruppe, die mit Clozapin behandelt wurde) hinsichtlich verschiedener biochemischer Parameter.

Es wird deutlich, dass sich das spezifische Profil der Clozapinwirkung von demjenigen der Gruppe mit typischen Neuroleptika unterscheidet. So führt Clozapin nicht zu einer Prolaktinerhöhung, jedoch zu einer signifikanten Erhöhung des Serotonins im Plasma, ferner des MHPG, des Norepinephrins und des Epinephrins. Im Hinblick auf den Dopaminspiegel im Plasma ergeben sich keine Unterschiede. Im Hinblick auf die Ergebnisse ist wichtig, darauf hinzuweisen, dass alle Werte in Tabelle 1.3 einen Mittelwert aus sechs Messungen im Abstand von je sechs Wochen darstellen. Dabei zeigten Alter und Geschlecht innerhalb der beiden Behandlungsgruppen keinen Einfluss auf die Ergebnisse. Die deutliche Erhöhung des Plasmanoradrenalins unter Clozapin stimmt überein mit Befunden, die bei erwachsenen Patienten erhoben wurden (Pickar et al. 1992; Green et al. 1993). Über eine Erhöhung der Serotoninkonzentration im Plasma unter Clozapin-Medikation hat Banki (1978) berichtet.

## Zusammenhänge zwischen psychopathologischen Parametern im Plasma und biogenen Aminen unter Clozapin-Medikation

Die gleichzeitige Untersuchung psychopathologischer und biochemischer Parameter im Plasma über sechs Testzeitpunkte hinweg eröffnete uns die Möglichkeit, Zusammenhänge zwischen diesen Parametern herzustellen.

Tabelle 1.4 zeigt, dass die Plasmaserotoninspiegel und die negative Symptomatik miteinander korrelieren. Wie aus ihr hervorgeht, haben jene Patien-

**Tabelle 1.4.** Plasma-Serotonin-Spiegel und negative Symptome bei 40 jugendlichen Patienten mit chronischer Schizophrenie[a]

| Serum-Serotonin-Spiegel | Zahl der Patienten | Negative Symptome (SANS) | Median-Test [df=1] |
|---|---|---|---|
| <260 ng/ml | 28 | 7,13±2,77 | – |
| >260 ng/ml | 12 | 5,14±3,45 | p=0,041 |

[a] Sowohl die Serotoninwerte als auch die Scores für negative Symptome sind Mittelwerte aus 6 Messungen im Abstand von jeweils 6 Wochen

**Tabelle 1.5.** Plasma-MHPG-Spiegel und Depressionsscores (BPRS) bei 40 jugendlichen Patienten mit Schizophrenie[a]

| Plasma-MHPG-Spiegel | Zahl der Patienten | Depressionsscores | Median-Test |
|---|---|---|---|
| <2,93 ng/ml | 20 | 10,9±3,9 | – |
| >2,93 | 20 | 8,3±3,3 | p=0,029 |

[a] Sowohl die Depressionsscores als auch die MHPG-Werte sind Mittelwerte aus 6 Messungen im Abstand von jeweils 6 Wochen

ten, die einen Plasmaserotoninspiegel von unter 260 ng/ml aufweisen, höhere Scores an negativer Symptomatik, gemessen mit der SANS, als solche, die einen Serotoninspiegel von über 260 ng/ml aufweisen. Auch mittels der Plasma-MHPG-Spiegel ließen sich stärker depressive Patienten von weniger depressiven signifikant unterscheiden (Tabelle 1.5). Jene Patienten, die einen Plasmaspiegel von unter 2,93 ng/ml aufwiesen, hatten in der Brief Psychiatric Rating Scale (BPRS) höhere Depressionsscores als jene, deren MHPG-Spiegel sich jenseits des kritischen Wertes von 2,93 ng/ml bewegte.

Diese Ergebnisse zeigen, dass Clozapin nicht nur zentral wirksam ist, sondern auch in der Peripherie in serotoninerge und noradrenerge Regelkreise eingreift und sich dabei von konventionellen Neuroleptika unterscheidet. Im Rahmen weiterer Untersuchungen muss dabei geklärt werden, inwieweit die freien und gebundenen Subfraktionen des MHPG im Hinblick auf den ZNS-Stoffwechsel und die Verhältnisse des Noradrenalinumsatzes im Blut eine differenziertere Betrachtung erlauben. Darüber hinaus könnte unter Clozapin-Therapie der Beeinflussung des serotoninergen Systems eine für die Therapie negativer Symptome entscheidende Bedeutung zukommen (Schulz et al. 1994).

## Clozapin-Medikation und Gewichtsanstieg

Allen Klinikern ist bekannt, dass es unter Clozapinmedikation bei vielen, jedoch nicht bei allen Patienten zu einer Gewichtszunahme kommt. Für die Beurteilung derselben muss stets die prämorbide Gewichtsanamnese herangezogen werden. In unserem eigenen Arbeitskreis wurden zunächst Essverhalten und Gewichtsveränderungen an 12 Patienten über einen Zeitraum von

10 Wochen untersucht (Brömel et al. 1998). Dabei berichteten 9 der Patienten über eine deutliche Appetitzunahme. Bei zwei Frauen kam es unmittelbar nach der Einstellung zu regelrechten Essattacken mit gleichzeitig einhergehendem Kontrollverlust. Die rasche Gewichtszunahme führte in beiden Fällen zum Absetzen der Medikation, wodurch die Essanfälle sistierten und das Gewicht auf den Ausgangspunkt zurückfiel. Als Clozapin erneut verabreicht wurde, traten die genannten Auffälligkeiten wieder auf. Die durchschnittliche Gewichtszunahme aller 12 Patienten betrug nach 10 Wochen 4,2 kg, die Zunahme der Fettmasse betrug im Durchschnitt 2,9 kg.

Die Gewichtszunahme und auch die Appetitsteigerung unter Clozapin wurde in mehreren Studien nachgewiesen. Bislang ist jedoch noch nicht geklärt, über welche Rezeptoren Appetit- und Gewichtszunahme reguliert werden. Hierzu existieren verschiedene Hypothesen (Serotonin-Hypothese, Dopamin-Hypothese, Leptin-Hypothese) ohne dass bislang entschieden werden konnte, welcher dieser Ansätze als der führende angesehen werden kann. In der bereits zitierten Untersuchung konnten Brömel et al. 1998 zeigen, dass bei fast allen Patienten schon unter niedrigen Clozapin-Dosierungen innerhalb der ersten zwei Wochen nach Neueinstellung auf Clozapin eine Verdoppelung bis Verdreifachung des Serumleptinspiegels festzustellen war. Die wahrscheinlichste Erklärung hierfür liegt in der bei den Patienten feststellbaren Appetitsteigerung. Dass diese These vermutlich richtig ist, geht aus der Beobachtung hervor, dass die drei Patienten, die nicht über eine Appetitsteigerung nach Einstellung auf Clozapin berichteten, auch keinen Anstieg der Serumleptinspiegel zeigten.

Die zum Teil erhebliche Gewichtszunahme ist für viele Jugendliche mit einer schizophrenen Erkrankung ein gravierendes Problem und führt oft dazu, dass die Clozapin-Medikation seitens der Patienten abgesetzt wird. Deshalb ist gerade auf diesen Aspekt bei der Aufklärung über die Behandlung in ganz besonderer Weise zu achten. Andererseits wurde bereits in der Vorneuroleptikaära darüber berichtet, dass sich ein Gewichtsanstieg günstig auf den Heilungsverlauf auswirkt. Im Lichte der neueren Leptinforschung könnte dies damit zusammenhängen, dass Leptin über seine Wirkungen auf die Hypothalamus-Hypophysen-Nebennierenrinden-Achse die Stressanfälligkeit der Patienten reduzieren könnte.

**Ergebnisse eines Drugmonitoring unter besonderer Berücksichtigung von Clozapin**

Seit 1995 führen wir an unserer Klinik ein systematisches Drugmonitoring durch, das sich auf alle Neuroleptika bezieht (Fleischhaker et al. 1999). Unser HPLC-Labor steht dabei auch auswärtigen Kliniken zur Verfügung, für die wir als Serviceleistung Clozapin-Bestimmungen im Serum durchführen. Im Zeitraum 1995–1998 wurden insgesamt 2112 Clozapinserumspiegel-Bestimmungen durchgeführt, die sich auf insgesamt 425 Patienten (251 männliche und 174 weibliche) im mittleren Alter von 26,4 Jahren bezogen. Unter ihnen befanden sich auch 116 jugendliche Patienten (mittleres Alter 16 Jahre). Die Bestimmung von Clozapin, Clozapin-N-Oxid und Desmethylclozapin erfolgt

**Tabelle 1.6.** Dosierung und Clozapin-Serumspiegel

|  | Erwachsene | Kinder und Jugendliche |
|---|---|---|
| Mittlere Dosis | 364 mg/d | 300 mg/d |
| Serumspiegel |  |  |
| Clozapin-Base | 221 ng/ml | 237 ng/ml |
| Norclozapin | 201 ng/ml | 192 ng/ml |
| Clozapin-N-Oxid | 31 ng/ml | 27 ng/ml |
| Quotient |  |  |
| Base/Dosis | 0,82 | 0,67 |

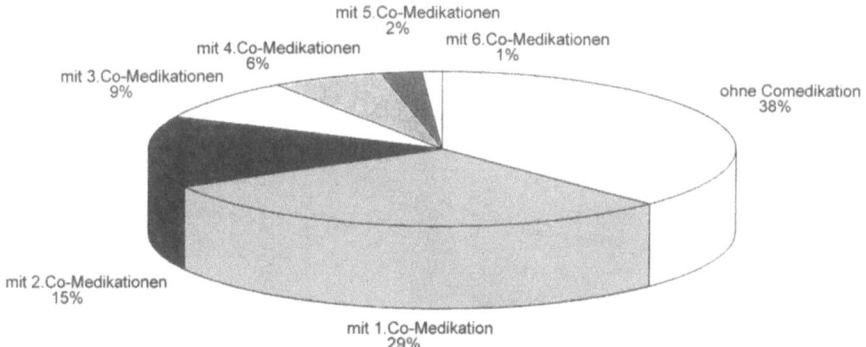

**Abb. 1.1.** Anzahl der Komedikationen (Gesamtstichprobe)

mit Hilfe einer HPLC-Methode, die von unserer Arbeitsgruppe (Schulz et al. 1995) entwickelt wurde. Uns interessierte in der Gesamtauswertung zunächst die klinische Praxis im Hinblick auf Dosierung und die entsprechenden Serumspiegel (Tabelle 1.6).

Wie aus der Tabelle hervorgeht, liegt die mittlere angewandte Dosis bei Erwachsenen etwas höher als bei Kindern und Jugendlichen, die Serumspiegel von Clozapin und seinen Metaboliten unterscheiden sich nicht wesentlich. Allerdings zeigte eine Detailauswertung, dass Patienten, die jünger als 18 Jahre sind, signifikant mehr Begleitmedikation zur Behandlung Clozapin-bedingter Nebenwirkungen benötigten als jene, die älter als 18 Jahre waren. Patienten, die jünger als 16 Jahre waren, erhielten signifikant weniger zusätzliche Psychopharmaka als ältere Patienten.

Eine weitere für uns interessante Frage war die Anzahl der als Komedikation verwendeten Medikamente der gesamten Stichprobe (n=425). Wie aus Abb. 1.1 hervorgeht, erhielten 38% der Patienten keine Komedikation, 29% eine, 15% zwei, 9% drei, 6% vier, 2% fünf und 1% sogar sechs Komedikationen.

Eine Aufschlüsselung der Komedikationen ergab, dass 18% der Patienten typische Neuroleptika erhielten, 15% erhielten Betablocker, die übrigen Komedikationen verteilten sich auf verschiedene Substanzen (Abb. 1.2).

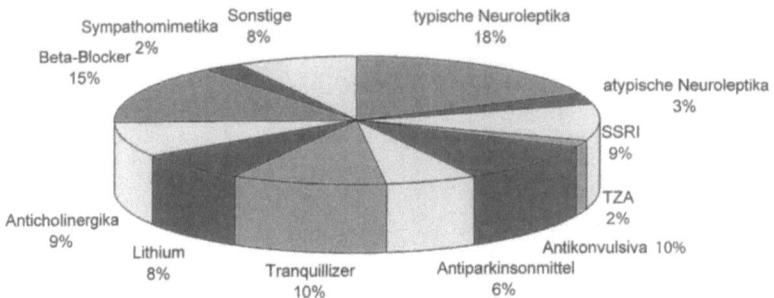

**Abb. 1.2.** Komedikation unter Clozapin-Therapie (Gesamtstichprobe)

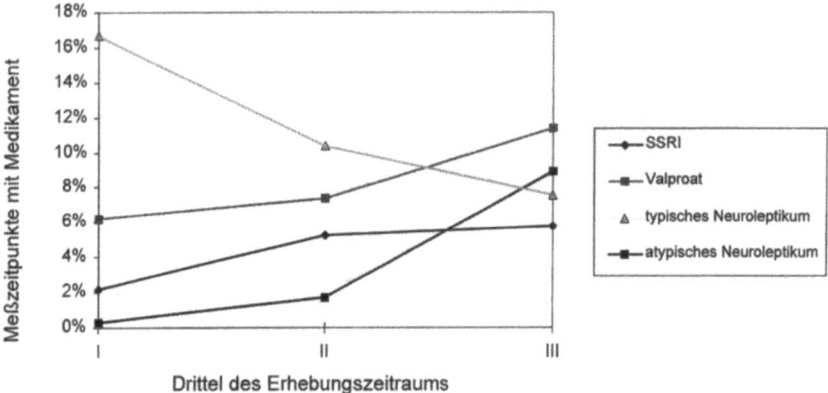

**Abb. 1.3.** Anteile von Messzeitpunkten mit Komedikation (n = 72 Patienten, k ≥ 10 Messungen)

Interessant ist, wie sich die verschiedenen Komedikationen über den Dreijahreszeitraum verteilen (1995–1998). Dies soll an den 72 Patientinnen und Patienten dargelegt werden, bei denen wir über 10 Serumspiegelbestimmungen von Clozapin verfügen. In Abb. 1.3 haben wir den Erhebungszeitraum gedrittelt und dargestellt, wie sich die Komedikationen von Clozapin über den Dreijahreszeitraum verteilen. Dabei muss erwähnt werden, dass die zeitlichen Abstände zwischen den zusammengefassten Erhebungszeitpunkten I, II und III nicht exakt 16 Monate betragen, was einem Drittel der Beobachtungszeit von 48 Monaten entspräche. Die Abbildung zeigt aber einen sehr deutlichen Trend: Die Anwendung typischer Neuroleptika zeigt an dieser Stichprobe von 72 Patienten einen kontinuierlichen Abfall von rund 17% auf etwa 8%, die Gabe atypischer Neuroleptika nimmt zu, ebenso zusätzlich verabreichte selektive Serotoninwiederaufnahmehemmer und auch die Gabe von Valproat (zur Bekämpfung einer Anfallsneigung) zeigt über den Beobachtungszeitraum einen Anstieg.

Diese allgemeinen klinischen Erfahrungen sollen abschließend durch eine Kasuistik ergänzt werden, die die Bedeutung der Serumspiegelbestimmungen verdeutlicht (s. auch Abb. 1.4):

Der 18-jährige unter einer paranoid-halluzinatorischen schizophrenen Psychose leidende Jugendliche wurde uns von einer auswärtigen Klinik zugewiesen und war bereits dort auf 300 mg Clozapin eingestellt worden. Eine Serumspiegelbestimmung war in dieser Klinik nicht durchgeführt worden. Es zeigte sich (Phase 1), dass sich der Clozapin-Serumspiegel weit unterhalb der therapeutischen Breite (etwa 250–450 ng/ml) bewegte. Eine Dosiserhöhung auf 600 mg und höher (Phase 2) führte zu einem nur geringen langsamen Anstieg der Clozapin-Base. Die Zugabe von 50 mg Fluvoxamin führte, trotz Reduktion der Clozapin-Dosis, zu einem rapide ansteigenden Serumspiegel (Phase 3) bis in toxische Bereiche und zu Myoklonien, sodass Valproat (bis 1000 mg/d) hinzugegeben werden musste, worauf der Clozapinspiegel rapide abfiel (Phase 4). Die wieder deutlich aufgeflackerte paranoide Symptomatik erforderte die Zugabe eines zweiten Neuroleptikums (Zuclopenthixol), worauf sich eine deutliche Besserung der psychotischen Symptomatik ergab, der Patient aber durch die nun verstärkt auftretenden Nebenwirkungen (v.a. Sedierung) sehr stark beeinträchtigt war. Der Versuch einer Zuclopenthixol-Monotherapie scheiterte jedoch wegen einer erneuten akuten Dekompensation (Phase 5), worauf Clozapin wieder eingesetzt wurde (in einer niedrigen Dosis) unter Hinzugabe von Fluvoxamin (Phase 5). Darauf stellten sich bei gleich bleibend niedriger Dosierung hohe, im toxischen Bereich liegende Clozapin-Spiegel ein, die unter anderem auch dadurch entstanden, dass der Patient, der bis dahin erheblich geraucht hatte, plötzlich wegen eines fiebrigen Infektes aufhörte zu rauchen. Die Fluvoxamin-Medikation wurde auf 25 mg/d reduziert, die Clozapin-Medikation blieb gleich (Phase 6). Nach Fluvoxamin-Reduktion und gesicherter Compliance stellten sich nun Spiegel unterhalb des therapeutischen Bereiches ein, was sich klinisch daran zeigte, dass der Patient formale Denkstörungen und zunehmend paranoid-wahnhafte Gedankeninhalte entwickelte (Phase 7). Eine erneute Zugabe von 50 mg Fluvoxamin/d führte bei gleich bleibender Clozapin-Dosierung (200 mg/d) zu einem Serumspiegel im therapeutischen Bereich und darüber hinaus sowie zu einer klinischen Stabilisierung des Zustandsbildes (Phase 8).

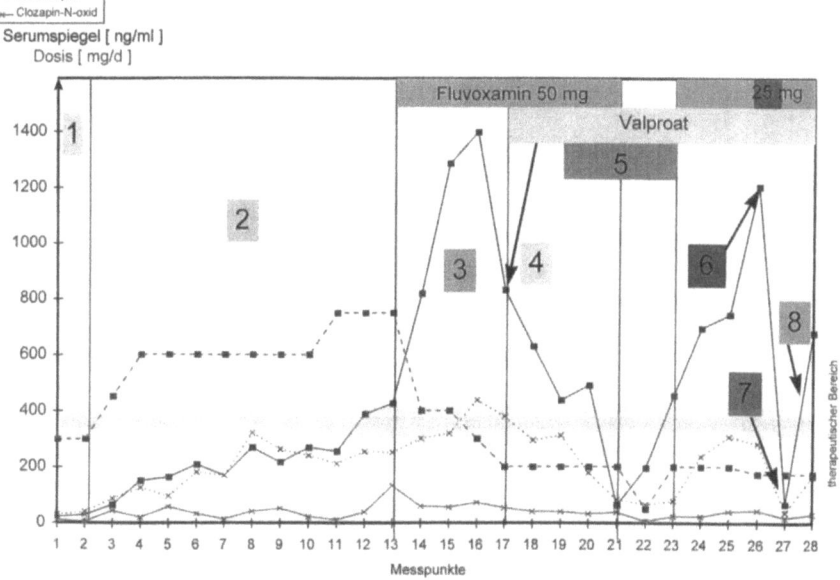

**Abb. 1.4.** Behandlungsablauf eines 18-jährigen Patienten mit einer paranoid-halluzinatorischen Schizophrenie (ICD-10 F20.04)

**Tabelle 1.7.** Clozapin: Interaktion mit anderen Substanzen

| Kombination | Wirkung |
| --- | --- |
| Clozapin + Alkohol | Intensivierung der Alkoholwirkung, Blutdrucksenkung |
| Clozapin + Benzodiazepine | Sedierung, Atemdepression |
| Clozapin + Lithium | Extrapyramidale Nebenwirkungen |
| Clozapin + trizyklische Antidepressiva | Verstärkung der anticholinergen Wirkungen |
| Clozapin + SSRI | Erhöhung der Clozapin-Plasmaspiegel, Intensivierung der Clozapin-Wirkung |
| Clozapin + Carbamazepin | Erniedrigung der Clozapin-Plasmaspiegel, Reduktion der Clozapin-Wirkung |
| Clozapin + Nikotin | Erniedrigung der Clozapin-Plasmaspiegel |

Dieses Fallbeispiel zeigt, dass sich Serumspiegelbestimmungen bei Clozapin insbesondere in den Fällen bewährt haben, in denen, trotz adäquater Dosierung, ein wirksamer Spiegel nicht aufgebaut werden konnte oder bei vergleichsweise geringer Dosierung hohe Serumspiegel festzustellen sind. Serumspiegelbestimmungen geben sowohl Hinweise hinsichtlich der Metabolisierung und des Abbaus von Clozapin als auch im Hinblick auf die Interaktion von Clozapin mit anderen Substanzen, die sich im Fallbeispiel auf die Interaktion mit dem selektiven Serotoninwiederaufnahmehemmer Fluvoxamin bezogen. Die Interaktion mit anderen Substanzen muss im Therapieverlauf stets bedacht werden. Die wichtigsten Interaktionen von Clozapin mit anderen Substanzen sind in Tabelle 1.7 wiedergegeben.

## Schlussfolgerungen

Clozapin kann mittlerweile auch in der Kinder- und Jugendpsychiatrie als ein wirkungsvolles Neuroleptikum zur Behandlung schizophrener Erkrankungen angesehen werden. Es ist sowohl bei akuten schizophrenen Erkrankungen und positiver Symptomatik als auch bei chronifizierten schizophrenen Psychosen mit überwiegend negativer Symptomatik wirksam. Bereits 1994 wurde in einer Konsensuskonferenz deutscher Kinder- und Jugendpsychiater festgestellt, dass Clozapin im Akutstadium schizophrener Psychosen unter klinischen Bedingungen empfohlen werden kann und dass als Mindestvoraussetzung für seinen Einsatz ein klassisches Neuroleptikum vorher für die Dauer von 4–6 Wochen in adäquater Dosierung verabreicht und sich als wirkungslos erwiesen haben muss (Ellinger et al. 1994). Diese Empfehlung geht über diejenige der Herstellerfirma hinaus. Es ist immer wieder die Frage aufgeworfen worden, ob Clozapin nicht als Medikament der ersten Wahl bei schizophrenen Erkrankungen angewandt werden kann. Dies ist nach der Rechtslage derzeit nicht möglich. Die Nebenwirkungen der Substanz, insbesondere Granulozytopenie und Agranulozytose sowie epileptische Anfälle können durch ein sorgfältiges Drugmonitoring vermieden werden. Der häufig beobachtete Gewichtsanstieg ist für viele jugendliche Patienten eine schwere

Belastung und führt nicht selten zum Absetzen der Medikation. Aufgrund unserer Untersuchungen zum Drugmonitoring halten wir Serumspiegelbestimmungen aus drei Gründen für günstig: Zum einen können potenzielle Abnormalitäten im Arzneimittelmetabolismus (z.B. genetische Polymorphismen) frühzeitig erkannt werden, zum anderen wird es dadurch möglich, Arzneimittelinteraktionen rechtzeitig zu bemerken, und schließlich ergibt sich auch die Möglichkeit, die Dosierung den individuellen Bedürfnissen des Patienten besser anzupassen. Es kann ferner festgestellt werden, dass unterschiedliche Altersgruppen sich hinsichtlich der Metabolisierungsrate von Clozapin unterscheiden, wobei die schnellste Stoffwechslung bei den unter 15-jährigen Patienten erfolgt (Fleischhaker et al. 1999). Rezeptorwirkungsprofil und Auswirkung auf die biogenen Amine von Clozapin zeigen, dass der Wirkungsmechanismus mehrere Transmittersysteme involviert, was offensichtlich für die Besserung der schizophrenen Symptomatik günstig ist. Dennoch zeigt die klinische Praxis, dass in vielen Fällen eine Clozapin-Monotherapie nicht möglich ist. In unserer Analyse von 425 Patienten erhielten nur 38 Patienten keine Komedikation. Komedikationen werden erforderlich einerseits, um eine wirksame Konzentration der Substanz im Blut zu erreichen, zum anderen aber auch, um die Nebenwirkungen zu beherrschen. Langzeituntersuchungen sind erforderlich, um festzustellen, ob Clozapin anderen Neuroleptika (typischen wie atypischen) hinsichtlich der Langzeitprognose überlegen ist.

## Literatur

Andreasen NC, Olsen S (1982) Negative vs. positive schizophrenia. Definition and validation. Archives of General Psychiatry 39:789–794
Banki CM (1978) Alterations of cerebrospinal fluid 5-hydroxyindoleacetic acid, and total blood serotonin content during clozapine treatment. Psychopharmacology 56:195-198
Birmaher B, Baker R, Kapur S, Quintana H, Ganguli R (1992) Clozapine for the treatment of adolescents with schizophrenia. Journal of the American Academy for Child and Adolescent Psychiatry 31:160–164
Blanz B, Schmidt MH (1993) Clozapine for schizophrenia. Journal of the American Academy for Child and Adolescent Psychiatry 32:223–224
Boxer G, Davidson J (1992) More on clozapine. Journal of the American Academy for Child and Adolescent Psychiatry 31:993
Brickenkamp R (1975) Test d2. Aufmerksamkeits-Belastungs-Test, 5. Aufl. Hogrefe, Göttingen
Brömel T, Blum WF, Ziegler A, Schulz E, Bender M, Fleischhaker C, Remschmidt H, Krieg JC, Hebebrand J (1998) Serum leptin levels increase rapidly after initiation of clozapine therapy. Molecular Psychiatry 3:76–80
Brömel T, Hinney A, Schulz E, Theisen F, Remschmidt H, Krieg JC, Hebebrand J (1998) Das Körpergewicht im Rahmen der Schizophrenie unter besonderer Berücksichtigung der Clozapin-induzierten Gewichtszunahme und dem damit einhergehenden Anstieg der Leptinsekretion. In: Naber D, Müller-Spahn F (Hrsg) Leponex. Pharmakologie und Klinik eines atypischen Neuroleptikums. Springer, Berlin Heidelberg New York, S 63–78
Elliger T, Englert E, Freisleder FJ et al. (1994) Zur Behandlung schizophrener Psychosen des Kindes- und Jugendalters mit Clozapin (Leponex). Konsensuskonferenz vom 04. März 1994. Zeitschrift für Kinder- und Jugendpsychiatrie 22:1–2
Fleischhaker C (1996) Die Bedeutung der biogenen Amine für die Pharmakotherapie schizophrener Psychosen in der Adoleszenz. Inaugural-Dissertation, Philipps-Universität, Marburg

Fleischhaker C, Schulz E, Clement HW, Krieg JC, Remschmidt H (1999) Therapeutisches Drug monitoring von Clozapin bei Kindern, Jugendlichen und Erwachsenen mit einer schizophrenen Psychose. Psychopharmakotherapie 6:102–105

Frazier JA, Gordon CT, McKenna K, Lennane MC, Jih D, Rapoport JL (1994) An open trial of clozapine in 11 adolescents with childhood onset schizophrenia. Journal of the American Academy for Child and Adolescent Psychiatry 33:658–663

Green AI, Alam MY, Sobieraj JT, Pappalardo KM, Waternaux C, Salzman C, Schatzberg AF, Schildkraut JJ (1993) Clozapine response and plasma catecholamines and their metabolites. Psychiatric Research 46:139–149

Guy W (1976) ECDEU Assessment manual for psychopharmacology. National Institute of Mental Health, U.S. Department of Health, Education and Welfare, Rockville, MD, pp 223–244

Häfner H, Riecher A, Maurer K, Meissner S, Schmidtke A, Fätkenheuer B, Löffler W, an der Heiden W (1990) Ein Instrument zur retrospektiven Einschätzung des Erkrankungsbeginns bei Schizophrenen (Instrument for the retrospective assessment of the onset of schizophrenia) „IRAOS" – Entwicklung und erste Ergebnisse. Zeitschrift für Klinische Psychologie 19:230–255

Horn W (1983) Leistungsprüfsystem LPS, 2. Aufl. Hogrefe, Göttingen

Overall JE, Gorham DR (1962) The brief psychiatric rating scale. Psychol Rep 10:799–812

Jacobsen LK, Walker MC, Edwards JE, Chappell PB, Woolston JL (1994) Clozapine in the treatment of a young adolescent with schizophrenia. Journal of the American Academy for Child and Adolescent Psychiatry 33:645–650

Kumra S, Frazier JA, Jacobsen LK et al. (1996) Childhood-onset schizophrenia: A double-blind clozapine-haloperidol comparison. Archives of General Psychiatry 53:1090–1097

Levkovitch Y, Kaysar N, Kronnenberg Y, Hagai H, Ganoi B (1994) Clozapine for schizophrenia. Journal of the American Academy for Child and Adolescent Psychiatry 33:431

Mandoki M (1993) Clozapine for adolescents with psychosis: literature review and two case reports. Journal of Child and Adolescent Psychopharmacology 3:213–221

Mandoki M (1994) Anti-aggressive effects of clozapine in children and adolescents. Abstract: Proceedings of the Annual Meeting, Society for Biological Psychiatry, Philadelphia, May 1994. Biological Psychiatry 35 [Suppl]:469

Mozes T, Toren P, Chernauzan N, Mester R, Yoran-Hagesh R, Blumensohn R, Weizman A (1994) Clozapine treatment in very early onset schizophrenia. Journal of the American Academy for Child and Adolescent Psychiatry 33:65–70

Pickar D, Owen RR, Litman RE, Konicki PE, Gutierrez R, Rapaport MH (1992) Clinical and biologic response to clozapine in patients with schizophrenia. Crossover comparison with fluphenazine. Archives of General Psychiatry 49:345–353

Remschmidt H, Schulz E, Martin M (1994) An open trial of clozapine in 36 adolescents with schizophrenia. Journal of Child and Adolescent Psychopharmacology 4:31–41

Schulz E, Remschmidt H, Martin M (1994) Clozapin in der Kinder- und Jugendpsychiatrie. In: Naber D, Müller-Spahn F (Hrsg) Clozapin. Pharmakologie und Klinik eines atypischen Neuroleptikums. Springer, Berlin Heidelberg New York, S 23–37

Schulz E, Fleischhaker C, Remschmidt H (1995) Determination of clozapine and its major metabolites in serum samples of adolescent schizophrenic patients by high performance liquid chromatography. Data from a prospective clinical trial. Pharmacopsychiatry 28 (1):20–25

Siefen G, Remschmidt H (1986) Behandlungsergebnisse mit Clozapin bei schizophrenen Jugendlichen. Zeitschrift für Kinder- und Jugendpsychiatrie 14:245–257

Steinhausen H-C (1985) Eine Skala zur Beurteilung psychisch gestörter Kinder und Jugendlicher. Zeitschrift für Kinder- und Jugendpsychiatrie 13:230–240

Süllwold L (1977) Symptome schizophrener Erkrankung. Uncharakteristische Basisstörungen. Springer, Berlin

Towbin KE, Dykens EM, Pugliese RG (1994) Clozapine for early developmental delays with childhood-onset schizophrenia: protocol and 15-month outcome. Journal of the American Academy for Child and Adolescent Psychiatry 33:651–657

von Zerssen D (1976) Paranoid-Depressivitäts-Skala (PDS). Beltz, Weinheim

KAPITEL 2

# Zwang und Schizophrenie – Auslösung durch atypische Neuroleptika?

P. BRÄUNIG und S. KRÜGER

## Einleitung

Die Beziehung zwischen Zwangsstörungen und schizophrenen Psychosen wird in der klinischen Literatur seit Beginn des 20. Jahrhunderts diskutiert (Jahrreis 1926; Schneider 1925; Mayer-Gross 1932; Müller 1953; Huber und Gross 1982).

Anfangs standen Fragen der Phänomenologie sowie der Bedeutung der Zwangssymptome für Krankheitsverlauf und Prognose im Mittelpunkt des Forschungsinteresses. In der traditionellen Literatur wurde Zwangssymptomatik auch dann, wenn sie sich früher als die schizophrene Symptomatik manifestiert hatte und auch, wenn sie langzeitkonstant schwer ausgeprägt war, der schizophrenen Symptomatik quasi i.S. einer Schichtenregel untergeordnet (Schneider 1925; Mayer-Gross 1932; Leonhard 1957). Die Doppeldiagnose Zwangsneurose und Schizophrenie wurde nicht gestellt, allenfalls wurde von „pseudoneurotischen" oder „pseudopsychopathischen" bzw. von anankastischen Schizophrenien gesprochen (Mayer-Gross 1932).

Die heute etablierte kriterienorientierte Achsendiagnostik gestattet es, bei schwerer Ausprägung der Zwangssymptome neben der schizophrenen Psychose eine komorbide Zwangsstörung zu diagnostizieren. Dabei spielt es keine Rolle, ob die Zwangsstörung oder die Schizophrenie früher manifest war (Fenton u. McGlashan 1986; Hwang u. Opler 1994; Berman et al. 1998; Krüger et al. 2000). In den vergangen 15 Jahren wurden systematische epidemiologische, klinische und Therapiestudien durchgeführt (Tibbo u. Warneke 1999; Krüger et al. 2000). Die Frage einer möglichen Auslösung von Zwangssymptomen bei Schizophrenien durch atypische Neuroleptika wurde in jüngster Zeit wiederholt anhand kasuistischer Beobachtungen diskutiert (Tibbo u. Warneke 1999).

Nachfolgend soll ein kurzer Überblick zum Zusammenhang zwischen Zwangsstörung und Schizophrenie – Epidemiologie, klinische Relevanz, mögliche Auslösung durch Psychopharmaka – gegeben werden.

## Epidemiologie

Traditionelle Autoren berichteten über ein Vorkommen von Zwangssymptomen verschiedenen Schwere- und Komplexitätsgrades bei weniger als 1–3,5% der Patienten mit schizophrenen Psychosen (Huber u. Gross 1982; Fenton u. McGlashan 1986; Krüger et al. 2000).

Heute wird bei 7,8–26% der Patienten mit Schizophrenien die zusätzliche Diagnose Zwangsstörung gestellt, wobei die realistische Prävalenz zwischen 7 und 15% liegen dürfte (Übersichten: Eisen et al. 1997; Berman et al. 1999; Krüger et al. 2000).

Bei erstmanifestierten schizophrenen Psychosen (Alter: x=23,5 Jahre) kommen komorbide Zwangsstörungen offenbar genauso häufig vor, wie bei schizophrenen Psychosen mit durchschnittlich 15-jährigem Krankheitsverlauf (Ersterkrankungsalter: x=20,5 Jahre, Indexalter: x=35,4 Jahre) – 14% versus 15,8% (Poyurovsky et al. 1999; Krüger et al. 2000).

Ein anderer epidemiologischer Ansatz geht von Patienten mit Zwangsstörungen aus. In der Literatur wird berichtet, dass sich bei 1–16% der Patienten mit Zwangsstörungen im weiteren Verlauf eine schizophrene Psychose manifestiert (Übersichten: Müller 1953; Krüger et al. 2000). In retrospektiven Krankenblattstudien wurden bei Zwangspatienten in 0,7–12,2% psychotische Symptome gefunden (Übersichten: Karno et al. 1988; Tibbo u. Warneke 1999). In einer neueren Studie mit einer großen Probandenzahl (n=475; Eisen u. Rasmussen 1993) kamen bei 14% der Patienten mit Zwangsstörungen psychotische Symptome vor, bei 4% waren die vollständigen Kriterien (DSM-IV) für Schizophrenie erfüllt (Übersicht: Dowling et al. 1995). Bei ersthospitalisierten Patienten mit Zwangsstörungen trat nach Thomsen u. Jensen (1994) im weiteren Verlauf bei 5% eine Schizophrenie auf, bei ersthospitalisierten Patienten mit anankastischer Persönlichkeitsstörung dagegen nur bei 1%.

Im Bevölkerungsquerschnitt stellte man in der NIMH Catchment Area Study bei 12,2% der Untersuchten eine Komorbidität von Zwangsstörung und Schizophrenie fest (Karno et al. 1988). Die Komorbiditätsrate ist somit höher als in Anbetracht der Lebenszeitprävalenzen beider Störungen (1–1,5% für Schizophrenie, 2–3% für Zwangsstörung) zu erwarten wäre.

## Klinische Relevanz

In der klinischen Literatur bis 1980 wird auf das langzeitkonstante Vorkommen der Zwangssymptome bei den *anankastischen Schizophrenien* hingewiesen und auch darauf, dass sich die Zwangssymptomatik mehrheitlich wesentlich früher als die schizophrene Symptomatik manifestiert. Die Aussagen zur klinischen Bedeutung und prognostischen Validität der Zwangssymptome bei den Schizophrenien sind in der älteren Literatur wenig konsistent (Jahrreiss 1926; Schneider 1925; Mayer-Gross 1932; Leonhard 1957; Huber u. Gross, 1982).

In neueren systematischen Untersuchungen Fenton u. McGlashan (1986) und Berman et al. (1995, 1998) wird das Vorkommen von Zwangssymptomen bzw. Zwangsstörungen bei Schizophrenien als ein Prädiktor für schwerere kognitive Störungen, einen komplizierteren Krankheitsverlauf und für einen ungünstigeren Krankheitsausgang im Vergleich zu Schizophrenien ohne Zwangssymptomatik angesehen.

Poyurovsky et al. (1999) untersuchten 50 erstmanifestierte Patienten mit einem im Durchschnitt 21,6-monatigen Verlauf der schizophrenen Psychose und fanden bei den 7 Patienten mit komorbider Zwangsstörung (14%) gegenüber den nichtzwanghaften schizophrenen Patienten signifikant weniger formale Denkstörungen (Subscore SAPS) und signifikant weniger Affektverflachung (Subscore SANS). Sie schlossen daraus, Zwangssymptome könnten einen „protektiven" Effekt bezüglich einiger anderer schizophrener Symptome haben.

Krüger et al. (2000) fanden bei 12 von 76 schizophrenen Patienten nach durchschnittlich 15-jährigem Krankheitsverlauf eine komorbide Zwangsstörung (15,8%). Der BPRS-Gesamtscore war in dieser Studie bei den anankastischen Schizophrenien höher als bei den Schizophrenien ohne Zwangssymptomatik. Die Patienten mit anankastischen Schizophrenien hatten signifikant mehr Angstsymptome, Schuldgefühle, Manierismus und signifikant weniger Misstrauen. Der BPRS-Subscore Aktivierung/Unruhe war bei den anankastischen Schizophrenien signifikant höher. Der SANS-Gesamtscore differierte zwischen anankastischen und nichtanankastischen Schizophrenien nicht, die anankastischen Schizophrenien hatten jedoch eine signifikant ausgeprägtere Verminderung der Spontansprache und signifikant ausgeprägtere Verminderung der Sprachmodulation. Auch der SAPS-Gesamtscore differierte zwischen den Gruppen nicht, allerdings waren Wahnsymptome und Halluzinationen bei den anankastischen Schizophrenien signifikant geringer und bizarres Verhalten, Umständlichkeit sowie impulsives Sprechen signifikant stärker ausgeprägt als in der Vergleichsgruppe. Die wesentlichsten Befunde von Krüger et al. (2000) waren, dass bei den schizophrenen Patienten mit komorbider Zwangsstörung im Vergleich zur Kontrollgruppe trotz gleicher Neuroleptika-Medikation (Chlorpromazinäquivalente im Krankheitslängs- und Querschnitt) signifikant mehr abnorme unwillkürliche Bewegungsstörungen, signifikant mehr Akathisie und signifikant mehr katatone Symptome aufgetreten waren. Diese Befunde sprechen nach Ansicht der Autoren dafür, dass schizophrene Patienten mit Zwangsstörung besonders vulnerabel sowohl im Hinblick auf die Entwicklung neuroleptikabedingter als auch medikationsunabhängiger Bewegungsstörungen sind. Deshalb empfahlen Krüger et al. (2000), bei dieser Patientengruppe Atypika gegenüber konventionellen Neuroleptika strikt zu präferieren.

Zusätzlich zur Behandlung mit Neuroleptika hat sich in offenen und kontrollierten Studien gezeigt, dass der Einsatz von SSRI zu einer signifikanten Besserung der Zwangssymptomatik führt (Übersichten: Hwang u. Opler 1994; Krüger et al. 2000).

## Durch Clozapin und andere atypische Neuroleptika ausgelöste Zwangssymptome

Seit 1990 werden atypische Neuroleptika weltweit zunehmend häufiger verordnet. In der englischsprachigen Literatur wurden seither Kasuistiken über ein De-novo-Auftreten von Zwangssymptomen bei Schizophrenien unter der Behandlung mit Clozapin bzw. Risperdal publiziert (Tabelle 2.1). Eine kontrollierte Studie gibt es bislang nur zum Olanzapin, das offenbar keine Zwangssymptome bei schizophrenen Patienten auslöst (Baker et al. 1992).

In Deutschland ist das atypische Neuroleptikum Clozapin schon über 20 Jahre im klinischen Gebrauch und damit etwa 10 Jahre länger als in den USA. Bislang gibt es in Deutschland keine Berichte über durch Clozapin ausgelöste Zwangssymptome bei Schizophrenien (Schmidt 1992; Müller-Spahn u. Kurtz 1994; Naber u. Hippius 1994).

Tabelle 2.1 zeigt eine Auswahl von in der Literatur mitgeteilten Fallberichten über durch Clozapin und Risperdal ausgelöste Zwangssymptome bei Schizophrenien. Clozapin wird in der Literatur häufiger als Risperdal und andere Atypika als Auslöser genannt. Auffällig ist, dass bei den Clozapin-Fällen überwiegend hohe Dosen verabreicht wurden.

**Tabelle 2.1.** Kasuistiken über Neuroleptika-induzierte Zwangssymptomatik bei Schizophrenien

| Studie | Patient (Alter, Geschlecht) | Diagnose | Medikation (Tagesdosis) |
|---|---|---|---|
| Patil 1992 | 24, M | Schizophrenie | Clozapin (keine Angaben) |
|  | 34, M | Psychose | Clozapin (keine Angaben) |
| Baker et al. 1992 | 35, M | Schizophrenie | Clozapin (725 mg) |
|  | 33, M | Schizophrenie | Clozapin (700 mg) |
|  | 41, F | Schizophrenie | Clozapin (750 mg) |
|  | 35, M | Schizophrenie | Clozapin (400 mg) |
|  | 39, M | Schizophrenie | Clozapin (575 mg) |
| Cassady u. Thaker 1992 | 39, M | Schizophrenie | Clozapin (800 mg) |
| Patel u. Tandon 1993 | 30, F | Schizophrenie | Clozapin (400 mg) |
|  | 32, F | Schizophrenie | Clozapin (300 mg) |
| Eales u. Layenl 1994 | 32, F | Schizophrenie | Clozapin (250 mg) |
| Buckley et al. 1994 | 42, M | Wahnhafte Störung | Clozapin (500 mg) |
| Mozes et al. 1994 | 10, M | Schizophrenie | Clozapin (275 mg) |
| Ghaemi et al. 1995 | 44, M | Schizophrenie und OCD | Clozapin (700 mg) |
|  | 36, M | OCD und MAD mit psychotischen Merkmalen | Clozapin (150 mg) |
| Allen u. Tejera 1994 | 46, M | Schizophrenie | Clozapin (350 mg) |
| Levkovich et al. 1995 | 15, M | Schizophrenie | Clozapin (400 mg) |
|  | 16, M | Schizophrenie | Clozapin (450 mg) |
| Remington u. Adams 1994 | 56, M | Schizophrenie | Risperidon (5 mg) |
| Kopala u. Honor 1994 | 22, M | Schizophrenie | Risperidon (6 mg) |
| Alzaid u. Jones 1997 | 38, F | Schizophrenie | Risperidon (6 mg) |
| Dodt et al. 1997 | 46, M | Schizophrenie | Risperidon (12 mg) |
| Toren et al. 1995 | 8, M | Schizophrenie | Clothiapin (10 mg) |

Es gibt aber auch Fallberichte über eine Auslösung von Zwangsstörungen bei Schizophrenie nach Absetzen hoher Clozapin-Dosen und über Besserung nach erneuter Dosiserhöhung (Poyurovsky et al. 1998). In anderen Fallberichten wird von einer Besserung der Zwangssymptomatik bei Schizophrenie durch Gabe niedriger Clozapin-Dosen berichtet (Übersicht: Tibbo u. Warneke 1999).

In zwei kasuistischen Arbeiten wird über eine Besserung der Zwangssymptomatik bei Patienten mit chronischen therapierefraktären Zwangserkrankungen nach Gabe von Clozapin berichtet (Albrecht 1992; Young et al. 1994).

Die SSRI Fluoxetin, Paroxetin, Citalopram und Fluvoxamin hemmen den Abbau von Clozapin (durch Hemmung von Cytochrom P4501A2) und führen zu einer Erhöhung der Plasmakonzentration. Insofern ist es nicht unbedingt plausibel, dass, wie vereinzelt berichtet wird, Clozapin-induzierte Zwangssymptome bei Schizophrenie nach zusätzlicher Gabe von SSRI remittieren (Makaric et al. 1998; Biondi et al. 1999), ohne dass die Clozapin-Dosis reduziert wird.

Der SSRI Sertralin beeinflusst den Abbau von Clozapin offenbar nicht oder weniger und war effektiv in der Behandlung von Zwangssymptomen bei Schizophrenie (Allen u. Tejera 1994; Dodt et al. 1997).

Das Auftreten von Zwangssymptomen bei schizophrenen Patienten, die Clozapin oder Risperdal erhalten, wird in Beziehung zu deren 5-HT2-antagonistischer Wirkung gebracht bzw. auf Interaktionen von dopaminergen und serotonergen Tranmittersystemen zurückgeführt, speziell auf den Quotienten der 5-HT2-/D2-Rezeptoraffinität (Leyson et al. 1993). Diese Erklärung dürfte jedoch nicht hinreichend sein, denn die in der Behandlung von Zwangssymptomen effektiven SSRI haben ihrerseits ebenfalls einen 5-HT2-antagonistischen Effekt.

## Diskussion

Die Zahl der Fallberichte über eine Auslösung von Zwangssymptomen bei Schizophrenie durch atypische Neuroleptika ist im Verhältnis zur Zahl der Behandlungsfälle gering. Es fehlen systematische Studien, von daher ist die Annahme eines Zusammenhanges hypothetisch. Hinzu kommen höchst widersprüchliche neurobiologische Erklärungsmodelle (Tibbo u. Warneke 1999). In der Mehrzahl der Berichte wurde anhand von Einzelfallbeobachtungen reduktionistisch von zeitlichen auf ursächliche Zusammenhänge geschlossen, wobei in den Diskussionen wesentliche epidemiologische Befunde und klinische Erfahrungen unberücksichtigt blieben.

Zu nennen sind hier das häufige spontane Auftreten von Zwangsstörungen bei Schizophrenien (7–26%) und das noch häufigere spontane Vorkommen vereinzelter Zwangssymptome (bis 60%; Literaturübersicht: Krüger et al. 2000).

Schizophrene Patienten berichten Zwangsgedanken und Zwangshandlungen oft nicht aus freien Stücken, weil, anders als bei der Mehrzahl der Zwangsstörungen, weder Einsicht noch Leidensdruck bestehen.

Um eine Konfundierung von Zwang bei Schizophrenien durch bestimmte Therapiestrategien belegen zu können, bedarf es angesichts des häufigen spontanen Auftretens dieser Symptome und der eingeschränkten Selbstwahrnehmung der Zwangssymptomatik durch die Patienten besonderer Untersuchungsstrategien. Psychiater werden auf die Zwangssymptome ihrer schizophrenen Patienten in der Regel durch subtile Verhaltensbeobachtungen und/oder fremdanamnestische Angaben aufmerksam.

Die Abgrenzung von anderen psychopathologischen Phänomenen und von komplexitätsreduzierenden Verhaltensstereotypisierungen als Ausdruck von Copingstrategien ist nicht immer einfach. Häufig beobachtet man bei so genannten anankastischen oder obsessiv-kompulsiven Schizophrenien klinisch ein Zusammenvorkommen von Zwangsgedanken und Zwangshandlungen mit anderen zwangähnlichen Symptomen (anschauliche Kasuistiken bei: Krüger u. Bräunig 1995; Höffler u. Bräunig 1994; Jahrreiss 1926; Leonhard 1957; Mayer-Gross 1932; Schneider 1925).

Nicht selten ist die Schwere der Zwangssymptomatik bei schizophrenen Patienten erheblichen spontanen, belastungs- oder umgebungsabhängigen Schwankungen unterworfen. Ein Extrem stellt das alternative Vorkommen von akuter Psychose und Zwang dar. In diesen Fällen verschwindet die rigide kompulsive Symptomatik während der floriden Psychose oder sie bildet sich zumindest zurück, um sich nach deren Abklingen wieder deutlich zu etablieren. Schizophrene Positivsymptomatik kann andererseits Zwangssymptomatik auch maskieren. Clozapin und andere atypische Neuroleptika werden erst in jüngster Zeit auch während der Akutzustände schizophrener Psychosen angewandt (Atypika + Benzodiazepine). Bislang war es überwiegend üblich, die Akutzustände schizophrener Psychosen mit typischen Neuroleptika zu behandeln und Atypika, insbesondere Clozapin, erst nach Remission der floriden Psychose zur Vermeidung sekundärer Minussymptome im Austausch einzusetzen.

Das Ansetzen von Clozapin fällt somit in jenes postakute Krankheitsstadium, in dem sich bei den Patienten mit obsessiv-kompulsiven Schizophrenien die Zwangssymptome üblicherweise im Rahmen des klinischen Bildes remanifestieren. Bei einem im zeitlichen Zusammenhang mit dem Ansetzen eines Atypikums vermeintlichen De-novo-Auftreten von Zwangssymptomen im postakuten Krankheitsstadium einer schizophrenen Psychose kann es sich somit - und das scheint den Autoren aufgrund klinischer Erfahrungen nicht nur plausibler, sondern auch weitaus häufiger der Fall zu sein - tatsächlich um eine Demaskierung oder um ein Wiederauftreten langzeitkonstanter Zwangssymptome handeln.

Deshalb sollte man angesichts des häufigen spontanen Auftretens von Zwangssymptomen bei Schizophrenien ein De-novo-Auftreten dieser Symptomen nach Gabe von Clozapin oder anderen Antypika mit äußerster Zurückhaltung als einen primär medikationsbedingten Effekt annehmen.

## Literatur

Albrecht J (1992) Clozapin als Wirkungsverbesserung bei Clomipraminresistenten Zwangspatienten. In: Hand I, Goodman K, Evers U (Hrsg) Zwangsstörungen – neuere Forschungsergebnisse. Springer, Heidelberg Berlin New York, S 40–41
Allen L, Tejera C (1994) Treatment of clozapine induced obsessive-compulsive symptoms with sertraline. Am J Psychiatry 151:1096–1097
Baker RW, Chengappa KNR, Baird JW, Steingard S, Christ MAG, Schooler NR (1992) Emergence of obsessive-compulsive symptoms during treatment with clozapine. J Clin Psychiatry 53:439–442
Berman I, Kalinowski A, Berman SM, Lengua J, Green AI (1995) Obsessive and compulsive symptoms in chronic schizophrenia. Compr Psychiatry 36:6–10
Berman I, Merson A, Viegner B (1998) Obsessions and compulsions as a distinct cluster of symptoms in schizophrenia: a neuropsychological study. J Nerv Ment Dis 186:150–156
Biondi M, Fedele L, Arcangeli T, Pancheri P (1999) Development of obsessive-compulsive symptoms during clozapine treatment in schizophrenia and its positive response to clomipramine. Psychother Psychosomat 68:111–112
Dodt JE, Byerly MJ, Cuadros C, Christensen RC (1997) Treatment of risperidone-induced obsessive-compulsive symptoms with sertraline. Am J Psychiatry 154:582–583
Dowling FG, Pato MT, Pato CN (1995) Comorbidity of obsessive-compulsive symptoms and psychotic symptoms: a review. Harv Rev Psychiatry 3:75–83
Eisen JL, Beer DA, Pato MT, Venditto TA, Rasmussen SA (1997) Obsessive-compulsive disorder in patients with schizophrenia or schizoaffective disorder. Am J Psychiatry 154:271–273
Eisen JL, Rasmussen SA (1993) Obsessive-compulsive disorder with psychotic features. J Clin Psychiatry 54:373–379
Fenton WS, McGlashan TH (1986) The prognostic significance of obsessive-compulsive symptoms in schizophrenia. Am J Psychiatry 143:437–441
Höffler J, Bräunig P (1994) Hypokinetische Starre, Manieren, Anankasmen: Zur Differenzierung von Bewegungsstörungen bei Schizophrenien. In: Huffmann G, Braune HJ, Henn KH (Hrsg) Extrapyramidal-motorische Erkrankungen. Einhorn-Presse Verlag, Reinbeck, S 616–620
Huber G, Gross G (1982) Zwangssymptome bei Schizophrenie. Schwerpunktmed 5:75–83
Hwang MY, Opler LA (1994) Schizophrenia with obsessive-compulsive features: assessment and treatment. Psychiatr Ann 24:468–472
Jahrreiss W (1926) Obsessions during schizophrenia. Arch Psych Nervenkr 77:740–788
Karno M, Golding JM, Sorensen SB, Burnam MA (1988) The epidemiology of obsessive-compulsive disorder in five US communities. Arch Gen Psychiatry 45:1094–1099
Krüger S, Bräunig P (1995) Zunahme katatoner Symptomatik unter Neuroleptikatherapie. In: Bräunig P (Hrsg) Differenzierung katatoner und neuroleptika-induzierter Bewegungsstörungen. Thieme, Stuttgart New York, S 24–32
Krüger S, Bräunig P, Höffler J, Shugar G, Börner I, Langkrär J (2000) Prevalence of obsessive-compulsive disorder in schizophrenia and significance of motor symptoms. J Psychiatr Clin Neurosci 12:16–24
Leonhard K (1957) Aufteilung der endogenen Psychosen. Akademieverlag, Berlin
Leyson JE, Janssen PMF, Schotte A, Luyten WHML, Megens AHP (1993) Interaction of antipsychotic drugs with neurotransmitter receptor sites in vitro and in vivo in relation to pharmacological and clinical effects: role of $5HT_1$ receptors. Psychopharmacology (Berl) 112:40–54
Müller-Spahn F, Kurtz G (1994) Blutbildveränderungen und andere schwerwiegende Nebenwirkungen unter Clozapintherapie. In: Naber D, Müller-Spahn F (eds) Clozapin – Pharmakologie und Klinik eines atypischen Neuroleptikums. Springer, Berlin Heidelberg, New York, S 75–91
Müller C (1953) Der Übergang von Zwangsneurose in Schizophrenie im Lichte der Katamnese. Schweiz Arch Neurol Psychiatr 72:218–225
Makaric G, Folnegovic-Smalc V, Mimica N, Folnegovic Z (1998) Fluoxetine treatment of de novo obsessive-compulsive symptoms in schizophrenia after clozapine treatment. Schizophr Res 29:182
Mayer-Gross W (1932) Handbuch der Geisteskrankheiten. Springer, Berlin
Naber D, Hippius H (1994) Indikation, Wirksamkeit und Verträglichkeit von Clozapin – klinische Erfahrungen bei 1058 stationären Behandlungen. In: Naber D, Müller-Spahn F (Hrsg), Clozapin – Pharmakologie und Klinik eines atypischen Neuroleptikums. Springer, Berlin Heidelberg New York, S 91–103

Poyurovsky M, Bergman Y, Shoshan D, Schneidmann M, Weizman A (1998) Emergence of obsessive-compulsive symptoms and tics during clozapine withdrawal. Clin Neuropharmacol 21:97–100

Poyurovsky M, Fuchs C, Weizman A (1999) Obsessive-compulsive disorder in patients with first-episode schizophrenia. Am J Psychiatry 156:1998–2000

Schmidt LG (1992) Unerwünschte Wirkungen von Clozapin (Leponex): Ergebnisse der AMÜP-Studie 1979–1988. In: Naber D, Müller-Spahn F (Hrsg) Clozapin – Pharmakologie und Klinik eines atypischen Neuroleptikums. Eine kritische Bestandsaufnahme. Schattauer, Stuttgart New York, S 127–135

Schneider K (1925) Zwangszustände und Schizophrenie. Arch Psych Nervenkr 74:93–107

Thomsen PH, Jensen J (1994) Obsessive-compulsive disorder – admission patterns and diagnostic stability. A case register study. Acta Psychiatr Scand 90:19–24

Tibbo P, Warneke L (1999) Obsessive-compulsive disorder in schizophrenia: epidemiologic and biologic overlap. J Psychiatr Neurosci 24:15–24

Young CR, Bostic JQ, McDonald CL (1994) Clozapine and refractory obsessive-compulsive disorder – a case report. J Clin Psychopharmacol 14:209–211

KAPITEL 3

# Neue Forschungsergebnisse zur Clozapin-induzierten Agranulozytose

A. KLIMKE, S. LÖFFLER, K. FEHSEL und U. HENNING

Seit den ersten Berichten über das gehäufte Auftreten von Agranulozytosen unter Clozapin-Behandlung im Jahr 1975 in Finnland stellen medikamentös induzierte Blutbildstörungen auch für den Psychiater eine zwar seltene, jedoch klinisch wichtige Nebenwirkung dar. Insbesondere die frühzeitige Erkennung einer Agranulozytose ist für die betroffenen Patienten von vitaler Bedeutung, weil in diesem Fall ein sofortiges Absetzen des Clozapins und eine Zuweisung an eine entsprechende internistische Fachabteilung erforderlich ist.

## Charakteristika der Clozapin-induzierten Agranulozytose (CIA)

Clozapin-induzierte Agranulozytosen gehören zu den sog. idiosynkratischen oder Typ-B-Arzneimittelreaktionen. Hierbei handelt es sich um unerwünschte Reaktionen, die nicht mit dem pharmakologischen Profil eines bestimmten Arzneistoffs, also z. B. seiner Bindung an bestimmte Neurotransmitterrezeptoren, zu erklären sind. Weitere Charakteristika sind dosisunabhängiges Auftreten, eine Latenz zwischen Beginn der Exposition und dem Auftreten der Reaktion, die fehlende Möglichkeit, das Auftreten im Einzelfall vorherzusagen und das Fehlen eines Tiermodells (Pirmohamed u. Park 1997; Uetrecht 1992). Andere Beispiele für Symptome einer idiosynkratischen Arzneimittelreaktion sind Hautausschläge bis hin zum Lyell-Syndrom, Fieber, Infektionen, Lymphadenopathie, Lupus erythematodes bzw. Eosinophilie.

Die Clozapin-induzierte Agranulozytose weist klinisch mehrere der genannten Charakteristika auf (s. Übersicht). Zunächst einmal konnte eine Dosisabhängigkeit bisher nicht nachgewiesen werden. Weiterhin gibt es bei der ganz überwiegenden Zahl der Patienten eine mehrwöchige Latenzperiode mit normwertigen Granulozyten- und Leukozytenzahlen, gefolgt von der Manifestation der Agranulozytose zwischen der 6. und 16. Behandlungswoche, d.h. viele der Patienten sind zu diesem Zeitpunkt bereits in ambulanter Behandlung. Klinisch besonders problematisch ist weiterhin, dass die Granulozytenzahl bei Agranulozytosepatienten ohne erkennbare klinische Symptome innerhalb eines kurzen Zeitraums von 1–2 Wochen rasch bis auf unter 500 Neutrophile/µl Blut absinkt, und das auch über den Zeitpunkt des Absetzens hinaus. In vielen Fällen beträgt die Zahl der Neutrophilen dann unter 50 oder weniger pro Mikroliter.

**Klinische Charakteristika der Clozapin-induzierten Agranulozytose (CIA)**
- Keine Dosisabhängigkeit
- Mehrwöchige Latenzperiode mit normalen Leukozytenzahlen (gelegentlich zu Behandlungsbeginn passagerer Anstieg der Neutrophilen)
- Plötzliches Absinken der neutrophilen Granulozyten, innerhalb von 7–10 Tagen auf Werte unter 500/µl, oftmals unter 100/µl
- Maximum des Auftretens zwischen der 6. und 16. Behandlungswoche
- Inzidenz der Clozapin-induzierten Agranulozytose etwa 0,8–1%
- Klinisch asymptomatische, z. T. passagere Neutropenien (Neutrophilenzahl zwischen 1500 und 800/µl) bei weiteren 1–2% der Patienten, jedoch kein Übergang in CIA
- Reexposition mit Clozapin führt bei CIA-Patienten erneut zu einer Agranulozytose, jedoch wiederum erst nach mehrwöchiger Latenzperiode

Auch unter Gabe von G-CSF [Granulozyten-koloniestimulierender Faktor, z. B. Filgrastim (Neupogen), 300–600 µg/d sc.] bzw. GM-CSF [Granulozyten-Makrophagen-koloniestimulierender Faktor, z. B. Molgramostim (Leukomax), 5–10 µg/kg Körpergewicht/d s.c.] dauert die neutropenische Phase 1–2 Wochen, in manchen Fällen auch länger. Klinisch kommt es in dieser Phase dann häufig zu opportunistischen bakteriellen Infekten, insbesondere Pneumonien, die unbedingt frühzeitig einer stationären internistischen, insbesondere antibiotischen Behandlung bedürfen. In der Erholungsphase kann, v. a. unter Stimulation mit GM-CSF, eine plötzlich einsetzende, überschießende Neubildung von neutrophilen Vorläuferzellen beobachtet werden, ähnlich der Erholungsphase einer Granulozytopenie bei Patienten nach Zytostatikabehandlung, die von einer Normalisierung des Blutbilds gefolgt wird (Abb. 3.1).

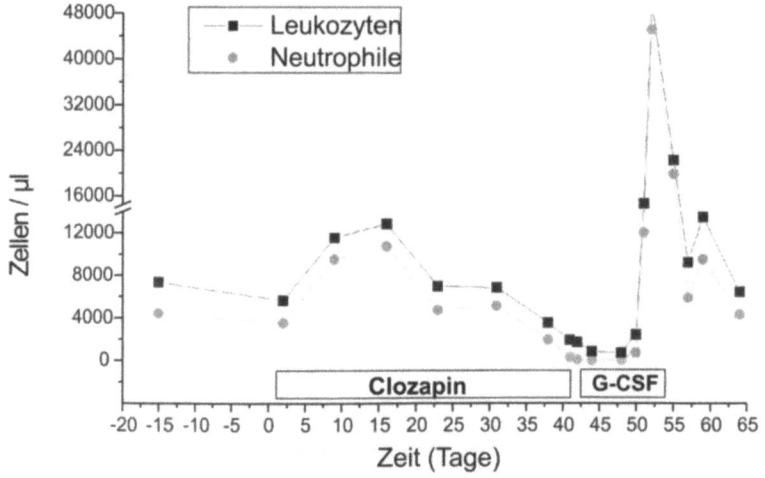

**Abb. 3.1.** Klinische Verlaufscharakteristik einer Clozapin-induzierten Agranulozytose. In der zweiten Woche kam es zu einem transienten Anstieg der Granulozytenzahl, nach 6 Wochen innerhalb weniger Tage zu einem raschen Abfall unter 1500 Neutrophile/µl (Neutropenie) und weiterem Absinken bis unter 50 Neutrophile/µl. Unter Gabe von G-CSF (Granulozyten-koloniestimulierender Faktor) trat dann etwa 10 Tage später eine überschießende Neubildung neutrophiler Leukozyten bzw. deren Vorläuferzellen mit kurzfristigem Anstieg über 40 000 Zellen/µl Blut auf, wobei im peripheren Blut neutrophile Vorläuferzellen für weitere Untersuchungen gewonnen werden konnten. Danach trat eine anhaltende Erholung der granulozytären Blutbildung ein

Die Aufklärung des Mechanismus der Clozapin-induzierten Agranulozytose bzw. die Erkennung von Patienten mit erhöhtem Agranulozytoserisiko wäre für einen breiten Einsatz der Substanz zwingende Voraussetzung. Immerhin drohte dem Clozapin in den 70er-Jahren die Rücknahme vom Markt, weil insbesondere das Auftreten lebensbedrohlicher Blutbildstörungen gerade bei der medikamentösen Behandlung psychischer Erkrankungen offenbar auf besonderes (fach-)öffentliches Interesse stieß. In der Vergangenheit führten jedenfalls bereits derartige kasuistische Berichte zur Marktrücknahme z. B. des Benzamid-Neuroleptikums Remoxiprid bzw. des Antidepressivums Nomifensin. Clozapin steht hingegen bis heute unter entsprechenden Auflagen (wöchentliche Blutbildkontrollen in den ersten 18 Wochen, danach in der Bundesrepublik 4-wöchentliche Kontrollen, vgl. Richtlinien der Fa. Novartis zur sog. kontrollierten Anwendung) weiterhin zur Behandlung zur Verfügung, was insbesondere auf die überlegene Wirkung bei Therapieresistenz schizophrener Psychosen zurückzuführen ist.

## Hypothesen zur Pathogenese der CIA

Trotz dieser potenziellen Bedeutung eines prädiktiven Testverfahrens ist für Clozapin, aber auch für viele weitere Arzneimittel, die idiosynkratische Reaktionen auslösen können, der exakte Mechanismus nicht aufgeklärt.

Für Clozapin wurde aufgrund der Häufung der ersten Fallberichte im Südwesten Finnlands spekuliert, dass möglicherweise eine genetische Prädisposition eine besondere Rolle spielen könnte. Dies wurde zunächst auch durch später durchgeführte Untersuchungen unterstützt, wonach Skandinavier (Idanpaan-Heikkila et al. 1975) und bestimmte jüdische Einwanderer ein höheres Agranulozytoserisiko als andere Bevölkerungsgruppen aufweisen würden (Lieberman et al. 1990; Yunis et al. 1995; Corzo et al. 1995) bzw. eine Assoziation zwischen HLA-Polymorphismen und der CIA bestehen könnte (Valevski et al. 1998). Über diese Untersuchungen hinaus gibt es aber bisher keine weiterführenden genetischen Ansätze, etwa im Sinne eines Genlokus oder potenzieller Kandidatengene.

Über lange Zeit wurden in Analogie zu anderen Arzneimitteln zwei Hypothesen diskutiert, nämlich einerseits die Immunhypothese (z. B. Aminopyrin; Uetrecht et al. 1995), andererseits die Agranulozytose vom sog. „metabolisch-toxischen" Typ (Grimm 1987).

Nach der Immunhypothese kommt es durch die Bindung des Arzneimittels oder eines seiner Metaboliten (Hapten) an bestimmte Zellen, z. B. an neutrophile Granulozyten oder deren Vorläufer, zur Bildung eines Vollantigens, das dann zum Angriffspunkt für eine Immunreaktion und Zerstörung der Zellen durch eine Antigen-Antikörper-Reaktion bzw. durch zytotoxische T-Lymphozyten wird. Allerdings konnte in mehreren Studien das Vorhandensein eines Serumfaktors bzw. eine entsprechende Antikörperbildung (Pirmohamed u. Park 1997) bisher nicht abschließend nachgewiesen werden, und auch der Nachweis entsprechender (zytotoxischer) Zellklone ist bisher nicht gelungen (Guest et al. 1998). Auch lässt sich im Knochenmark, in dem in der Akutphase lediglich die neutrophilen Vorläuferzellen vollständig fehlen, andere Zellsysteme, z. B. die rote Blutbildung, hingegen völlig unbeeinträchtigt sind, keinerlei Entzündungsreaktion oder Infiltration mit immunologisch kompetenten Zellen nachweisen. Gegen die Ausbildung einer humoralen oder zellulären Immunität gegen Clozapin-assoziierte Haptene spricht insbesondere der klinische Befund, dass nach durchgemachter CIA bei Reexposition eine außerordentlich lange, wiederum mehrwöchige Latenzperiode bis zur erneuten Agranulozytose beobachtet wird.

Die „metabolisch-toxische" Hypothese besagt, dass Clozapin oder ein Clozapin-Metabolit eine direkte toxische Wirkung auf die neutrophilen Zellen oder deren Vorläufer hat. Für diese Hypothese wurde gleichfalls eine Reihe von Studien angeführt (Gerson et al. 1994).

## Eigene Forschungsansätze

Angesichts dieser widersprüchlichen Datenlage und der auch im Zeitalter der neuen atypischen Neuroleptika weiterhin großen klinischen Bedeutung des Clozapins beschäftigen wir uns seit 1998 auch im Neurobiochemischen Forschungslabor der Düsseldorfer Psychiatrischen Klinik mit möglichen Mechanismen der Clozapin-induzierten Agranulozytose (CIA).

### Steigerung der Apoptosesensitivität

Hierzu haben wir eine neue Hypothese formuliert. Ausgangspunkt hierfür ist eine eigene Beobachtung, die wir in Zusammenarbeit mit dem Institut für Stammzelltransplantation (Prof. Dr. P. Wernet) an Patienten mit CIA gemacht haben. Danach weist der Verlauf der CIA und insbesondere das zelluläre Profil in der Erholungsphase große Ähnlichkeiten mit demjenigen nach Behandlung mit gängigen Zytostatika z. B. bei Leukämiepatienten auf. Für viele Zytostatika wurde aber gezeigt, dass die zellschädigende Wirkung nicht durch eine direkte toxische Wirkung, sondern über die Induktion des programmierten Zelltods (Apoptose) zustandekommt und zumindest in Zellkulturen durch die Blockade apoptotischer Signalwege bzw. durch antiapoptotische Prozesse abgeschwächt oder verhindert werden kann.

Wir hypothetisieren deshalb, dass der Clozapin-induzierten Agranulozytose im Akutstadium eine generalisierte Apoptose neutrophiler Vorläuferzellen bzw. neutrophiler Granulozyten zugrundeliegt. Um diese Hypothese zu überprüfen, wurden im letzten Jahr in Zusammenarbeit mit dem Institut für Immunbiologie der Heinrich-Heine-Universität (Prof. Dr. V. Kolb-Bachofen) fünf Patienten in der akuten Phase einer CIA und im weiteren Behandlungsverlauf hinsichtlich bestimmter Immunparameter untersucht. Dabei ergaben sich tatsächlich erste Befunde, die unsere Hypothese unterstützen können. Wir haben hierzu in Zusammenarbeit mit dem Institut für Immunbiologie mittels RT-PCR („reverse transcriptase-polymerase chain reaction") während der Akutphase der Agranulozytose die RNA bestimmter Apoptose-assoziier-

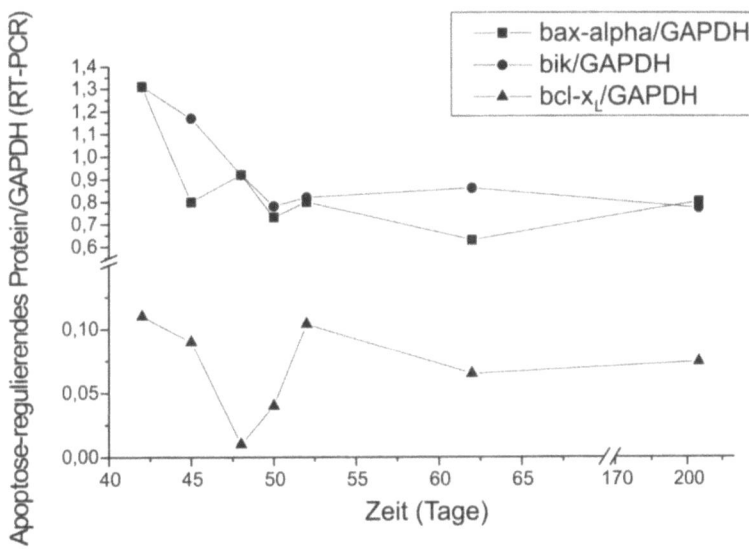

**Abb. 3.2.** Kasuistischer Verlauf der m-RNA-Konzentration (bestimmt mittels RT-PCR) der proapoptotischen Proteine Bik und Bax-$\alpha$ sowie des antiapoptotischen Proteins Bcl-xL in Leukozyten der in Abb. 3.1 dargestellten Patientin mit Clozapin-induzierter Agranulozytose. Die erste Untersuchung erfolgte in der Akutphase der Agranulozytose nach Absetzen des Clozapins. Hier zeigte sich eine deutliche Erhöhung von Bax-$\alpha$ und Bik, im weiteren Verlauf ein zusätzliches Absinken von Bcl-xL. Im weiteren Verlauf kam es parallel zum Wiedereinsetzen der Granulopoese zu einer Normalisierung der apoptotischen Proteine

ter Proteine in den Leukozyten untersucht. Von besonderem Interesse für die Granulozyten sind die Proteine Bax-$\alpha$ und Bik sowie Bcl-xL (Weinmann et al. 1999). Tatsächlich fand sich bei den Patienten eine deutliche Steigerung der Expression für die proapoptotischen Proteine Bax-$\alpha$ und Bik (Abb. 3.2), im Gegensatz zu gesunden Kontrollen bzw. Patienten mit septischem Schock, bei denen keine derartige Erhöhung gefunden werden konnte. Diese Befunde müssen allerdings gegenwärtig noch mit Zurückhaltung beurteilt werden, zumal die proapoptotischen Proteine nicht selbst, sondern über ihre RNA nachgewiesen wurden. Andererseits konnten auch nach spezifischer Anfärbung der peripheren apoptotischen Granulozyten mittels In-situ-nick-Translation deutlich erhöhte Apoptoseraten bis zu 40% nachgewiesen werden.

**Zytokinentzug bzw. Downregulation von Zytokinrezeptoren**

Wenn es in der Akutphase der Agranulozytose tatsächlich zu einer plötzlich einsetzenden, generalisierten Zerstörung neutrophiler Granulozyten bzw. deren Vorstufen aufgrund von Apoptose kommt, stellt sich die Frage nach dem zugrunde liegenden Mechanismus. Verschiedene Autoren hypothetisierten, dass Zytokine für die Entstehung der CIA eine Rolle spielen könnten. So fanden Pollmächer et al. (1996) bei Patienten im Verlauf der Behandlung mit Clozapin erhöhte Plasmaspiegel von Tumornekrosefaktor (TNF-$\alpha$). Sperner-

Unterweger et al. (1993) beobachteten in vitro eine Hemmung der Granulopoese (CFU-GM) durch 30 µg/ml Clozapin, wohingegen Erythro- und Megakaryopoese nicht beeinflusst wurden; in diesem Modell zeigte sich eine konzentrationsabhängige Suppression der Freisetzung von GM-CSF und Neopterin in allen Kulturen. Es ergab sich jedoch kein Unterschied zwischen Patienten und Kontrollen. Die gleiche Gruppe berichtete über die Kasuistik eines Patienten, der unter Clozapin eine schwere Granulozytopenie entwickelte, die sich nach Verabreichung von G-CSF (300 µg s.c. über 2 Tage) rasch zurückbildete (Sperner-Unterweger et al. 1998). Aufgrund des klinisch unzureichenden Ansprechens auf andere Neuroleptika wurde der Patient 1 Jahr später bei unauffälligem Blutbild erneut auf Clozapin eingestellt. Nach 19 Behandlungswochen kam es wieder zu einem massiven Absinken der neutrophilen Granulozyten und wieder zu einer Normalisierung unter G-CSF innerhalb weniger Tage. Clozapin wurde nur in der Dosis reduziert und es kam nicht zum erneuten Auftreten von Blutbildauffälligkeiten. Allerdings muss hier kritisch eingewandt werden, dass es sich nach dem klinischen Verlauf wahrscheinlich nicht um eine typische Agranulozytose gehandelt hat, weil dann auch trotz G-CSF-Gabe ein weiteres und über Tage anhaltendes Absinken der Granulozytenzahl zu erwarten gewesen wäre.

In diesem Zusammenhang sind zwei weitere Befunde von Interesse. So konnte an bestimmten Leukämiezellen, deren Wachstum vom Vorhandensein von Interleukinen abhängt, gezeigt werden, dass der Zytokinentzug zur Apoptose der Tumorzellen führt (Drexler et al. 1997). Ein weiterer klinischer Befund, der in die gleiche Richtung weist, konnte für das Kardiotherapeutikum Vesnarinon erhoben werden, das offenbar zu den wenigen Substanzen gehört, die eine im klinischen Verlauf ähnliche Agranulozytose wie das Clozapin induzieren kann (Furusawa et al. 1996). Wenngleich auch für diese Substanz der genaue Mechanismus nicht aufgeklärt ist, so konnte insbesondere nachgewiesen werden, dass Vesnarinon in menschlichen Nabelschnurendothelzellen die IL-1-stimulierte Freisetzung von IL-6, GM-CSF und G-CSF hemmt (Sato et al. 1995). In der Kokultur von Knochenmarkstromazellen, die normalerweise bestimmte Zytokine, u.a. G-CSF, freisetzen, und promyelozytären HL-60-Leukämiezellen differenzieren sich die HL-60-Zellen normalerweise zu segmentkernigen Granulozyten. Diese Zelldifferenzierung wird durch Vesnarinon gehemmt, kann aber durch zusätzliche Inkubation mit G-CSF auch in Gegenwart von Vesnarinon weiterhin induziert werden (Nabeshima et al. 1997).

Insofern wäre als weitere, experimentell untersuchbare Hypothese zur Erklärung der CIA vorstellbar, dass Clozapin in Analogie zum Vesnarinon keine direkte Wirkung auf neutrophile Granulozyten oder deren Vorläufer hat, sondern die Freisetzung bestimmter trophischer Zytokine, z.B. aus Knochenmarkstromazellen, im Sinne einer hemmenden Konstellation moduliert, was erst nach einer gewissen Latenz zur Sensitivierung der neutrophilen Granulozyten für apoptotische Signale (z.B. Freisetzung von Entzündungsmediatoren im Rahmen eines unspezifischen Infekts) führen könnte. Auch diese Hypothese wollen wir im Rahmen unserer Forschungsarbeiten weiter untersuchen. In Zusammenarbeit mit dem Hersteller von Leponex, der Fa. Novartis in Nürnberg, ist es uns gelungen, von bisher 5 Patienten nach CIA teilungsfähige hämatopoetische Vorläuferzellen zu gewinnen, die nunmehr für weitere spezifische Untersuchungen in der Zellkultur zur Verfügung stehen.

## Steigerung der zellulären Clozapin-Aufnahme

Schließlich beschäftigen wir uns auch mit der Frage einer möglichen Aufnahme von Clozapin in die Zelle. Die Arbeitsgruppe um Uetrecht hat gezeigt, dass sowohl Olanzapin als auch Clozapin u.a. durch die Myeloperoxidase metabolisiert werden (Gardner et al. 1998a), dass aber nach Inkubation in neutrophilen Granulozyten nur Clozapin-, nicht jedoch Olanzapin-modifizierte Proteine nachgewiesen werden konnten (Gardner et al. 1998b). Dieser Befund kann aber noch nicht erklären, warum es nur bei ca. 1% der Patienten zu einer Agranulozytose unter Clozapin kommt. In der Literatur gibt es verschiedene Hinweise dafür, dass unterschiedliche Psychopharmaka, z.B. Spiroperidol bzw. Chlorpromazin in Zellen bzw. in Vesikel, die aus Zellmembranen gewonnen werden, aufgenommen werden können (Safa et al. 1994; Syed et al. 1998). In einer eigenen aktuellen Untersuchung haben wir Clozapin in signifikanten Konzentrationen u.a. im Zytosol von promyelozytären HL-60-Zellen nachweisen können. Unsere Befunde zeigen eine Sättigung der intrazellulären Clozapin-Konzentration in Abhängigkeit von der Konzentration im Inkubationsmedium (Abb. 3.3). Außerdem ergaben sich Hinweise darauf, dass die zytosolische Clozapin-Konzentration von der Inkubationstemperatur und vom pH-Wert abhängt sowie durch Glukose gesteigert bzw. durch die Blockade des Energiestoffwechsels u.a. mit Natriumazid gehemmt werden kann. Es wäre also denkbar, dass bei Patienten mit CIA eine gesteigerte Aufnahme von Clozapin in hämatopoetische Vorläuferzellen stattfand, die dann in neutrophilen Zellen auch zu einer gesteigerten Bildung reaktiver Metabolite (Uetrecht 1995) und damit zu einer selektiven Schädigung dieser Zellen nur bei diesen Patienten führt.

## Zusammenfassung und Ausblick

Obwohl die Aufklärung der Pathogenese bzw. die Entwicklung eines prädiktiven Testverfahrens große klinische Relevanz hätte, ist der Mechanismus der Clozapin-induzierten Agranulozytose und die Frage, warum nur etwa 1% der Patienten daran erkrankt, bis heute nicht geklärt. Die lange Latenz zwischen Behandlungsbeginn und plötzlichem Auftreten der CIA spricht gegen eine direkte zytotoxische Wirkung, die erneute Latenz nach Reexposition aber auch gegen eine klassische humorale sowie Typ-IV-Immunreaktion, wobei Typ-IV-Reaktionen (zellvermittelt) in diesem Zusammenhang allerdings bisher kaum untersucht wurden (Guest et al. 1998).

Unsere Forschungsgruppe hat erste Hinweise vorgelegt, dass es in der Akutphase der CIA zu einer Apoptose neutrophiler Zellen kommt. Mögliche Mechanismen könnten in einer regulativen Wirkung von Clozapin oder dessen Metaboliten auf intrazelluläre apoptotische Signalkaskaden, einer Hem-

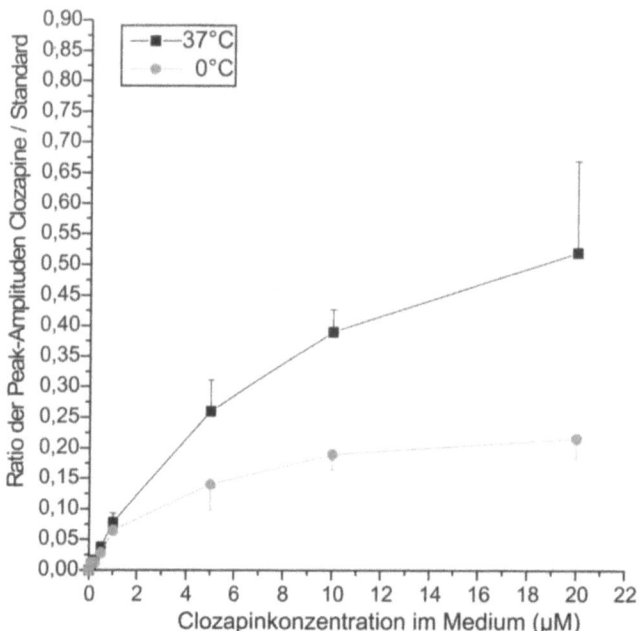

**Abb. 3.3.** Zelluläre Clozapin-Konzentrationen nach Inkubation. Untersucht wurde die zytosolische Clozapin-Konzentration mittels HPLC („high performance liquid chromatography") und elektrochemischer Detektion. Bei höheren Inkubationskonzentrationen zeigt sich eine deutliche Differenz in Abhängigkeit von der Temperatur (0 °C vs. 37 °C). Außerdem deutet sich eine Sättigungskinetik an. Die intrazelluläre Clozapin-Konzentration kann durch Zusatz von Glukose deutlich gesteigert, bei gleichzeitiger Inkubation mit Natriumazid (Blockade des Energiestoffwechsels) erheblich reduziert werden

mung der Freisetzung proliferationsfördernder Zytokine oder Downregulation ihrer Rezeptoren oder auch in einer gesteigerten Aufnahme und Toxifizierung von Clozapin in neutrophilen Vorläuferzellen liegen. Eine langfristige Perspektive der Aufklärung der Pathogenese der CIA könnte möglicherweise auch in der Entwicklung neuer Zytostatika mit selektiver Wirkung auf Tumorzellen der myeloischen Linie liegen. Die dargestellten Fragen haben jedenfalls für die klinische Psychopharmakotherapie schizophrener Psychosen mit Clozapin (Leponex) nach wie vor große Relevanz, da eine überzeugende medikamentöse Alternative zum Clozapin bei Therapieresistenz produktiver schizophrener Symptome noch nicht gefunden wurde.

## Literatur

Corzo D, Yunis JJ, Salazar M et al. (1995) The major histocompatibility complex region marked by hsp70-1 and hsp70-2 variants is associated with clozapine – induced agranulocytosis in 2 different ethnic – groups. Blood 86:3835–3840

Drexler HG, Zaborski M, Quentmeier H (1997) Cytokine response profiles of human myeloid factor-dependent leukemia cell lines. Leukemia 11(5):701–708

Fehsel K, Löffler S, Henning U, Kolb-Bachofen V, Klimke A (2000) The atypical antipsychotic drug clozapine sensitizes for granulocyte apoptosis. Blood (submitted)

Furusawa S, Ohashi Y, Asanoi H (1996) Vesnarinone-induced granulocytopenia: incidence in Japan and recommendations for safety. J Clin Pharmacol 36(5):477–481

Gardner I, Zahid N, MacCrimmon D et al. (1998a) A comparison of the oxidation of clozapine and olanzapine to reactive metabolites and the toxicity of these metabolites to human leukocytes. Molecular Pharmacology 53:991–998

Gardner I, Leeder JS, Chin T, Zahid N, Uetrecht JP (1998b) A comparison of the covalent binding of clozapine and olanzapine to human neutrophils in vitro and in vivo. Mol Pharmacol 53:999–1008

Gerson SL, Arce C, Meltzer HY (1994) N-desmethylclozapine: a clozapine metabolite that suppresses haemopoesis. Br J Haematol 86:555–561

Grimm R (1987) Leponex (Clozapin) – Prototyp atypischer Neuroleptika. Wander Pharma, Bern

Guest I, Sokoluk B, MacCrimmon J et al. (1998) Examination of possible toxic and immune mechanisms of clozapine-induced agranulocytosis. Toxicology 131:53–65

Idanpaan-Heikkila J, Alhava E, Olkinoura M, Palva I (1975) Clozapine and agranulocytosis. Lancet 6:11

Klimke A, Klieser E (1995) Das atypische Neuroleptikum Clozapin. Aktueller Kenntnisstand und neuere klinische Aspekte. Fortschritte Neurologie Psychiatrie 63:173–193

Henning U, Löffler S, Krieger K, Klimke A (2000) Intracellular uptake of the atypical neuroleptic clozapine. Pharmacopsychiatry (submitted)

Lieberman JA, Yunis J, Egea E et al. (1990) HLA-B38, DR4, DQw3 and clozapine-induced agranulocytosis in Jewish patients with schizophrenia. Arch Gen Psychiatry 47:945–948

Liu ZC, Uetrecht JP (1995) Clozapine is oxidized by activated human neutrophils to a reactive nitrenium ion that irreversibly binds to the cells. Journal of Pharmacology and Experimental Therapeutics 275:1476–1483

Löffler S, Fehsel K, Fischer J, Henning U, Kolb-Bachofen V, Klimke A (2000) Markers for apoptosis and cytokine levels during clozapine-induced agranulocytosis: a case report. British Journal of Psychiatry (submitted)

Nabeshima R, Aizawa S, Nakano M et al. (1997) Effects of vesnarinone on the bone marrow stromal cell-dependent proliferation and differentiation of HL60 cells in vitro. Exp Hematology 25:509–515

Pirmohamed M, Park K (1997) Mechanism of clozapine-induced agranulocytosis: current status of research and implications for drug development. CNS Drugs 7:139–158

Pisciotta AV, Konings SA (1994) $^{51}$Cr release assay of clozapine-induced cytotoxicity: evidence for immunogenic mechanism. Journal of Clinical Psychiatry 55:143–148

Pollmächer T, Hinze-Selch D, Mullington J (1996) Effects of clozapine on plasma cytokine and soluble cytokine receptor levels. Journal of Clinical Psychopharmacology 16:403–409

Safa AR, Agresti M, Bryk D, Tamai I (1994) N-(p-azido-3-[125I]iodophenethyl)spiperone binds to specific regions of p-glycoprotein and another multidrug binding protein, spiperophilin, in human neuroblastoma cells. Biochemistry 33(1):256–265

Sato Y, Matsumori A, Sasayama S (1995) Inotropic agent vesnarinone inhibits cytokine production and E-selectin expression in human umbilical vein endothelial cells. J Mol Cell Cardiol 27(10):2265–2273

Sperner-Unterweger B, Gaggl S, Fleischhacker WW et al. (1993) Effects of clozapine on hematopoiesis and the cytokine system. Biological Psychiatry 34:536–543

Sperner-Unterweger B, Czeipek I, Gaggl S et al. (1998) Treatment of severe clozapine-induced neutropenia with granulocyte colony-stimulating factor (G-CSF). Remission despite continuous treatment with clozapine. British Journal of Psychiatry 172:82–84

Syed SK, Christopherson RI, Roufogalis BD (1998) Reversal of vinblastine transport by chlorpromazine in membrane vesicles from multidrug-resistant human CCRF-CEM leukaemia cells. Br J Cancer 78(3):321–327

Uetrecht JP (1992) The role of leukocyte-generated reactive metabolites in the pathogenesis of idiosyncratic drug reactions. Drug Metabolism Reviews 24(3):299–366

Uetrecht JP, Mo HH, McKnight E, McClelland R (1995) Oxidation of aminopyrine by hypochlorite to a reactive dication: Possible implications for aminopyrine-induced agranulocytosis. Chem Res Toxicol 8:226–233

Valevski A, Klein T, Gazit E, Meged S, Stein D, Elizur A, Narinsky ER, Kutzuk D, Weizman A (1998) HLA-B38 and clozapine-induced agranulocytosis in Israeli Jewish schizophrenic patients. Eur J Immunogenet 25(1):11–13

Weinmann P, Gaehtgens P, Walzog B (1999) Bcl-$X_l$- and Bax-$a$-mediated regulation of apoptosis of human neutrophils via caspase-3. Blood 93:3106–3115

Yunis JJ, Corzo D, Salazar M et al. (1995) HLA associations in clozapine – induced agranulocytosis. Blood 86:1177–1183

KAPITEL 4

# Neuroleptika während der Schwangerschaft und Stillzeit unter besonderer Berücksichtigung des Clozapins

M. LANCZIK, M. KNOCHE und N. THÜRAUF

## Einleitung

Chronisch kranke Patientinnen unter Neuroleptikatherapie leben häufiger in stabilen Beziehungen als unbehandelte. Infolge dieser auch durch die Psychopharmakotherapie verbesserten Lebensbedingungen für psychosekranke Frauen, wird der Nervenarzt von diesen Patientinnen immer häufiger mit einem Kinderwunsch bei gleichzeitiger medikamentöser Absicherung der seelischen Befindlichkeit konfrontiert. Currier u. Simpson (1998a, b) sprachen in diesem Zusammenhang sogar schon von einem „Babyboom" bei schizophrenen Eltern.

Die psychopharmakologische Behandlung während der Schwangerschaft ruft aber bei den Betroffenen wie bei den Behandelnden nach wie vor viele Ängste hervor. Außerdem ist bisher kein Neuroleptikum ausdrücklich für die Therapie Schwangerer zugelassen. Jede Verordnung eines Neuroleptikums während der Schwangerschaft erfolgt im Rahmen der Therapiefreiheit des Arztes. Entsprechende Studien belegen, dass bei Unterbrechung der Neuroleptikatherapie wegen eines Kinderwunsches oder einer eingetretenen Schwangerschaft das Risiko für Rückfälle nicht nur für affektive Erkrankungen und Angststörungen, sondern auch für paranoid-halluzinatorische Psychosen ansteigt (Dencker et al. 1986; Carpenter et al. 1990). Grundsätzlich sind die Risiken des Absetzens hinsichtlich einer Remanifestation der Psychose gegenüber den Risiken einer embryotoxischen oder teratogenen Schädigung durch Neuroleptika abzuwägen. Dabei sollte der bisherige Krankheitsverlauf ebenso berücksichtigt werden wie frühere Erfahrungen mit Absetzversuchen. Die Entscheidung für oder gegen eine Fortsetzung der neuroleptischen Therapie kann nur individuell im Einvernehmen mit der Patientin und möglichst auch mit dem Kindsvater getroffen werden. Aus diesem Grund ist eine besonders intensive Aufklärung über Nutzen und Risiken erforderlich (Lanczik et al. 1998).

Dabei ist zu beachten, dass bei schwangeren psychosekranken Müttern Totgeburten häufiger und die Rate der kongenitalen Missbildungen von deren Neugeborenen unabhängig von einer antipsychotischen Medikation gegenüber psychisch gesunden Frauen erhöht ist (Sobel 1960; Rieder et al. 1975).

Wenigen, methodisch ausreichenden Studien steht eine Fülle von älteren kasuistischen Berichten und retrospektiven Untersuchungen gegenüber. Die Datenlage ist bei den schon länger auf dem Markt befindlichen Neuroleptika besser als bei den atypischen Neuroleptika, mit Ausnahme des Clozapins.

## Neuroleptika während der Schwangerschaft

Wie alle psychotropen Medikamente passieren die Neuroleptika die Plazenta. Die teratogene Potenz von Neuroleptika ist insgesamt als gering anzusehen. Es wird aber immer wieder vermutet, dass antipsychotisch wirksame Medikamente bei der Behandlung während der Schwangerschaft die Entwicklung des dopaminergen Systems und anderer Neurotransmittersysteme beinflussen bzw. beeinträchtigen könnten. Entsprechend aussagefähige Untersuchungen liegen noch nicht vor.

Die Einschätzung der Teratogenität von Neuroleptika in der Literatur veränderte sich in drei Etappen. Zunächst wurde aufgrund einer Reihe kasuistischer Mitteilungen und erster epidemiologischer Untersuchungen von einer geringfügig erhöhten Rate von kongenitalen Missbildungen bei Kindern von Müttern, die während der Schwangerschaft mit Neuroleptika behandelt wurden, ausgegangen (Moriarty u. Nance 1963; Slone et al. 1977). Alle Untersuchungen hatten jedoch methodische Mängel, die deren Aussagefähigkeit beeinträchtigten. So ist z. B. einzuwenden, dass in den genannten älteren Studien Neuroleptika selten in einer Dosierung, die zur Therapie oder Prophylaxe einer Psychose notwendig gewesen wären, eingenommen wurden, sondern wesentlich niedriger dosiert und nur über einen kurzen Zeitraum gegen Schwangerschaftserbrechen, allergische Reaktionen, Schlafstörungen und Angstzustände. Milkovich u. van den Berg (1976) fanden bei 20 000 Patientinnen, die in ihrer Mehrzahl wegen einer Hyperemesis gravidarum mit Phenothiazinen behandelt wurden, zunächst keine erhöhten Missbildungsraten. Deren Daten wurden aber hinsichtlich der unterschiedlichen Substanzklassen reanalysiert. Dabei zeigte sich dann, dass das offensichtlich nicht für die Phenothiazine mit aliphatischer Seitenkette, z. B. Chlorpromazin, zutrifft (Rumeau-Rouquette et al. 1977). Edlund u. Craig (1984) postulierten für Phenothiazine insgesamt ein geringfügig erhöhtes Risiko bei der Einnahme von Phenothiazinen in der 4.–10. Schwangerschaftswoche, das in der Metaanalyse von Altshuler et al. (1996) für niederpotente Neuroleptika insgesamt mit 2,4% vs. 2,0% angegeben wird. Spezifische, auf eine Phenothiazinexposition zurückzuführende Missbildungen wurden aber nicht identifiziert.

---

Neuroleptika während der Schwangerschaft
- Teratogene Potenz: Gering
- Postnatale Wirkung: Selten extrapyramidalmotorische Nebenwirkungen beim Neugeborenen, Sedation bei mittel- und niederpotenten Neuroleptika mit folgender Trinkschwäche

Wie oben schon erwähnt, scheint die psychotische Erkrankung selbst für kongenitale Missbildungen der ausschlaggebende Risikofaktor zu sein. Niederpotente Neuroleptika stellen offensichtlich nur einen dazu geringfügigen, zusätzlichen Faktor dar, der im Vergleich zu diesem kaum ins Gewicht fällt (Altshuler et al. 1996). Auch hinsichtlich der Dauer der Schwangerschaft, des Geburtsgewichtes und der Überlebensrate der Neugeborenen scheinen Neuroleptika keine negativen Effekte zu haben (van Waes u. van de Velde 1969).

Trotzdem wird von uns auch weiterhin die Empfehlung gegeben, auf die Anwendung von Phenothiazinen während der Schwangerschaft eher zu verzichten als auf die nichttrizyklischen Butyrophenone. Bei letzteren, z. B. dem Haloperidol, handelt es sich um vergleichsweise sehr selektiv wirksame Substanzen, die deswegen auf pharmakodynamischer Ebene auch für den Feten insgesamt nebenwirkungsärmer sind.

Zu beachten sind aber nicht nur mögliche teratogene, sondern auch postnatale Effekte. Wegen der noch verzögerten Metabolisierung der Neuroleptika bei Neugeborenen wurden auch bei geringer Dosierung während der Schwangerschaft postnatal extrapyramidal-motorische Nebenwirkungen beobachtet, die in einigen wenigen Fällen über Monate andauerten (Hill et al. 1966; Cleary 1977; O'Connor 1981). Noch seltener sind Hyperbilirubinämien und Obstipation (Falterman u. Richardson 1980). Nach Exposition mit nieder- und mittelpotenten Neuroleptika in utero wurde postnatal eine Sedierung mit Trinkschwäche bei den Neugeborenen beobachtet.

Inwiefern Neuroleptika *verhaltensteratologische Effekte* haben, ist umstritten. Im Tierversuch konnte nachgewiesen werden, dass die Exposition mit Neuroleptika in utero zu Lern- und Gedächtnisdefiziten führen können (Ordy et al. 1966; Hoffeld et al. 1968; Robertson 1980), ein Befund, der von Dallemagne u. Weiß (1982) nicht repliziert werden konnte. Untersuchungen von Kris (1965) und Slone et al. (1977) fanden hinsichtlich der Intelligenzquotienten 4 Jahre post partum in kontrollierten Untersuchungen keine signifikanten Unterschiede zwischen Kindern mit und ohne Neuroleptikaexposition in utero.

## Clozapin während der Schwangerschaft

Eine in der Folge einer Neurolepsie auftretende Hyperprolaktinämie führt bei Frauen zu einem Hypoöstrogenismus, der für die Amenorrhö vieler antipsychotisch behandelter Frauen und deren Infertilität verantwortlich ist. Clozapin ist bis jetzt das einzige Neuroleptikum, das bei den damit behandelten Frauen zu keiner Erhöhung des Prolaktins führt (Meltzer et al. 1979). Aus diesem Grund ist bei mit Clozapin behandelten Frauen eine Infertilität seltener und damit sind ungewollte Schwangerschaften bei diesen Frauen im Vergleich zu denen, die mit anderen Neuroleptika behandelt werden, häufiger (Dickson u. Hogg 1998). Deswegen sollten gerade Frauen mit Clozapin-Medikation eine Kontrazeption betreiben. Allerdings ist zumindest potenziell davon auszugehen, dass aufgrund der Strukturverwandtschaft des Clozapins mit trizyklischen Psychopharmaka von diesem Neuroleptikum ebenfalls eine enzyminduzierende Wirkung ausgehen kann, was theoretisch zu einer schnelleren Metabolisierung und in dessen Folge zu einer verminderten Wirksamkeit der oralen Kontrazeptiva führen kann. Eine etwas höhere Dosierung des oralen Kontrazeptivums könnte hier vorbeugend wirksam sein.

---

Neuroleptikainduzierte Erhöhung des Prolaktinblutspiegels
- Clozapin  Kein Anstieg
- Olanzapin  Leichter Anstieg
- Risperidon  Stärkerer Anstieg
- Haloperidol  Stärkerer Anstieg
- Sulpirid  Sehr starker Anstieg

---

Clozapin und Schwangerschaft
- Clozapin erhöht nicht den Prolaktinspiegel
- Unter Clozapin seltener Infertilität bei Frauen als unter anderen Neuroleptika
- Ungewollte Schwangerschaften häufiger, wenn keine Kontrazeption
- Möglicherweise erhöhtes Risiko für Gestationsdiabetes

---

Zu beachten ist, dass bei der Behandlung mit Clozapin während der Schwangerschaft der Fetus höhere Blutspiegel aufbaut als die Mutter (Barnas et al. 1994). Die Gründe dafür liegen einerseits in der höheren Albuminkonzentration im fetalen Blut, die zu einer stärkeren Proteinbindung lipophiler Substanzen, wie zum Beispiel des Clozapins, führt und andererseits im höheren pH-Gradienten des fetalen Blutes aufgrund des höheren Eisenpiegels. Falls sich Arzt und Patientin dazu entscheiden, eine Clozapin-Behandlung während der Schwangerschaft fortzusetzen, ist also möglichst niedrig zu dosieren. Die Einnahme sollte auf mehrere Dosen, z. B. auf 4/Tag, verteilt werden.

---

Clozapin während der Schwangerschaft
- Höhere Albuminkonzentration in fetalem Blut führt zur stärkeren Proteinbindung lipophiler Substanzen, wie z. B. von Clozapin
- Erhöhter pH-Gradient im fetalen Plasma aufgrund des erhöhten Eisenspiegels
- Clozapin-Spiegel in fetalem Blut höher als im maternalen Blut und höher als in der Amnionflüssigkeit
- Akkumulation von Clozapin im fetalen Plasma
- Während der Schwangerschaft möglichst gering dosieren

---

Möglicherweise erhöht sich unter Clozapin das Risiko für einen Gestationsdiabetes (Popli et al. 1997; Dickson u. Hogg 1998).

Auch beim Clozapin konnte bisher keine embryotoxische oder teratogene Wirkung nachgewiesen werden, nachdem bis 1997 181 Behandlungen mit Clozapin bei graviden Frauen bekannt geworden sind (Waldman u. Safferman 1993; Novartis 1997; Stoner et al. 1997). Postnatale Effekte auf das Neugeborene bei einer Clozapin-Exposition in utero können eine dem sog. „*floppy infant syndrome*" ähnliche Symptomatik sein, wie sie besonders bei den Benzodiazepinen gesehen wird und klinisch am ehesten an einer Trinkschwäche des sedierten Neugeborenen zu erkennen ist. Außerdem kann es im postnatalen Clozapin-Entzug zu einer Erniedrigung der Krampfschwelle mit folgender Krampfneigung kommen (Stoner et al. 1997). Die Ursache für dieses Phänomen könnte in dem abrupten Wegfall der Rezeptorbindungen während der Schwangerschaft liegen.

Von Pinkofsky et al. (1997) wurde darauf hingewiesen, dass auch beim Feten potenziell Clozapin-induzierte Agranulozytosen auftreten können, wobei es kaum möglich ist, die fetalen Blutbildveränderungen zu monitoren. Im Aufklärungsgespräch ist auf dieses spezifische Risiko einer Clozapin-Medikation während der Gravidität explizit hinzuweisen.

Zusammenfassend ist festzustellen, dass sich aus der Einnahme von Clozapin oder anderen Neuroleptika nach einer Konzeption keine medizinische Indikation zur Unterbrechung einer unbeabsichtigten beziehungsweise zunächst unbemerkt gebliebenen Schwangerschaft ableiten lässt, weil die Risiken für Mutter und Kind gering sind.

## Stillzeit

Die Inzidenz für Psychosen und besonders für bipolare affektive und schizoaffektive bzw. zykloide Psychosen ist postpartal erhöht (Lanczik et al. 1990). Bei der puerperalen Manifestation einer Psychose ist es vorübergehend notwendig, die Mutter von ihrem Neugeborenen zu trennen, sodass abgestillt werden muss. Gleichzeitig ist in diesen Fällen eine neuroleptische Behandlung notwendig.

Zu beachten ist, dass alle Neuroleptika, wie alle anderen Psychopharmaka auch, in die Muttermilch übertreten (Buist et al. 1990). Wegen der vergleichsweise häufigen Verordnung über viele Jahrzehnte liegen bezüglich der Neuroleptikamedikation bei Stillenden zum Haloperidol (Stewart et al. 1980; Whalley et al. 1981) die meisten Befunde vor. Untersucht wurden des weiteren bis dato Trifluoperazin und Perphenazin durch Wilson et al. (1980) und Thioxanthene durch Matheson u. Skaeraasen (1988). Das Muttermilch-Serum-Konzentrationsverhältnis war bei diesen Untersuchungen regelhaft ≤1. Früher wurde die Neuroleptikakonzentration in der Muttermilch pauschal mit ca. 30% im Verhältnis zur mütterlichen Plasmakonzentration beziffert (Anath 1978; Robinson et al. 1986). So allgemein kann diese Aussage nicht mehr aufrecht erhalten werden. Die Korrelationen der Neuroleptikaplasmaspiegel zu denen in der Muttermilch können individuell erheblich schwanken, wie gerade beim Clozapin (s. unten) deutlich wird. Die biochemischen Eigenschaften mancher Neuroleptika, z. B. wenn es sich um eher lipophile Substanzen handelt (s. unten), kann dazu führen, dass in der Muttermilch auch höhere Konzentrationen aufgebaut werden (Wilson et al. 1980). Außerdem besteht bei den gestillten Neugeborenen wegen deren noch verminderten hepatischen Metabolisierungskapazitäten immer die Gefahr der Akkumulation, auch wenn die Konzentration in der Muttermilch vergleichsweise gering ist. Auf der anderen Seite wurden bei den Neugeborenen stillender und mit Neuroleptika behandelten Müttern Nebenwirkungen, z. B. ein extrapyramidalmotorisches Syndrom, selten beobachtet. Bei der Behandlung Stillender mit Phenothiazinen ist darauf zu achten, dass auch das Kleinkind eine erhöhte Fotosensibilität entwickeln kann (Buist et al. 1990).

Generell wird im Rahmen der Risiko-Nutzen-Abwägung in der Stillzeit die Empfehlung ausgesprochen, bei einer Behandlung mit Neuroleptika im Puerperium abzustillen. In aller Regel werden dann Dopaminagonisten, z. B. Bromocriptin, medikamentös eingesetzt. Dabei wird einerseits kontrovers diskutiert, ob Bromocriptin bei entsprechend disponierten Frauen Psychosen verstärken bzw. sogar auslösen kann. Andererseits könnte durch eine neuroleptikainduzierte Hyperprolaktinämie das Abstillen erheblich erschwert werden. Aus diesem Grund sind bei der Behandlung psychotischer Wöchnerinnen atypische Neuroleptika Mittel der Wahl, die den *Prolaktinspiegel* entweder nicht oder nur geringfügig erhöhen (Kornhuber u. Weller 1991). Das einzige Neuroleptikum, das keine Erhöhung des Prolaktinblutspiegels bewirkt, ist das Clozapin. Das dem Clozapin strukturchemisch verwandte Olanzapin führt zwar initial auch zu erhöhten Prolaktinspiegeln, aber in wesentlich geringerem Ausmaß als z. B. beim Haloperidol. Mittel der Wahl bei der neuroleptischen Behandlung psychotischer Wöchnerinnen, die nicht weiter stillen können, sind demnach wegen der fehlenden bzw. geringfügigen Erhöhung des Prolaktinspiegels Clozapin und Olanzapin.

## Clozapin während der Stillzeit

Zur Therapie von stillenden Frauen mit Clozapin liegen keine Studien, sondern nur Fallberichte vor (Barnas et al. 1994). Wenn sich eine Wöchnerin dazu entschließt, während der Stillzeit, z. B. zur Prophylaxe einer psychotischen Exazerbation, Clozapin einzunehmen, ist zu beachten, dass das Neugeborene höhere Plasmaspiegel via Muttermilch aufbaut, als im maternalen Plasma gemessen werden. Einer der Gründe dafür liegt darin, dass es sich beim Clozapin um eine vergleichsweise sehr lipophile Substanz handelt (Barnas et al. 1994). Deswegen sind die Clozapin-Konzentrationen schon in der Muttermilch mit ihren hohen Lipidkonzentrationen höher als im Plasma der Mutter. Diese höheren Clozapin-Spiegel beim gestillten Kind sind dann klinisch unter Umständen an einer zunehmenden Sedierung mit folgender Trinkschwäche zu erkennen.

Clozapin während der Stillzeit
- Muttermilch mit hohen Lipidkonzentrationen
- Konzentration des lipophilen Clozapins in Muttermilch gegenüber maternalem Plasma höher
- Clozapin-Spiegel in Plasma des Neugeborenen höher als in mütterlichem Plasma
- Sedierung des Säuglings mit folgender Trinkschwäche

Von Szymanski et al. (1991) und Weller u. Kornhuber (1992) wird Clozapin bei der Therapie der Puerperalpsychose insbesondere dann empfohlen, wenn die Wöchnerin gleichzeitig auch unter einer Mastitis leidet, die das Abstillen zwingend notwendig macht und wegen einer neuroleptikainduzierten Hyperprolaktinämie verkompliziert würde.

> Clozapin und Abstillen bei psychotischen Patientinnen
> - Inzidenz für Psychosen im Wochenbett erhöht
> - Abstillen wegen Trennung von Mutter und Kind und wegen notwendiger medikamentöser Therapie notwendig
> - Mittel der Wahl: *Clozapin* und *Olanzapin* wegen fehlender bzw. geringfügiger Erhöhung des Prolaktinspiegels
> - Clozapin insbesondere bei psychotischen Patientinnen mit Mastitis empfohlen

## Literatur

Altshuler LL, Cohen L, Szuba MP, Burt VK, Gitlin M, Mintz J (1996) Pharmacologic management of psychiatric illness during pregnancy: dilemmas and guidelines. Am J Psychiatry 153:592–606

Barnas C, Bergant A, Hummer M, Saria A, Fleischhacker WW (1994) Clozapine concentrations in maternal and fetal plasma, amniotic fluid, and breast milk [letter]. Am J Psychiatry 151:945

Carpenter WT Jr, Hanlon TE, Heinrichs DW, Summerfelt AT, Kirckpatrick B, Levine J, Buchanan RW (1990) Continuous versus targeted medication in schizophrenic outpatients: outcome results. Am J Psychiatry147:1138–1148

Buist A, Norman TR, Dennerstein L (1990) Breastfeeding and the use of psychotropic medication: A review. J Affect Disord 19:197–206

Cleary MF (1977) Fluphenazine decanoate during pregnancy. Am J Psychiatry 134:815–816

Currier GW, Simpson GM (1998a) Antipsychotic medications and fertility. Psychiatr Serv 49:175–176

Currier GW, Simpson GM (1998b) Pregnancy and clozapine. Psychiatr Serv 49:997

Dallemagne G, Weiß B (1982) Altered behavior of mice following postnatal treatment with haloperidol. Pharmacol Biochem Behav 16:761–767

Dencker SJ, Malm U, Lepp M (1986) Schizophrenic relapseafter drug withdrawal is predictable. Acta Psychiatr Scand 73:181–185

Dickson RA, Hogg L (1998) Pregnancy of a patient with clozapine. Psychiatric Services 49:1081–1083

Edlund MJ, Craig TJ (1984) Antipsychotic drug use and birth defects: an epidemiologic reassessment. Compr Psychiatry 25:32–37

Falterman CG, Richardson CJ (1980) Small left colon syndrome associated with maternal ingestion of psychotropic drugs. J Pediatr 97:308–310

Hill RM, Desmond MM, Kay LL (1966) Extrapyramidal dysfunction in an infant of a schizophrenic mother. J Pediatr 69:589–595

Hoffeld DR, McNew J, Webster RL (1968) Effect of tranquilizing drugs during pregnancy and postpartum. Current Therapeutc Research 7:785–789

Kaplan B, Modai I, Stoler M, Kitai E, Valevski A, Weizman A (1995) Clozapine treatment and risk of unplanned pregnancy. J Am Board Family Practice 8:239–241

Kornhuber J, Weller M (1991) Postpartum psychosis and mastitis: a new indication for clozapine? Am J Psychiatry 148:1751–1752

Kris EB (1965) Children of mothers maintained on pharmacotherapy during pregnancy and postpartum. Current Therapeutic Research 7:785–789

Lanczik M, Fritze J, Beckmann H (1990) Puerperal and cycloid psychoses. Results of a retrospective study. Psychopathology 23: 220–227

Lanczik M, Knoche M, FritzeJ (1998) Psychopharmakotherapie während Gravidität und Laktation, I: Gravidität. Nervenarzt 69:1–9

Lanczik M, Knoche M, Fritze J (1998) Psychopharmakotherapie während Gravidität und Laktation, II: Laktation. Nervenarzt 69:10–14

Matheson I, Skjaeraasen J (1988) Milk concentrations of flupenthixol, nortriptylin and zuclopenthixol and between breast differences in two patients. Eur J Clin Pharmacol 35:217–220

Meltzer HY, Goode DJ, Schyve PM, Young M, Fang VS (1979) Effect of clozapine on human serum prolactin levels. Am J Psychiatry 136:1550–1555

Milkovich L, van den Berg BJ (1976) An evaluation of the teratogenicicity of certain antinauseant drugs. Am J Obstet Gynecol 125:244–248

Moriarty AJ, Nance NR (1963) Trifluoperazine and pregnancy. Can Med Assoc J 88:375–376
Novartis (1997) Research Report. Nürnberg
ÖConnor MO, Johnson GH, James DI (1981) Intrauterine effect of phenothiazines. Med J Aust 1:416–417
Ordy JM, Samorajski T, Collins RL (1966) Prenatal chlorpromazine effects on liver survival and behavior of mice offsprings. J Pharmacol Exp Ther 151:110–125
Pinkofsky HB, Fitzgerald MJ, Reeves RR (1997) Psychotropic treatment during pregnancy. Am J Psychiatry 154:718–719
Popli AP, Konick PE, Jurjus GJ, Fuller MA, Jaskw GE (1997) Clozapine and associated diabetes mellitus. J Clin Psychiatry 58:108–111
Riedel RO, Rosenthal D, Wender P, Blumenthal H (1975) The offsprings of schizophrenics: fetal and neonatal deaths. Arch Gen Psychiatry 32:200–211
Robertson RT, Majka JA, Peter CP, Bokelman DL (1980) Effects of prenatal exposure to chlorpromazine on postnatal development and behavior of rats. Toxicol Appl Pharmaco 53:541–549
Rumeau-Rouchette C, Goujard J, Huel G (1977) Possible teratogenic effects of phenothiazines in human beings. Teratology 15:57–64
Slone D, Siskind V, Heinonen OP, Monson RR, Kaufmann DW, Shapiro S (1977) Antenatal exposure to the phenothiazines in relation to congenital malformations, perinatal mortality rate, birth weight, and intelligence-quotient score. Am J Obstet Gynecol 128:486–488
Sobel DE (1960) Fetal damage due to ECT, insuln coma, chlorpromazine or reserpine. Arch Gen Psychiatry 2:606–611
Stewart R, Karas B, Springer P (1980) Haloperidol excretion in human milk. Am J Psychiatry 137:849–850
Stoner SC, Sommi RW, Marken PA, Anya I, Vaughn J (1997) Clozapine use in two full-term pregnancies [letter]. J Clin Psychiatry 58:364–365
Szymanski S, Jody D, Leipzig R, Masiar S, Lieberman J (1991) Postpartum psychosis and mastitis: a new indication for clozapine? Am J Psychiatry 148:1751–1752
van Waes A, van de Velde EJ (1969) Safety evaluation of haloperidol in the treatment of hyperemesis gravidarum. J Clin Pharmacol 9:224–229
Waldman MD, Safferman AZ (1993) Pregnancy and Clozapine [letter]. Am J Psychiatry 150: 168–170
Weller M, Kornhuber J (1992) Differentielle Neurolepsie bei schizophrenen Psychosen im Wochenbett: Vorteile des atypischen Neuroleptikums Clozapin. Nervenarzt 63:440–441
Whalley LJ, BlainPG, Prime JK (1981) Haloperidol secreted in breast milk. BMJ 282:1746–1747
Wilson JT, Brown RD, Cherek DR et al. (1980) Drug excretion in human breast milk: principles, pharmacokinetics and projected consequences. Clin Pharmacokinet 5:1–66

KAPITEL 5

# Sexuelle Funktionsstörungen unter Clozapin und anderen Neuroleptika

W. WEIG

Sexuelle Funktionsstörungen als Nebenwirkung der Psychopharmakotherapie wurden lange in ihrer Häufigkeit und ihrer Bedeutung für die Betroffenen unterschätzt. Dieses verwundert umso mehr, als der hohe Stellenwert befriedigender Sexualität für die allgemeine Lebenszufriedenheit allgemein bekannt ist, durch eine Reihe empirischer Ergebnisse aber auch bestätigt werden kann. Darüber hinaus haben Frequenz und Qualität sexueller Aktivität Bedeutung als Indikatoren psychischer und physischer Gesundheit, sind ein Faktor für Langlebigkeit, führen zum Abbau destruktiver Aggression und verbessern die Kommunikationsfähigkeit (Zusammenstellung bei Weig 2000). Sexuelle Bedürfnisse schizophren erkrankter Menschen unterscheiden sich dabei quantitativ und qualitativ nicht von denen Gesunder (Kowohl und Weig 1998). Der Eindruck, dass die Bedeutung sexueller Probleme für die Lebensqualität psychisch Kranker und die Compliance hinsichtlich der medikamentösen Behandlung bisher systematisch unterschätzt wurde, wird in einer Untersuchung von Dreher et al. (1999) bestätigt. Abhängig von der Fragetechnik und der Formulierung von Fragen variierte hier der Stellenwert der Sexualität für die Beurteilung der Lebensqualität und die Bedeutung sexueller Probleme als Nebenwirkung von Medikamenten. Während mit einem herkömmlichen Fragebogen ein eher geringer Einfluss des Themas unterstellt wurde, erwies es sich bei entsprechend gezielter Befragung als zentral. Dieser Befund entspricht der eigenen klinischen Erfahrung.

Bei jeder Betrachtung zu Auswirkungen psychopharmakologischer Medikation auf die Sexualität schizophrener Patienten sind bekannte Zusammenhänge mit der Krankheit selbst zu beachten. Schon in den älteren Lehrbüchern der Psychiatrie vor Einführung der Neuroleptika finden sich hin und wieder Hinweise auf sexuelle Störungen und Beeinträchtigungen bei dieser Erkrankung. In einer eigenen Studie zur Bedeutung der Sexualität in Verlauf und Bewältigung der Schizophrenie wurden sexuelle Dysfunktionen in der Klassifikation nach Hertoft von den Befragten (mit einer gesicherten Diagnose der Schizophrenie entsprechend ICD-10: F20) in 80% der Fälle beschrieben. Es handelte sich um Beeinträchtigungen von Lust und Appetenz sowie der physiologischen und psychologischen Erregung. Bei Männern traten auch Ejakulationsprobleme auf, kombinierte Störungen waren häufig. Die Auftretenswahrscheinlichkeit sexueller Dysfunktionen unterschied sich bei Männern und Frauen nicht erkennbar. Allerdings neigen nach klinischer Erfahrung Frauen bisher weniger zu spontanen Äußerungen sexueller Probleme und messen dem Thema tendenziell weniger Bedeutung zu. Dadurch kann es zu einer Unterschätzung kommen. Das im gegebenen Zusammenhang wichtigste Ergebnis der vorliegenden Studien (Kockott u. Pfeiffer 1996; Kowohl u. Weig 1998) ist, dass ein systematischer Zusammenhang zwischen sexueller Dysfunktion einerseits und Einzelheiten der Medikation nach Substanz und Dosierung andererseits nicht feststellbar ist. Die Befunde sind am ehesten dahingehend interpretierbar, dass Beeinträchtigungen der Sexualität, insbesondere Mangel an Lust sowie Probleme bei partnerbezogenen sexuellen Aktivitäten aufgrund der verminderten Beziehungsfähigkeit, auf die Krankheit selbst und nicht auf die Medikation zurückzuführen sind. Diese Annahme steht im Einklang mit den Ergebnissen empirischer Schizophrenieforschung, die u. a. Anhedonie, Autismus und Mangel an sozialer Kompetenz als Auswirkungen der Erkrankung definieren. Diese krankheitsbezogenen Merkmale sind insbesondere als Ursachen der sexuellen Dysfunktion anzuschuldigen. Nach vorliegenden Erkenntnissen ist es plausibel anzunehmen, dass diese unmittelbar krankheitsbezogenen Störungen komplex mit medikamentös bedingten Nebenwirkungen interagieren. Das anzunehmende multifaktorielle Entstehungsmodell erschwert differenzierte Untersuchungen zum Thema, methodische Probleme der empirischen Sexualforschung treten hinzu (vgl. Strauß u. Heim 1999). Darüber hinaus ist weiterhin grundsätzlich ein Mangel an empirischer Forschung auf diesem Gebiet zu beklagen.

Unbestritten ist das relativ häufige Auftreten sexueller Dysfunktionen unter der Medikation mit konventionellen, „typischen" Neuroleptika. Mit Beeinträchtigungen der sexuellen Reaktion, insbesondere in der Erregungsphase bei beiden Geschlechtern, Ejakulationsstörungen bei Männern und – seltener – anderen Problemen ist in bis zu einem Drittel der Anwendungsfälle zu rechnen (Tabelle 5.1). Diese – in der Regel unerwünschten, gelegentlich auch zur Dämpfung unangemessener sexueller Impulse oder zur Behandlung sexueller Funktionsstörungen, wie dem vorzeitigen Orgasmus des Mannes, gezielt eingesetzten – Wirkungen der Medikamente sind letztlich auf die Beeinflussung des Neurotransmitterhaushaltes durch die neuroleptischen Substanzen zurückzuführen. Bekannte Wirkmechanismen sind insbesondere zentrale Sedierung, periphere vegetative Störungen im Bereich der für die Sexualfunktion wichtigen Wurzeln S2, S4 und Th11–12 sowie endokrine Effekte (nach Christmann 1988). Von einigen Autoren wird der Hyperprolaktinämie eine zentrale Rolle in der Entstehung sexueller Funktionsstörungen beigemessen und der Prolaktinspiegel als Indikatorgröße herangezogen. In der Tat sind einige negative Folgen der Hyperprolaktinämie auf die Sexualfunktion bei

**Tabelle 5.1.** Häufigkeit sexueller Dysfunktion unter Medikation mit „typischen" Neuroleptika. (Nach Strauß 1985)

| 28–32% | |
|---|---|
| z. B. Thioridazin | 25–2400 mg/d |
| Fluphenazin | 12,5–150 mg/Woche |
| Haloperidol | 1–5 mg/d |
| Clopenthixol | 10–225 mg/d |
| Sulpirid | ? |

**Tabelle 5.2.** Folgen der Hyperprolaktinämie. (Nach Brecher et al. 1990; Shen u. Sata 1990)

| Männer | Frauen |
|---|---|
| Erektionsstörungen | Amenorrhö |
| Ejakulationsstörungen | Galaktorrhö |
| Luststörung | – |
| Gynäkomastie | Anorgasmie |

beiden Geschlechtern beschrieben (Tabelle 5.2). Bedeutsam sind insbesondere Erektionsstörungen und Ejakulationsstörungen, die bei Männern beobachtet wurden (Brecher et al. 1990), sowie die bei Frauen unter erhöhtem Prolaktinspiegel nachgewiesene Anorgasmie (Shen u. Sata 1990). Andere Studien und klinische Beobachtungen lassen die isolierte Betrachtung des Prolaktinanstieges zwar kritisch hinterfragen und sprechen eher für ein komplexes Geschehen unter Beteiligung mehrerer interagierender, nervöser und endokriner Vermittlungswege, dennoch tragen die prolaktinbezogenen Studien zu unserem Verständnis des Vorganges wesentlich bei.

Durch eine Reihe von Studien ist belegt, dass Clozapin nicht zu einem signifikanten Anstieg des Plasmaspiegels von Prolaktin führt (u.a. Kane et al. 1981; Meltzer et al. 1971). Ähnliches gilt für die inzwischen eingeführten weiteren sog. atypischen Neuroleptika, während unter allen bekannten konventionellen Neuroleptika und auch unter Risperidon mehr oder weniger ausgeprägte Hyperprolaktinämien regelmäßig beobachtet wurden. Direkt untersucht wurden Auswirkungen der Clozapin-Medikation auf die Sexualfunktion nur bei Männern (Gross u. Lagner 1970). Danach wurden bei 222 untersuchten Männern im Alter von 19–69 Jahren insgesamt 40 Fälle von Erektionsstörungen, entsprechend 18%, beobachtet. Diese Quote liegt über dem Erwartungswert für Plazebo, aber deutlich unterhalb der Spanne, wie sie für konventionelle Neuroleptika bekannt ist. Wie bei anderen Psychopharmaka, denen keine oder geringe negative Auswirkungen auf die sexuelle Erregungsfähigkeit, ggf. sogar positive Effekte, nachgesagt werden (z.B. das Antidepressivum Trazodon), werden auch unter Clozapin kasuistisch Fälle von Priapismus beschrieben (z. B. Ziegler 1992: Moinfar et al. 1994). In den beschriebenen Fällen war jeweils Clozapin in der Dosierung von 300–500 mg/d verabreicht worden. Die Aussage wird allerdings dadurch relativiert, dass es sich in allen berichteten Fällen um Kombinationsbehandlungen handelte, bei denen zu Clozapin mindestens ein weiteres Psychopharmakon, am häufigsten Haloperidol, gegeben wurde. Ein kasuistischer Einzelbericht über einen Fall von Ejaculatio retrograda unter Clozapin (Talmon et al. 1994) sei am Rande erwähnt.

Nach dem Stand der Erkenntnis ist die Empfehlung gerechtfertigt, bei Patientinnen und Patienten mit Schizophrenie, auch unter dem Aspekt geringerer Auswirkungen auf die für Lebenszufriedenheit und Compliance so wichtige Sexualfunktion, bevorzugt atypische Neuroleptika, wie etwa Clozapin, zu verordnen. Dabei bleibt allerdings immer der unmittelbare Einfluss der Krankheit auf die Sexualität zu beachten. Abhilfe ist hier eher über psychotherapeutische und psychoedukative Methoden möglich. Bei eindeutig medikamentenassoziierten Störungen der Sexualität ist, soweit die Umstellung des Präparates oder eine Dosisreduktion nicht in Betracht kommen oder nicht den gewünschten Erfolg zeigen, der Einsatz medikamentöser oder anderer Hilfsmittel erwägenswert, wobei im Falle der Erektionsstörung Sildenafil den größten Erfolg verspricht. Hinsichtlich der Zusammenhänge von Sexualfunktion, Schizophrenie und Neuroleptikawirkung besteht weiterer Forschungsbedarf.

## Literatur

Brecher M, Kleinberg DL, De Coster R, van Baelen B (1999) Prolactin levels and adverse events in patients treated with risperidone. J Clin Psychopharmacol 19:57-61
Dreher J, Kolbinger M, Rodriguez de la Torre B, Bagli M, Maleranyi J, Rao ML (1999) Selbstbeurteilungsfragebogen für Arzneimittelnebenwirkungen und Anwendung im Rahmen einer Studie mit Antidepressiva. Fortschr Neurol Psychiatrie 67:163-174
Gross H, Lagner E (1970) Das Neuroleptikum 100-129/HF-1854 (Clozapin) in der Psychiatrie. Int Pharmacopsychiat 4:220-230
Kane JM, Cooper TB, Sachar EJ, Halpern FS, Bailine S (1981) Clozapine: plasma levels and prolactin response. Psychopharmac 73:184-187
Kockott G, Pfeiffer W (1996) Sexual disorders in nonacute psychiatric outpatients. Comprehensive Psychiatry 37:56-61
Kowohl S, Weig W (1998) Zur Bedeutung der Sexualität im Erleben schizophrener Menschen. Sexuologie 5:11-29
Meltzer HY, Goode DJ, Schyve PM, Young M, Fang VS (1979) Effect of clozapine on human serum prolactin levels. Amer J Psychiatry 136:1550-1555
Moinfar N, Goad S, Brink DD, Klinger RL (1994) Clozapine - related priapism. Hospital and Community Psychiatry 45:1044
Petty RG (1999) Prolactin and antipsychotic medications: mechanism of action. Schizophr Res 35 (Suppl):67-73
Strauß B (1985) Beeinflussung der Sexualität durch Psychopharmaka. Recht Psychiat 4:129-131
Strauß B, Heim D (1999) Standardisierte Verfahren in der empirischen Sexualforschung. Zeitschrift Sexualforschung 12:187-236
Shen WW, Sata LS (1990) Inhibited female orgasm resulting from psychotropic drugs. J Reprod Med Obstet Gynecol 35:11-14
Talmon Y, Guy M, Eisenkraft S, Guy N (1994) Retrograde ejaculation as a side effect of clozapine. Harefuah 126:509-510
Weig W (2000) Sexuelle Gesundheit und die Entwicklung einer prophylaktischen Sexualmedizin. Sexuologie 7:50-55
Ziegler J (1992) Clozapine-induced priapism. Amer J Psychiatr 149:272-273

KAPITEL 6

# The Interaction of Atypical Neuroleptics with Monoamine Receptor Subtypes

H. O. KALKMAN

The prototypical classical neuroleptic agent, haloperidol is an effective antipsychotic compound but also induces severe extrapyramidal side effects and hyperprolactinaemia. The term „atypical neuroleptic" was originally introduced to describe compounds, such as clozapine, which not only suppressed psychotic symptoms but differed from haloperidol by having a low tendency to induce extrapyramidal side effects (EPS) and increase plasma prolactin levels. Over time, the use of the term „atypical" has been expanded such that the modern „atypical neuroleptic" must have, in addition to these properties, beneficial effects on both the positive and negative symptoms of schizophrenia and the ability to improve cognitive function in patients that are otherwise resistant to drug intervention.

## Typical Neuroleptics are $D_2$-Receptor Antagonists

Following the analysis of the radioligand binding profile of a large series of clinically active compounds, Creese et al. (1976) and Seeman et al. (1976) first postulated that dopamine $D_2$-receptor blockade is the mechanism by which antipsychotic activity is achieved. However, since clozapine also interacts with $D_2$-receptors it is likely that there are additional properties embedded in the clozapine molecule that explain its „atypicality". Attempts to define these properties through the use of extensive radioligand binding assays have served as the basis for a wide range of drug discovery programmes seeking to improve both on haloperidol and clozapine. Numerous hypotheses have emerged. The purpose of this review is to examine which of these hypotheses is most likely to lead to an understanding of the mechanism of action of clozapine and to the discovery of safer and more efficacious antipsychotic drugs.

The affinity of haloperidol and clozapine for a wide range of monoamine receptors as determined by Schotte et al. (1996) is shown in Fig. 6.1 and 6.2. It has been suggested that optimal antipsychotic activity is achieved at a dose of haloperidol which occupies 80% of $D_2$-receptors (Nordström et al. 1993). Those receptor subtypes for which haloperidol has a 3-fold lower affinity would be occupied by about 50%. This is indicated as a horizontal line 0.5 log-units below the affinity value of the $D_2$-receptor. Figure 6.1 shows that

# The Interaction of Atypical Neuroleptics with Monoamine Receptor Subtypes 43

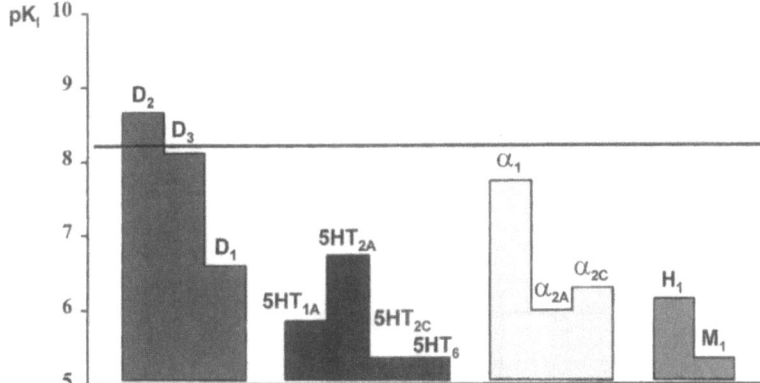

**Fig. 6.1.** Graphical representation of the radioligand binding profile of haloperidol, as determined by Schotte et al. (1996). Affinities are expressed as $pK_i$ values (nM). Optimal antipsychotic activity is achieved at a dose of haloperidol which occupies 80% of $D_2$-receptors. Those receptor subtypes for which haloperidol has a 3-fold lower affinity would be occupied by about 50%. This is indicated as a horizontal line 0.5 log-units below the affinity value of the $D_2$-receptor

therapeutic concentrations of haloperidol would occupy, in addition to $D_2$, only the $D_3$-receptor to a relevant extent.

## Mixed 5-HT$_2$/D$_2$ Antagonists as Second Generation Antipsychotics

The radioligand binding profile of clozapine shows a completely different picture (Fig. 6.2): at doses which block the $D_2$-receptor, clozapine will occupy numerous other receptor subtypes. Interaction with these receptors could be the reason for clozapine's superior therapeutic response rate (Kane et al. 1988; Wahlbeck et al. 1999) and its virtual absence of extrapyramidal side effects (Casey 1989; Wahlbeck et al. 1999).

One of the first theories based on a comparison of a large series of antipsychotic compounds was put forward by Meltzer et al. (1989) who suggested that about a 10-fold higher affinity for serotonin 5-HT$_{2A}$ over $D_2$-receptors was a key factor in achieving improved clinical response and absence of EPS. In animal experiments, both clozapine and the highly selective 5-HT$_{2A}$ receptor antagonist, MD 100,907 have been found to increase dopamine release in the prefrontal cortex whereas haloperidol is inactive (Schmidt and Fadayel 1995; Youngren et al. 1999). Dopamine receptors in the frontal cortex, mainly of the $D_1$-subtype, are localised on pyramidal neurons and their stimulation increases glutamatergic neurotransmission (Zheng et al. 1999). Since the negative symptoms of schizophrenia are thought to be related to reduced prefrontal dopaminergic (Okubo et al. 1997) and glutamatergic neurotransmission (Bartha et al. 1997), it is conceivable that clozapine improves negative symptoms via 5-HT$_{2A}$-receptor blockade which leads to increased prefrontal

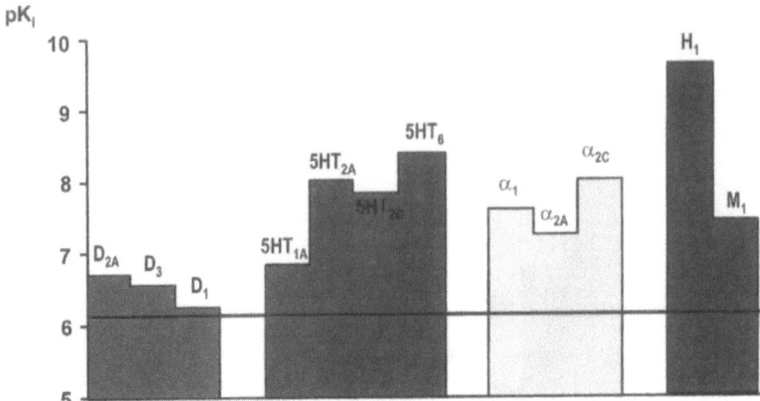

**Fig. 6.2.** Graphical representation of the radioligand binding profile of clozapine, as determined by Schotte et al. (1996). Affinities are expressed as $pK_i$ values (nM). As in Fig. 6.1, a horizontal line has been drawn 0.5 log-units below the $pK_i$ value of the $D_2$-receptor, to signify an approximate 50% receptor occupancy achieved by a dose of clozapine that would reach 80% occupation at dopamine $D_2$-receptors

dopamine release, the activation of $D_1$-receptors and correction of suppressed glutamatergic neurotransmission.

Blockade of 5-HT$_{2A}$-receptors is probably an important factor in the pharmacological profile of antipsychotic compounds. Nevertheless, it cannot be *the* key factor for explaining atypicality (Trichard et al. 1998; Kapur et al. 1999). A meta-analysis of the clinical activity of modern antipsychotic compounds, including olanzapine, quetiapine, sertindole and risperidone, found that these compounds were not, or only marginally more effective than haloperidol with respect to positive and negative symptoms of schizophrenia (Leucht et al. 1999). Notably, all these compounds have a much higher affinity for the 5-HT$_{2A}$- than the $D_2$-receptor (Schotte et al. 1996).

### The Third Component: Noradrenaline Blockade

Compared to olanzapine or risperidone, clozapine is still clearly the more effective agent (Kane et al. 1988; Leucht et al. 1999). As seen in Fig. 6.3, olanzapine, like clozapine, has highest affinity for histamine H$_1$-receptors, followed by serotonin 5-HT$_6$ and 5-HT$_{2A}$. These receptors can therefore be excluded as an explanation for the clinical superiority of clozapine. Olanzapine lacks, however, high affinity for $a_2$-adrenoceptors and 5-HT$_{1A}$-receptors. Is there evidence that clozapine's increased responder rate and absence of EPS is due to an interaction with $a_2$- or 5-HT$_{1A}$-receptors?

Litman et al. (1996) investigated whether blockade of $a_2$-receptors would augment the clinical response in schizophrenic patients who were resistant to treatment with the conventional neuroleptic compound, fluphenazine. The addition of the selective $a_2$-adrenoceptor antagonist, idazoxan, to fluphena-

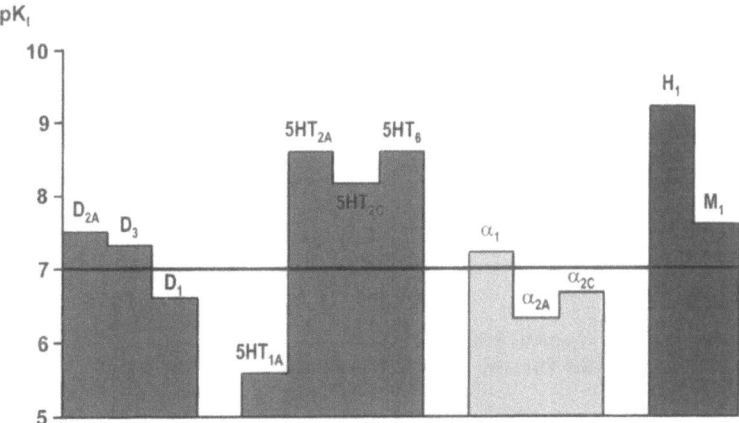

**Fig. 6.3.** Graphical representation of the radioligand binding profile of olanzapine, as determined by Schotte et al. (1996). Affinities are expressed as $pK_I$ values (nM). As in Fig. 6.1, a horizontal line has been drawn 0.5 log-units below the $pK_I$ value of the $D_2$-receptor, to signify an approximate 50% receptor occupancy achieved by a dose of olanzapine that would reach 80% occupation at dopamine $D_2$-receptors

zine treatment resulted in significant reductions in psychosis ratings to a level comparable to that seen with clozapine (Litman et al. 1996). Also in an animal experiment, idazoxan augmented the disruption of the conditioned avoidance response (a test for antipsychotic activity) induced by the $D_2$-receptor antagonist, raclopride (Hertel et al. 1999). Thus the pharmacological and clinical consequences of $\alpha_2$-receptor blockade warrant further analysis.

## Localisation and Pharmacological Role of $\alpha_2$-Adrenoceptors

Three different subtypes of $\alpha_2$-adrenoceptors have been identified by molecular cloning techniques (Bylund et al. 1994). The $\alpha_{2A}$- and $\alpha_{2C}$-subtypes are widely spread in mammalian brain (Ordway et al. 1993; Scheinin et al. 1994), whereas the localization of the $\alpha_{2B}$-subtype is restricted to some thalamic nuclei, at least in the rat (Scheinin et al. 1994). Clozapine has high affinity for the $\alpha_{2C}$-subtype, moderate affinity for the $\alpha_{2B}$-subtype and still lower affinity for the $\alpha_{2A}$-subtype, with $pK_i$ values of 8.0, 7.7 and 7.3 respectively (Schotte et al. 1996). As such, clozapine's affinity for the $\alpha_{2C}$-receptor is even slightly higher than for the 5-$HT_{2A}$-receptor and more than 20-fold higher than for the $D_2$ receptor.

Both $\alpha_{2A}$- and $\alpha_{2C}$-subtypes are involved in the presynaptic control of neurotransmitter *release* from sympathetic nerve endings in the central nervous system (Hein et al. 1999), whilst feed-back modulation of noradrenaline *synthesis* is probably mediated via the $\alpha_{2C}$-adrenoceptor (Pi and Garcia-Sevilla 1992; Esteban et al. 1996). Over 90% of tyrosine-hydroxylase positive cells of the rat locus coeruleus are also labeled with antibodies to the $\alpha_{2C}$-adrenoceptor (Lee et al. 1998). These and other data indicate that activation of $\alpha_{2C}$-receptors at noradrenergic cell bodies mediates feed-back inhibition of catecholamine synthesis by interference with the rate-limiting step of tyrosine hydroxylation. (Esteban et al. 1996). Clozapine increases noradrenaline and its metabolites in human cerebrospinal fluid (Pickar et al. 1992) and plasma via a mechanism that does not involve reduced neuronal re-uptake, inhibition of monoamine oxidase or reduced clearance, but probably because of increased synthesis (Elman et al. 1999), perhaps by virtue of its high affinity to $a_{2C}$-adrenoceptors.

## Blockade of $a_{2C}$-Adrenoceptors: an Explanation for Improved Therapeutic Response

What would be the benefits of stimulating noradrenaline synthesis? Increases in noradrenaline availability in projection areas of the locus coeruleus, such as the hippocampus and amygdala, could explain the improvements in mood and suicidality seen with clozapine in schizophrenic patients (Meltzer and Okayali 1995; Meltzer et al. 1995). Furthermore, there is evidence that activation of $a_{2A}$-adrenoceptors in the prefrontal cortex by agonists, such as clonidine and guanfacine, improves working memory in monkeys, human volunteers and schizophrenic patients (Franowicz and Arnsten 1999; Jäkälä et al. 1999; Fields et al. 1988).

A co-localization of $a_{2C}$-receptors and the enzyme tyrosine hydroxylase has also been found on dopaminergic cells of the substantia nigra and to a smaller extent in the ventral tegmental area. This suggests that $a_{2C}$-receptors could also modulate the synthesis of dopamine. Consistent with this suggestion is the observation that non-selective $a_2$-adrenoceptor antagonists, including yohimbine and idazoxan, increase the synthesis of dopamine (Pettibone et al. 1985; Dillen et al. 1987; Söderpalm et al. 1995). Moreover, clozapine has been reported to increase dopamine synthesis at doses which do not occupy $D_2$-receptors (Gudelsky et al. 1992). Taken together, these observations suggest that clozapine stimulates dopamine synthesis due to a blockade of $a_{2C}$-receptors on dopaminergic cell bodies. Enhanced synthesis could lead to increased dopamine release in terminal areas such as the prefrontal cortex, the striatum and perhaps also the pituitary. In the latter two areas, enhanced dopamine release would counteract the consequences of dopamine $D_2$-blockade, such as induction of extrapyramidal side effects, the upregulation of postsynaptic $D_2$-receptors and increase in prolactin secretion. Blockade of $D_2$-receptors and $a_{2C}$-adrenoceptors is immediate, however, whilst the effect on synthesis is likely to become apparent over a longer period of time. This might explain why clozapine produces an initial rise in plasma prolactin, which is subsequently curtailed, perhaps because of the concurrent enhancement of dopamine synthesis (Gudelsky et al. 1987).

## A Role for 5-HT$_{1A}$-Receptors, too?

The second receptor that deserves further exploration is the 5-HT$_{1A}$-receptor. 5-HT$_{1A}$-ligands with low intrinsic activity such as buspirone, have been found to inhibit haloperidol-induced catalepsy in rats (McMillan et al. 1988). Also clozapine can act as partial agonist activity at this receptor (Newman-Tancredi et al. 1998). However, clozapine's anticataleptic effect is not blocked by a 5-HT$_{1A}$-receptor antagonist (Bartoszyk et al. 1996). In contrast, clozapine-induced increase in dopamine release in the rat frontal cortex was partially blocked by a 5-HT$_{1A}$-receptor antagonist (Rollema et al. 1997). These results indicate that clozapine might improve negative symptoms by virtue of an agonist effect at 5-HT$_{1A}$-receptors, however, the absence of extrapyramidal symptoms has to be attributed to another mechanism. Buspirone has been tried as an adjunct to classical neuroleptics in a small open label trial in schizophrenic patients and some improvement was noted (Goff et al. 1991). However, a pharmacokinetic interaction has not been excluded. Since buspirone is metabolized to 1-(2-pyrimidyl-)piperazine, a weak $\alpha_2$-adrenoceptor antagonist (Gower and Tricklebank 1988), the results with buspirone may eventually provide further arguments for therapeutic usefulness of $\alpha_2$-adrenoceptor blockade in schizophrenia.

## Conclusion

From a historical perspective, the pharmacological profile of antipsychotic compounds has been expanded from pure dopamine D$_2$-receptor antagonists to compounds with mixed serotonin/dopamine antagonist properties. Inspection of the radioligand binding profile of clozapine has drawn the attention to the third monoamine receptor, i.e. noradrenaline. Clinical and preclinical data suggest that blockade of the noradrenergic $\alpha_{2C}$-receptor may provide an explanation for clozapine's clinical superiority. In that sense, clozapine could be the first of a series of dopamine/serotonin/noradrenaline „broad spectrum" antagonists.

## References

Bartha R, Williamson PC, Drost DJ, Malla A, Carr TJ, Cortese L, Canaran G, Rylett RJ, Neufeld RWJ (1997) Measurement of glutamate and glutamine in the medial prefrontal cortex of never-treated schizophrenic patients and healthy controls by proton magnetic resonance spectroscopy. Arch Gen Psychiatry 54:959–965

Bartoszyk GD, Roos C, Ziegler H (1996) 5-HT$_{1A}$ receptors are not involved in clozapine's lack of cataleptogenic potential. Neuropharmacol 11:1645–1646

Bylund DB, Eikenberg DC, Hieble J, Langer SZ, Lefkowitz RJ, Minneman KP, Molinoff PB, Ruffolo Jr RR, Trendelenburg U (1994) International Union of Pharmacology nomenclature of adrenoceptors. Pharmacol Rev 46:121–136

Casey DE (1989) Clozapine: neuroleptic-induced EPS and tardive dyskinesia. Psychopharmacol 99:S47–S53

Creese I, Burt DR, Snyder SH (1976) Dopamine receptor binding predicts clinical and pharmacological potencies of antischizophrenic drugs. Science 192:481–483

Dillen L, Claeys M, De Potter WP (1987) Effects of the $\alpha_2$-antagonist idazoxan on monoaminergic parameters measured in the cerbrospinal fluid of rabbits. Eur J Pharmacol 137:33–40

Elman I, Goldstein DS, Eisenhofer G, Folio J, Malhotra AK, Adler CM, Pickar D, Breier A (1999) Mechanism of peripheral noradrenergic stimulation by clozapine. Neuropsychopharmacol 20:29–34

Esteban S, Llado J, Garcia-Sevilla JA (1996) $\alpha_2$-Autoreceptors and $\alpha_2$-heteroreceptors modulating tyrosine and tryptophan hydroxylase activity in the rat brain in vivo: an investigation into the $\alpha_2$-adrenoceptor subtypes. Naunyn-Schmiedeberg's Arch Pharmacol 353:391–399

Fields RB, Van Kammen DP, Peters JL, Rosen J, Van Kammen WB, Nugent A, Stipetic M, Linnoila M (1988) Clonidine improves memory function in schizophrenia independent from change in psychosis. Preliminary findings. Schiz Res 1:417–423

Franowicz JS, Arnsten AFT (1999) Treatment with the noradrenergic alpha-2 agonist clonidine, but not diazepam, improves spatial working memory in normal young rhesus monkeys. Neuropsychopharmacol 21:611–621

Goff DC, Midha KK, Brotman AW, McCormick S, Waites M, Amico ET (1991) An open trial of buspirone added to neuroleptics in schizophrenic patients. J Clin Psychopharmacol 11:193–197

Gower AJ, Tricklebank MD (1988) a2-adrenoceptor antagonist activity may account for the effects of buspirone in an anticonflict test in the rat. Eur J Pharmacol 155:129–137

Gudelsky GA, Nwajei EE, Defife K, Nash JF (1992) Interaction of amphelonic acid with antipsychotic drugs on dopaminergic neurons. Synapse 12:304–311

Gudelsky GA, Koenig JI, Simonovic M, Koyama T, Ohmori T, Meltzer HY (1987) Differential effects of haloperidol, clozapine and fluperlapine on tuberoinfundibilar dopamine neurons and prolactin secretion in the rat. J Neural Transm 68:227–240

Hein L, Altman JD, Kobilka BK (1999) Two functionally distinct $\alpha_2$-adrenergic receptors regulate sympathetic neurotransmission. Nature 402:181–184

Hertel P, Fagerquist MV, Svensson TH (1999) Enhanced cortical dopamine output and antipsychotic-like effects of raclopride by $\alpha_2$ adrenoceptor blockade. Science 286:105–107

Jäkälä P, Riekkinen M, Sirviö J, Koivisto E, Kejonen K, Vanhanen M, Riekkinen P Jr (1999) Guanfacine, but not clonidine, improves planning and working memory performance in humans. Neuropsychopharmacol 20:460–470

Kane J, Honigfeld G, Singer J, Meltzer HY and the Clozaril Collaborative Study Group (1988) Clozapine for the treatment-resistant schizophrenic; a double blind comparison with chlorpromazine. Arch Gen Psychiatry 45:789–796

Kapur S, Zipursky RB, Remington G (1999) Clinical and theoretical implications of 5-HT$_2$ and D$_2$ receptor occupancy of clozapine, risperidone, and olanzapine in schizophrenia. Am J Psychiatry 156:286–293

Lee A, Wissekerke AE, Rosin DL, Lynch KR (1998) Localization of $\alpha_{2C}$-adrenergic receptor immunoreactivity in catecholaminergic neurons in the rat central nervous system. Neurosci 84:1085–1096

Leucht S, Pitschel-Walz G, Abraham D, Kissling W (1999) Efficacy and extrapyramidal sideeffects of the new antipsychotics, olanzapine, quetiapine, risperidone and sertindole compared to conventional antipsychotics and placebo. A meta-analysis of randomized controlled trials. Schiz Res 35:51–68

Litman RE, Su TP, Potter WZ, Hong WW, Pickar D (1996) Idazoxan and response to typical neuroleptics in treatment-resistant schizophrenia. Br J Psychiatry 168:571–579

McMillan BA, Scott SM, Davanzo EA (1988) Reversal of neuroleptic-induced catalepsy by novel aryl-piperazine anxiolytic drugs. J Pharm Pharmacol 40:885–887

Meltzer HY, Okayali G (1995) Reduction of suicidality during clozapine treatment of neuroleptic-resistant schizophrenia: impact on risk-benefit assessment. Am J Psychiatry 152:183–190

Meltzer HY, Matsubara S, Lee JC (1989) Classification of typical and atypical antipsychotic drugs on the basis of dopamine D-1, D-2 and serotonin$_2$ pK$_i$ values. J Pharmacol Exp Ther 251:238–246

Meltzer HY, Ranjan R, Lee MA, Kennedy J (1995) Emerging clinical uses of clozapine. Rev Contemp Pharmacother 6:187–196

Newman-Tancredi A, Gavaudan S, Conte C, Chaput C, Touzard M, Verrièle-Audinot V, Millan MJ (1998) Agonist and antagonist actions of antipsychotic agents at 5-HT$_{1A}$ receptors: a [$^{35}$S]GTP$\gamma$S binding study. Eur J Pharmacol 355:245–256

Nordström A-L, Farde L, Wiesel F-A, Forslund K, Pauli S, Halldin C, Uppfeldt G (1993) Central D2-dopamine receptor occupancy in relation to antipsychotic drug effects: a double-blind PET study of schizophrenic patients. Biol Psychiatry 33:227–235

Okubo Y, Suhara T, Suzuki K et al. (1997) Decreased prefrontal dopamine $D_1$ receptors in schizophrenia revealed by PET. Nature 385:634–636

Ordway GA, Jaconetta SM, Halaris AE (1993) Characterization of subtypes of alpha-2 adrenoceptors in the human brain. J Pharmacol Exp Ther 64:967–976

Pettibone DJ, Pfleuger AB, Totaro JA (1985) Comparison of the effects of recently developed $\alpha_2$-adrenergic antagonists with yohimbine and rauwolscine on monoamine synthesis in rat brain. Biochem Pharmacol 34:1093–1097

Pi F, Garcia-Sevilla JA (1992) $\alpha_2$-Autoreceptor-mediated modulation of tyrosine hydroxylase activity in noradrenergic regions of the brain in vivo. Naunyn-Schmiedeberg's Arch Pharmacol 345:653–660

Pickar D, Owen RR, Litman RE, Konicki PE, Gutierrez R, Rapaport MH (1992) Clinical and biological response to clozapine in patients with schizophrenia: crossover comparison with fluphenazine. Arch Gen Psychiatry 49:345–353

Rollema H, Lu Y, Schmidt AW, Zorn SH (1997) Clozapine increases dopamine release in the prefrontal cortex by 5-$HT_{1A}$ receptor actication. Eur J Pharmacol 338:R3–R5

Scheinin M, Lomasney JW, Haydon-Hixson DM, Schambra UB, Caron MG, Lefkowitz RJ, Fremeau RT Jr (1994) Distribution of $\alpha_2$-adrenergic receptor subtype gene expression in rat brain. Mol Brain Res 21:133–149

Schmidt CJ, Fadayel GM (1995) The selective 5-$HT_{2A}$ receptor antagonist, MDL100,907, increases dopamine efflux in the prefrontal cortex of the rat. Eur J Pharmacol 273:273–279

Schotte A, Janssen PFM, Gommeren W, Luyten WHML, Van Gompel P, Lesage AS, De Loore K, Leysen JE (1996) Risperidone compared to new and reference antipsychotic drugs: in vitro and in vivo receptor binding. Psychopharmacol 124:57–73

Seeman P, Lee T, Chau Wong M, Wong K (1976) Antipsychotic drug doses and neuroleptic/dopamine receptors. Nature 261:717–719

Söderpalm A, Ehrenström F, Söderpalm B (1995) The yohimbine-induced anticonflict effect in the rat, Part II. Neurochemical findings. J Neural Transm 100:191–206

Trichard C, Paillère M-L, Attar-Levy D, Recassens C, Monnet F, Martinot J-L (1998) Binding of antipsychotic drugs to cortical 5-$HT_{2A}$ receptors: A PET study of chlorpromazine, clozapine, and amisulpiride in schizophrenic patients. Am J Psychiatry 155:505–508

Wahlbeck K, Cheine M, Essali A, Adams C (1999) Evidence of clozapine's effectiveness in schizophrenia: a systematic review and meta-analysis of randomized trials. Am J Psychiatry 156:990–999

Youngren KD, Inglis FM, Pivirotti PJ, Jedema HP, Bradberry CW, Goldman-Rakic PS, Roth RH, Maghaddam B (1999) Clozapine preferentially increases dopamine release in the rhesus monkey prefrontal cortex compared with the caudate nucleus. Neuropsychopharmacol 20:403–412

Zheng P, Zhang XX, Bunney BS, Shi WX (1999) Opposite modulation of cortical N-methyl-D-aspartate receptor-mediated responses by low and high concentrations of dopamine. Neurosci 91:527–535

KAPITEL 7

# Differentialindikation atypischer Neuroleptika in der Behandlung schizophrener Patienten

C. Otte, M. Lambert und D. Naber

## Einleitung

Atypische Antipsychotika werden aufgrund ihres breiteren Wirkspektrums sowie der geringeren Nebenwirkungen im Vergleich zu konventionellen Neuroleptika zunehmend als Mittel der ersten Wahl in der Behandlung schizophrener Patienten eingesetzt. Daher ist die steigende Vielfalt der zur Verfügung stehenden atypischen Antipsychotika eine erfreuliche Entwicklung. Lange Zeit war der Einsatz mit dem zwar seltenen, aber schwerwiegenden Risiko einer Agranulozytose unter Clozapin verbunden. In den letzten Jahren sind mit Zotepin, Risperidon, Olanzapin, Amisulprid und vor einigen Monaten Quetiapin weitere Präparate entwickelt worden, im nächsten Jahr ist mit Ziprasidon die nächste Substanz zu erwarten. Die Frage, welches dieser verschiedenen Präparate das beste atypische Antipsychotikum für den einzelnen Patienten ist, lässt sich derzeit nur schwer beantworten.

Dem deutlich unterschiedlichen Rezeptorbindungsprofil der verschiedenen atypischen Neuroleptika entsprechen erhebliche Unterschiede in Häufigkeit und Stärke bestimmter Nebenwirkungen. Diese unterschiedlichen Nebenwirkungen sind die zurzeit relevantesten Kriterien einer Differentialindikation atypischer Neuroleptika, während bisher insbesondere bezüglich der akuten Wirksamkeit keine signifikanten Unterschiede zwischen verschiedenen atypischen Antipsychotika gefunden wurden.

Für die Entscheidung, welches atypische Neuroleptikum für den einzelnen Patienten am besten geeignet sein könnte, sollten im Rahmen einer ausführlichen Anamnese der psychopathologische Status, der Krankheitsverlauf, individuelle Vorerfahrungen mit früheren neuroleptischen Therapien sowie eventuelle spezielle Risiken hinsichtlich unerwünschter Begleiteffekte (Kontraindikationen bzw. Anwendungsbeschränkungen) berücksichtigt werden. In diesem Zusammenhang ist es wichtig, besonders auch die Patientenperspektive, d.h. die subjektive Befindlichkeit unter der neuroleptischen Therapie miteinzubeziehen.

Festzuhalten ist, dass zurzeit kein atypisches Neuroleptikum existiert, das für sich beanspruchen könnte, für alle psychotischen Patienten das Mittel der ersten Wahl zu sein. Vielmehr zeigt die klinische Erfahrung, dass bei Non-Response häufig ein Umsetzen der Medikation zu einer Verbesserung der Symptomatik führt bzw. dass Patienten, die unter dem einen Medikament starke Nebenwirkungen verspüren, das nächste oft problemlos vertragen. Leider gibt es bisher kaum Prädiktoren für die Wirksamkeit und Verträglichkeit der verschiedenen atypischen Neuroleptika beim einzelnen Patienten.

Im folgenden Abschnitt soll nun versucht werden, die Daten aus den bisherigen Vergleichsstudien zwischen atypischen Antipsychotika zusammenzufassen und mögliche Kriterien einer Differentialindikation dieser Medikamente darzustellen. Dabei wird zwischen Studien mit akut psychotischen und therapieresistenten Patienten differenziert sowie gesondert auf die Nebenwirkungen der jeweiligen Medikamente und ihre Wirksamkeit bezüglich kognitiver Störungen eingegangen.

## Akute Symptomatik

Die Skepsis vieler Psychiater, wonach Atypika in der Akutbehandlung erregter Patienten bezüglich der antipsychotischen Wirkung konventionellen Neuroleptika unterlegen sind, beruht auf der Beobachtung einzelner Patienten und mag im individuellen Fall berechtigt sein. Wissenschaftlich belegt ist die Unterlegenheit der Atypika nicht (bei sehr unruhigen Patienten kann die mangelnde Sedierung durch Kombination mit Benzodiazepinen kompensiert werden), denn alle bisherigen Studien, in denen die Reduktion positiver Symptome unter atypischen und typischen Antipsychotika miteinander verglichen wurde, zeigten entweder keinen Unterschied oder eine Überlegenheit des Atypikums.

Daher können nicht nur Patienten, die unter klassischen Neuroleptika starke extrapyramidal-motorische Störungen (EPS) entwickeln, in der Akuttherapie von atypischen Antipsychotika profitieren. So zeigen Amisulprid, Clozapin, Olanzapin, Quetiapin, Risperidon, Ziprasidon oder Zotepin im Vergleich zu Haloperidol eine identische bzw. überlegene Wirksamkeit auf die schizophrene Positivsymptomatik (Übersicht bei Blin 1999). Dies gilt besonders für ersterkrankte schizophrene Patienten und, wenn auch noch nicht für alle atypischen Neuroleptika abschließend nachgewiesen, für Patienten mit einer schizoaffektiven Störung (u. a. Tran et al. 1999).

Auch bezüglich der Negativsymptomatik wurde für sämtliche erhältlichen Atypika eine günstigere Wirkung gegenüber klassischen Neuroleptika nachgewiesen (Übersicht bei Remington 2000; Blin 1999). Hinsichtlich einer depressiven Begleitsymptomatik liegen für Clozapin (Naber et al. 1994), Olanzapin (Tollefson et al. 1999); Risperidon (Peuskens 1995) oder Amisulprid (Rein et al. 1998a) Studien vor, die jeweils eine bessere Wirksamkeit des atypischen Neuroleptikums gegenüber Haloperidol zeigten.

Wirksamkeitsvergleiche zwischen verschiedenen Atypika fanden bisher in nur geringer Zahl statt. Klieser und Mitarbeiter (1995) verglichen 400 mg/d Clozapin (n=20) mit 4 mg/d Risperidon (n=20) und 8 mg/d Risperidon (n=19). Hinsichtlich der antipsychotischen Wirkung zeigte sich kein signifikanter Unterschied zwischen beiden Substanzen.

In einem anderen Atypikavergleich, bei dem 339 Patienten über 28 Wochen entweder Olanzapin (17,2 mg/d) oder Risperidon (7,2 mg/d) erhielten, zeigte sich in Bezug auf die Verbesserung der Positivsymptomatik der akut schizophrenen Patienten kein Unterschied (Tran et al. 1997). Olanzapin war in der Behandlung der Negativsymptomatik im „Schedule for the Assessment of Negative Symptoms" (SANS) überlegen, nicht aber im „Positive and Negative Syndrome Scale" (PANSS)-Negativscore. Kritisch anzumerken ist allerdings die relativ hohe Risperidon-Dosis.

Tollefson et al. (1999) nahmen eine Post-hoc-Analyse des von Tran et al. (1997) publizierten Vergleichs zwischen Risperidon und Olanzapin vor. Dabei untersuchten sie Veränderungen im „PANSS-depression-cluster" (PDC) unter den beiden Medikamenten. Nach acht Wochen zeigte sich unter Olanzapin eine signifikant größere Verbesserung ($p < 0,05$) des PDC im Vergleich zu Risperidon. Dies ist von umso größerer Bedeutung, als Veränderungen der Depressivität mit der Rückfallhäufigkeit korrelierten. Patienten, die eine Verschlechterung des PDC zeigten, hatten in den darauf folgenden vier Wochen ein um Faktor 1,77 größeres Rückfallrisiko. Unter diesen Patienten hatten diejenigen, die Risperidon erhielten, eine um den Faktor 3,51 erhöhte Rückfallwahrscheinlichkeit ($p < 0,005$) verglichen mit der Olanzapin-Gruppe.

Ho et al. (1999) verglichen in einer offenen Studie Olanzapin mit Risperidon. Während sich nach vierwöchiger Behandlung kein Unterschied in der Reduktion der Positiv- wie Negativsymptomatik ergab, zeigte sich unter Risperidon beim 6-Monate-Follow-up ein signifikant deutlicherer Rückgang der Positivsymptomatik. Bezüglich der Negativsymptomatik und der Verbesserung der Lebensqualität unterschieden sich die beiden Substanzen nicht.

In einer von Purdon et al. (2000) vorgelegten randomisierten Doppelblindstudie zeigte sich bei 56 Patienten unter 5–20 mg/d (Ø 11,00 ± 4,60) Olanzapin (n = 21), 4–10 mg/d (Ø 6,00 ± 1,80) Risperidon (n = 21) oder 5–20 mg/d (Ø 9,70 ± 4,20) Haloperidol (n = 23) kein signifikanter Unterschied im Hinblick auf die antipsychotische Wirksamkeit nach 6, 30 und 54 Wochen.

In einer weiteren Studie an akut psychotischen Patienten mit wiederum hohen Dosierungen wurde über einen Behandlungszeitraum von 8 Wochen die Wirksamkeit von 800 mg/d Amisulprid (n = 115) mit 8 mg/d Risperidon (n = 113) doppelblind verglichen (Peuskens et al. 1999). In beiden Behandlungsgruppen wurde eine signifikante gleichwertige Verbesserung im BPRS-Gesamtwert gefunden. Ein Trend zugunsten von Amisulprid ergab sich hinsichtlich der Verbesserung der Negativsymptomatik ($p=0,09$).

Tabelle 7.1 zeigt eine Zusammenfassung der Ergebnisse für verschiedene atypische Neuroleptika im Vergleich zu Haloperidol.

## Therapieresistenz

Die Effektivität atypischer Antipsychotika in der Behandlung therapieresistenter schizophrener Patienten ist für das älteste Atypikum Clozapin mittlerweile vielfach belegt worden (Kane et al. 1988; Naber et al. 1992; Wahlbeck et al. 1999). Während die Wirksamkeit anderer atypischer Antipsychotika, u. a. Olanzapin, Risperidon oder Zotepin in mehreren offenen oder doppelblinden Studien untersucht wurde, existieren für weitere Atypika (Amisulprid, Ziprasidon oder Quetiapin) derzeit nur Einzelfallberichte.

**Tabelle 7.1.** Atypische Antipsychotika im Vergleich zu konventionellen Neuroleptika (Referenzsubstanz Haloperidol) in der Akutbehandlung schizophrener Patienten

| | Clozapin | Zotepin | Risperidon | Olanzapin | Amisulprid | Quetiapin | Ziprasidon |
|---|---|---|---|---|---|---|---|
| Positivsymptomatik | ∅ oder + | ∅ oder + | ∅ oder + | ∅ oder + | ∅ oder + | ∅ oder + | ∅ oder + |
| Negativsymptomatik | ++ | + | + | ++ | + | +/- | + |
| Kognitive Symptome | ++ | + | + | ++ | + | + | + |
| Affektive Symptome | ++ | + | + | + | ? | + | ? |
| Subjektive Befindlichkeit | + | ? | + | + | ? | + | ? |
| Effektivität bei Therapieresistenz | ++ | +/- | +/- | ++ | ? | ? | + |
| Compliance | ++ | + | ++ | ++ | + | + | + |

*Positivsymptomatik:* ∅ = gleiche Wirksamkeit wie Haloperidol; + = bessere Wirksamkeit als Haloperidol; *Negativsymptomatik:* + = bessere Wirksamkeit als Haloperidol; ++ = Nachweis für die primäre Negativsymptomatik mittels Pfadanalyse; +/- = nicht immer besser als Haloperidol; *kognitive Symptome:* + = bessere Wirksamkeit als Haloperidol; ++ = einziges Atypikum mit fundiertem Nachweis; ? = derzeit unbekannt; *affektive Symptome:* + = bessere Wirksamkeit als Haloperidol; ++ = Nachweis für die primäre depressive Symptomatik mittels Pfadanalyse; *Befindlichkeit:* + = Verbesserung der subjektiven Befindlichkeit im Zeitraum von 6 Wochen; *Therapieresistenz:* ++ = Nachweis anhand der Definitionskriterien von Kane et al. (1988) mehrfach erbracht, effektivstes Antipsychotikum; + = Nachweis derzeit in 2 Studien nach den Kane-Kriterien erbracht; +/- = mehrere vorliegende Studien, keine nach den Kane-Kriterien systematisiert; ? = keine vorliegenden Studien; *EPS:* + = geringere Häufigkeit im Vergleich zu Haloperidol; +/- = ab 6 mg/d nicht immer besser als Haloperidol; *Compliance:* ++ = Nachweis anhand mehrerer Compliancestudien; + = Nachweis über die Analyse von Abbruchraten

Zum Wirksamkeitsvergleich atypischer Antipsychotika bei chronischen oder therapieresistenten schizophrenen Patienten existieren zahlreiche Untersuchungen. In den meisten Studien (Bondolfi et al. 1998; Breier et al. 1999; Buckley et al. 1996; Cavallaro et al. 1995; Daniel et al. 1996; Flynn et al. 1998; Fogelson et al. 1997; Konrad et al. 1997; Lacey et al. 1995; Pajonk et al. 1997; Still et al. 1996) wurde die Wirksamkeit von Clozapin mit der von Risperidon verglichen, in einer Studie (Meyer-Lindenberg et al. 1997) Clozapin mit Zotepin und in einer weiteren Untersuchung (Beuzen et al. 1998) Clozapin mit Olanzapin. Zudem exisitiert eine erste vierarmige Therapieresistenzstudie von Lieberman et al. (2000), die Haloperidol, Clozapin, Risperidon und Olanzapin verglich.

Hinsichtlich des Wirksamkeitsvergleiches zwischen Clozapin und Risperidon zeigten zahlreiche offene „Cross-over-Studien" einen Vorteil von Clozapin: Risperidon war wirksam bei nur 0–15% der Clozapin-Non-Responder (Buckley et al. 1996; Lacey et al. 1995; Pajonk et al. 1997), während Clozapin bei 40–80% der Risperidon-Non-Responder eine Verbesserung zeigte (Buckley et al. 1996; Cavallaro et al. 1995; Pajonk et al. 1997). Eine Cross-over-Studie von Daniel und Mitarbeitern (1996) zeigte bei 20 chronischen und therapieresistenten Patienten keinen signifikanten Unterschied zwischen beiden atypischen Neuroleptika, ebenso Studien von Fogelson et al. (1997). Offene Vergleichsstudien mit einer höheren Zahl von Patienten deuten hingegen auf eine bessere Wirksamkeit für Clozapin hin (Flynn et al. 1998; Lindenmayer et al. 1997).

Die erste doppelblind-randomisierte Studie zum Vergleich von Risperidon und Clozapin stammt von Konrad et al. aus dem Jahre 1997. Sie untersuchten 64 stationäre Patienten mit therapieresistenter Schizophrenie, die entweder Risperidon (n=37) oder Clozapin (n=27) über sechs Wochen erhielten. Beide Gruppen zeigten signifikante Verbesserungen in der „Clinical Global Impression-Skala" (CGI), der „Brief Psychiatric Rating Scale" (BPRS) und im PANSS-Score. Nur die Risperidon-Patienten zeigten auch eine signifikante Verbesserung in der PANSS-Negativskala

In einer Doppelblindstudie von Bondolfi et al. (1998) wurde die Kurzzeiteffektivität von Risperidon (∅ 6,4 mg/d) in der Behandlung von 86 therapieresistenten Patienten mit der von Clozapin (∅ 291,2 mg/d) verglichen. In dieser Studie zeigte sich im Zeitraum von 8 Wochen eine gleiche Effektivität beider Substanzen in der Reduktion des PANSS-Gesamt- und des CGI-Scores (Risperidon 67% vs. Clozapin 65%).

Die Ergebnisse einer weiteren doppelblinden Vergleichsstudie (Breier et al. 1999) mit einer allerdings geringen Fallzahl, deuten gewisse Vorteile für Clozapin an: Über 6 Wochen erhielten weitgehend therapieresistente schizophrene Patienten („partial-responder"), zuvor mindestens 2 Wochen mit 10–30 mg/d Fluphenazin behandelt, entweder 404 mg/d Clozapin (n=14) oder 5,9 mg/d Risperidon (n=15). Clozapin hatte eine stärkere antipsychotische Wirkung in Bezug auf die Positivsymptome, in Bezug auf die Negativsymptomatik zeigte sich kein Unterschied. Im Vergleich zur Vorbehandlung mit Fluphenazin war nur Clozapin bezüglich Positivsymptomen und Depression wirksamer.

In einer von Meyer-Lindenberg et al. (1997) vorgelegten Studie wurde die Effektivität von Zotepin (150–450 mg/d) im Vergleich zu Clozapin bei 26 therapierefraktären Patienten untersucht. Nach Randomisierung und einer 4-21 Tage dauernden Wash-out-Phase wurden jeweils 13 Patienten mit Zotepin oder Clozapin behandelt. Patienten aus beiden Behandlungsgruppen zeigten eine signifikante Verbesserung positiver und negativer Symptome, gemessen mit BPRS und SANS.

Beuzen und Mitarbeiter (1998) fanden beim doppelblinden Vergleich zwischen Olanzapin (15-25 mg/d) und Clozapin (200-600 mg/d) in der Behandlung therapieresistenter schizophrener Patienten (n=180) über 18 Wochen, dass die Patienten mit ausgeprägter Negativsymptomatik eine größere Besserung unter Olanzapin zeigten, während Clozapin für die Patienten ohne deutliche Negativsymptomatik von größerem Vorteil war (p=0,052).

In einer gerade fertig gestellten vierarmigen Doppelblindstudie von Lieberman (2000) wurde erstmals die Wirksamkeit atypischer Neuroleptika (Clozapin: n=36, 469 mg/d, Olanzapin: n=35, 27 mg/d, Risperidon: n=38 10,1 mg/d) untereinander und mit einem typischen Neuroleptikum (Haloperidol: n=35, 23,6 mg/d) über den Behandlungszeitraum von 14 Wochen bei 144 Patienten verglichen. Nachdem die Patienten als therapieresistent erkannt waren, wurden sie zunächst 8 Wochen mit einer fixen und nachfolgend für 6 Wochen mit einer flexiblen Dosis behandelt. Die größten symptomatischen Verbesserungen (PANSS-Gesamtwert) wurden dabei unter Olanzapin (-8,3:p=0,011) und Clozapin (-6,8:p=0,056) beobachtet, während die Verbesserungen unter Risperidon (-2,6) und Haloperidol (-2,1) nicht signifikant waren. Dies drückte sich auch in dem prozentualen Anteil gebesserter Patienten aus: Olanzapin 40%, Clozapin 27%, Risperidon 21% und Haloperidol 26%. Auch hier sind die sehr hohen Dosierungen kritisch anzumerken.

Die einzige doppelblind kontrollierte Studie zwischen Clozapin und Zotepin, beide verabreicht in einer Dosierung von 150-450 mg, zeigte bei 50 therapieresistenten Patienten keine signifikanten Unterschiede, beide Substanzen zeigten eine deutliche Besserung positiver und negativer Symptome (Meyer-Lindenberg 1997).

Eine weitere multizentrische Studie, in der über 28 Wochen an je 48 Patienten Clozapin und Olanzapin in ihrer Wirkung auf Psychopathologie, subjektive Befindlichkeit und Neuropsychologie verglichen wurden, ist abgeschlossen und steht kurz vor der Auswertung.

## Kognitive Störungen

Im Hinblick auf den Einsatz atypischer Antipsychotika existiert zu den meisten Präparaten eine Reihe von Untersuchungen, die darauf hindeuten, dass einzelne kognitive Funktionen stärker positiv beeinflusst werden als unter herkömmlichen Neuroleptika. Dies geht sogar so weit, dass einzelne Resultate kognitiver Testungen nicht von denen Gesunder zu unterscheiden sind (Gallhofer et al. 1996). Die meisten replizierten Befunde liegen derzeit zu Clozapin vor, es wurden aber ähnliche Verbesserungen kognitiver Funktionen auch für andere atypische Neuroleptika gefunden (u.a. Fleming et al. 1997; Meyer-Lindenberg et al. 1997; Rossi et al. 1997). Bisher liegen nur wenige Studien vor, in denen verschiedene Atypika hinsichtlich ihres Wirkpotenzials auf kognitive Funktionen miteinander verglichen wurden.

Gallhofer et al. (1996) untersuchten 64 Patienten mit einer schizophrenen Psychose. Die Patienten waren entweder unter Therapie mit Risperidon (4–8 mg/d), Clozapin (200–400 mg/d) oder einem konventionellen Neuroleptikum (3–15 mg/d Haloperidol oder 6–24 mg/d Fluphenazin). Clozapin- und Risperidon-Patienten schnitten jeweils besser ab als die mit konventionellen Substanzen behandelten Patienten. Beide Substanzen verbesserten in gleichem Ausmaß Reaktionszeit, Flüssigkeit der Sprache, verbales Lernen und Gedächtnis.

Meltzer u. McGurk (1999) bewerteten in einem Review alle für Clozapin, Risperidon und Olanzapin vorliegenden Studien, in denen die kognitiven Funktionen schizophrener Patienten unter diesen Atypika untersucht wurden. Unter Clozapin verbesserten sich vor allem Aufmerksamkeit und Sprachflüssigkeit, etwas weniger ausgeprägt auch die Reaktionsfähigkeit, während Risperidon in erster Linie Reaktionsfähigkeit, Aufmerksamkeit und Gedächtnis verbesserte. Olanzapin schließlich besserte das verbale Lernen und Gedächtnis, die Sprachflüssigkeit, das Reaktionsvermögen und die Aufmerksamkeit.

In einer Doppelblindstudie von Purdon et al. (2000) wurden 56 Patienten entweder mit Olanzapin (n=21), Risperidon (n=21) oder Haloperidol (n=23) behandelt und nach 6, 30 und 54 Wochen bezüglich ihrer kognitiven Fähigkeiten getestet. Dabei wurde der „general cognitive index" (GCI) zugrunde gelegt, bestehend aus motorischen Fähigkeiten, Aufmerksamkeit, Sprachflüssigkeit, visuellen und räumlichen Vorstellungsvermögen, exekutiven Funktionen und Immediatgedächtnis. Unter Olanzapin kam es zu einer signifikant größeren Verbesserung des CGI im Vergleich zu Risperidon und Haloperidol. Dagegen gab es keinen signifikanten Unterschied zwischen Risperidon und Haloperidol. Die Verbesserung unter Olanzapin zeigte sich bereits nach 6 Wochen und verstärkte sich noch nach 30 bzw. 54 Wochen Behandlungsdauer.

In der Studie von Meyer-Lindenberg et al. (1997) wurden die kognitiven Funktionen mittels eines Labyrinthtests quantifiziert. Zotepin und Clozapin (je 150–450 mg/Tag) verbesserten beide die Leistungsfähigkeit bei 26 therapierefraktären Patienten, unter Zotepin war die motorische Koordination tendenziell besser.

## Nebenwirkungen

Dem unterschiedlichen Rezeptorbindungsprofil der verschiedenen atypischen Neuroleptika entsprechen erhebliche Unterschiede in Häufigkeit und Stärke einzelner Nebenwirkungen. Trotz dieser Unterschiede ist nur begrenzt vorhersehbar, welcher Patient welche Nebenwirkungen unter einem bestimmten atypischen Antipsychotikum entwickeln wird. Daher sollte der Patient vor oder spätestens im Laufe der Therapie über mögliche Nebenwirkungen informiert und befragt werden, welche dieser folgenden Nebenwirkungen gar nicht und welche noch am ehesten zu tolerieren wären.

## Extrapyramidal-motorische Störungen (EPS)

Die Prävalenz von EPS unter atypischen Antipsychotika wurde in einer Reihe von Studien untersucht. Die zahlreichen Kurz- und Langzeituntersuchungen zum Clozapin zeigen in weitgehender Übereinstimmung, dass dieses Antipsychotikum eine im Vergleich zu typischen Neuroleptika extrem niedrige EPS-Rate aufweist (Übersicht s. Wahlbeck et al. 1999).

Die anderen atypischen Antipsychotika verursachen ebenfalls deutlich seltener EPS als konventionelle Vergleichssubstanzen, unterscheiden sich allerdings deutlich. Während von Risperidon, Olanzapin, Zotepin und Amisulprid bekannt ist, dass sie EPS in Abhängigkeit von der Dosishöhe verursachen, deuten die Daten von Quetiapin daraufhin, dass sich die EPS-Rate, ähnlich wie beim Clozapin, mit steigender Dosis nicht verändert (im Bereich von 75–750 mg/d wie Plazebo). Bei Ziprasidon scheint nach bisher vorliegender Datenlage im therapeutischen Dosisbereich ebenfalls keine dosisabhängige Zunahme der EPS vorzuliegen (80–160 mg/d; Tandon et al. 1997).

Direkte Vergleiche zwischen verschiedenen atypischen Neuroleptika existieren kaum. Wenn sie vorliegen, dann wurde entweder ein Präparat in klinisch zu hohen Dosierungen verwendet (z.B. Liebermann et al. 2000; Tran et al. 1997), keine Aussagen zur EPS-Prävalenz gemacht (Flynn et al. 1998; Konrad et al. 1997) oder sie berichten über nichtsignifikante Unterschiede hinsichtlich der EPS-Häufigkeit zwischen den Substanzen (Bondolfi et al. 1998; Madhusoodanan et al. 1999; Peuskens et al. 1999). Lediglich in zwei Untersuchungen wurde ein geringere EPS-Rate von Quetiapin (Yeung et al. 1999) bzw. Clozapin (Breier et al. 1999) im Vergleich zu Risperidon dokumentiert.

Von der American Psychiatric Association wurden Guidelines herausgegeben, welche Antipsychotika in welcher Reihenfolge zur Vermeidung von extrapyramidal-motorischen Störungen gegeben werden sollten (McEvoy et al. 1999). Nach der Expertenmeinung verursacht Clozapin am wenigsten EPS, gefolgt von Quetiapin, Olanzapin, Ziprasidon und Risperidon. Zotepin und Amisulprid sind in Amerika nicht zugelassen und wurden deshalb nicht in die Beurteilung integriert.

## Gewichtszunahme

Die Gewichtszunahme im Laufe der Behandlung ist die wohl wichtigste Nebenwirkung verschiedener atypischer Antipsychotika. Vom Clozapin ist seit langem bekannt, dass es unter der Behandlung bei bis zu 75% der Patienten zu einer Gewichtszunahme kommt. Auch andere atypische Neuroleptika verursachen dieses Problem. In einer Metaanalyse von Allison et al. (1999) wurden 78 internationale Veröffentlichungen zu Gewichtsveränderungen nach 10-wöchiger Behandlung ausgewertet und substanzspezifisch miteinander verglichen.

Während es unter der Behandlung mit Plazebo eher zu einer Gewichtsabnahme (–0,74 kg) kam, traten unter den atypischen Neuroleptika Clozapin (4,45 kg), Olanzapin (4,15 kg) und Risperidon (2,58 kg) die größten Gewichtszunahmen auf. Letztere sind nach eigenen Analysen vergleichbar mit den Gewichtszunahmen unter Quetiapin (2,50 kg) und Zotepin (2,32 kg), wobei die Behandlungszeiträume meist kürzer waren (etwa 6-7 Wochen). Die Behandlung mit Ziprasidon (0,04 kg) und Amisulprid (0,82 kg, Zeitraum 6 Wochen) gehen dagegen mit einer niedrigeren Gewichtszunahme einher.

## Sedierung

Während eine Sedierung in der akuten Situation erwünscht sein kann, stellt sie für die ambulante Therapie und die Langzeitbehandlung ein erhebliches Problem dar. In der Gruppe der atypischen Neuroleptika ist besonders unter Clozapin, Zotepin, Olanzapin und Quetiapin eine ausgeprägte Sedierung zu beobachten. Eine deutlich geringere oder überhaupt keine Sedierung wird unter den anderen atypischen Antipsychotika beobachtet, z.B. Risperidon, Amisulprid oder Ziprasidon (Blin 1999).

## Anticholinerge Wirkungen

Zu den vegetativen anticholinergen Nebenwirkungen werden u. a. Akkomodationsstörungen, Mundtrockenheit, verstopfte Nase, Harnretention, Verschwommensehen und Obstipation gerechnet. Dagegen äußern sich die hirnorganischen anticholinergen Wirkungen durch Gedächtnisstörungen, Verwirrtheit, Halluzinationen oder durch das pharmakogene Delir.

Ausgelöst werden die anticholinergen Nebenwirkungen durch die Affinität des Pharmakons zu muskarinergen Rezeptoren. Allerdings sind nicht alle diese Nebenwirkungen mit dem Rezeptorprofil der jeweiligen Substanz vereinbar (z. B. Hypersalivation). So treten unter Clozapin, das eine hohe Affinität zu muskarinergen Rezeptoren aufweist, relativ häufig Obstipation oder Mundtrockenheit auf, während diese Nebenwirkungen unter Olanzapin, trotz ähnlicher muskarinerger Affinität, seltener beobachtet werden. In einer Studie von Basson et al. (1998) wurde für Olanzapin ein mit Risperidon vergleichbares klinisches Profil anticholinerger Nebenwirkungen gefunden. Die meisten anderen atypischen Antipsychotika (Amisulprid, Quetiapin und Ziprasidon), mit Ausnahme von Zotepin, führen zu keiner Blockade muskarinerger Rezeptoren, können jedoch trotzdem anticholinerge Nebenwirkungen verursachen.

## Hyperprolaktinämie

In der Gruppe der atypischen Neuroleptika zeigen verschiedene Substanzen eine dosisabhängige Erhöhung des Prolaktinspiegels. Hierzu zählt Amisulprid, das in einer Dosierung von 600 mg/d eine mit Haloperidol vergleichbare Hyperprolaktinämie auslöst (Lambert et al. 1999). Ähnliches wurde unter Risperidon (Markianos et al. 1999) und Zotepin (Gattaz 1994) beobachtet.

Keine bzw. kaum Prolaktinerhöhungen werden dagegen durch die atypischen Neuroleptika Clozapin (Wahlbeck et al. 1999), Olanzapin (Lambert et al. 1999), Quetiapin (Meats 2000) und Ziprasidon (O'Connor et al. 1996) gefunden.

## Orthostatische Dysregulation

Einige atypische Antipsychotika können aufgrund ihrer $\alpha$-adrenerg blockierenden Wirkung zu orthostatischen Dysregulationen führen, v. a. Clozapin, Zotepin, Risperidon oder Quetiapin. Bei Olanzapin und Ziprasidon tritt diese Nebenwirkung seltener auf. Aufgrund der fehlenden $\alpha$-adrenergen Blockade treten orthostatische Dysregulationen unter Amisulprid kaum oder gar nicht auf.

## EKG-Veränderungen

Unter der Behandlung mit atypischen Antipsychotika wurden Verlängerungen der QT-Zeit beobachtet, u.a. unter Risperidon und Zotepin. Für Olanzapin wurde eine Analyse von 2700 Elektrokardiogrammen vorgelegt, wobei keine signifikante $QT_c$-Prolongation oder kardiologische Veränderung im therapeutischen Dosisbereich in direktem Zusammenhang mit Olanzapin gefunden wurde (Czekalla et al. 2000). Unter Quetiapin wurde eine geringe Verlängerung der QT-Zeit gefunden, ohne Relation zum Plasmaspiegel (Meats 2000). Unter Amisulprid wurden ebenfalls Bradykardien und Verlängerungen der QT-Zeit beobachtet (Fachinformation 1999).

## Zerebrale Krampfanfälle

In der Gruppe der atypischen Neuroleptika ist für Clozapin und Zotepin bekannt, dass sie die zerebrale Krampfbereitschaft erhöhen bzw. zu EEG-Veränderungen führen können. Die Inzidenz zerebraler Krampfanfälle wurde für Clozapin dosisabhängig zwischen 1% und 4,4% beziffert (Wahlbeck et al. 1999), während die Inzidenz von Krampfanfällen unter Zotepin in einem Dosierungsbereich von 150–600 mg/d bei 7–17% liegt (Hori et al. 1992).

## Blutbildveränderungen

Zur Prävalenz der Agranulozytose unter Clozapin sind genauere Daten aus den USA bekannt (Alvir et al. 1993). Demnach beträgt die kumulative Inzidenz der Agranulozytose nach einem Jahr 0,8%, nach 1,5 Jahren 0,9%, wobei 85% der Agranulozytosen in den ersten 18 Behandlungswochen auftreten. Ähnliche Zahlen wurden aus Großbritannien mitgeteilt (Hirsch u. Puri 1993). Für Olanzapin wurden bisher trotz struktureller Ähnlichkeit mit dem Clozapin nur wenige Fälle von Blutbildveränderungen berichtet, während dies für Risperidon bisher noch nicht berichtet wurde (Kasper et al. 1999).

Tabelle 7.2 fasst zusammen, wie häufig bestimmte Nebenwirkungen unter verschiedenen atypischen Neuroleptika im Vergleich zu Haloperidol auftreten.

## Zusammenfassung und Ausblick

Die bisher noch spärlichen und zum Teil widersprüchlichen Studien, in denen verschiedene atypische Neuroleptika bezüglich Wirkung und Verträglichkeit miteinander verglichen wurden, deuten an, dass der Psychiater zurzeit über wenig gesicherte Daten verfügt, um begründet zu entscheiden, warum er dem einzelnen Patienten ein bestimmtes Präparat verschreibt. Neben der unterschiedlichen Häufigkeit und Ausprägung verschiedener Nebenwirkungen gibt es bisher noch keine gesicherten Kriterien für eine Differentialindikation atypischer Antipsychotika. Weiterhin ist es nur bedingt wissenschaftlich geleitetes Handeln, sondern eher ein Ausprobieren, bis nach dem zweiten oder dritten Versuch das „richtige" Medikament gefunden wurde. Angesichts des in den letzten Jahren deutlich höheren Anspruchs an eine auch langfristig erfolgreiche neuroleptische Therapie ist dabei die Perspektive des Patienten, seine oder ihre subjektive Befindlichkeit bzw. Lebensqualität zunehmend zu berücksichtigen.

Die vorliegenden Studien lassen keinen Zweifel daran, dass kein atypisches Neuroleptikum beanspruchen kann, für alle schizophrenen Patienten das Medikament der ersten Wahl zu sein. Vielmehr müssen bei der Entscheidung, welches Medikament einzusetzen ist, u. a. psychopathologische Kriterien (Positiv- und/oder Negativsymptomatik vorherrschend, zusätzlich depressive Symptome etc.), individuelle Vorerfahrungen mit früheren neuroleptischen Therapien (v. a. Sensitivität gegenüber EPS), das Alter, der Krankheitsverlauf sowie eventuelle spezielle Risiken hinsichtlich unerwünschter Begleiteffekte (Kontraindikationen bzw. Anwendungsbeschränkungen) in Betracht gezogen werden. Daraus ergibt sich, dass, soweit die Akuität der Erkrankung dies erlaubt, jeder neuroleptischen Therapie eine ausführliche Betrachtung bisheriger antipsychotischer Behandlungen vorausgehen sollte.

In diesem Zusammenhang ist es wichtig, frühzeitig mit dem Patienten über mögliche Nebenwirkungen verschiedener Atypika zu sprechen, um zu erfahren, welche Nebenwirkung für den Patienten gar nicht bzw. welche durchaus tolerabel wäre. So mag der erhöhte Speichelfluss, ausgelöst insbesondere durch Clozapin, für den einen Patienten eine erhebliche Belästigung sein, für den anderen nur eine geringfügige Beeinträchtigung. Dagegen ist es z. B. für einen Musiker von essentieller Bedeutung, nicht einmal die geringsten motorischen Störungen zu erleiden. Andere Nebenwirkungen können in ihrer Bedeutung für ihn deutlich zurücktreten. Auch die Sedierung wird subjektiv sehr unterschiedlich wahrgenommen, in der Akutbehandlung ist sie oft eher von Vorteil, in der Langzeittherapie gerade für berufstätige Patienten ein erheblicher Nachteil.

# Differentialindikation atypischer Neuroleptika in der Behandlung schizophrener Patienten

**Tabelle 7.2.** Häufigkeit unerwünschter Wirkungen atypischer Antipsychotika im Vergleich zu konventionellen Neuroleptika

| Unerwünschte Wirkung | Atypische Neuroleptika | | | | | | |
|---|---|---|---|---|---|---|---|
| | CLO | ZOT | RIS | OLA | AMI | QTP | ZIP |
| **Extrapyramidale Symptome** | | | | | | | |
| Frühdyskinesien | 0 – (+) | 0 – + | 0 – ++ | 0 – + | 0 – + | 0 – (+) | 0 – (+) |
| Parkinsonoid | 0 – (+) | 0 – + | 0 – ++ | 0 – + | 0 – + | 0 – (+) | 0 – (+) |
| Akathisie | 0 – (+) | 0 – + | 0 – ++ | 0 – + | 0 – + | 0 – (+) | 0 – (+) |
| Spätdyskinesien | 0 | ? | (+) | (+) | (+) | ? | ? |
| **Andere neurologische Störungen** | | | | | | | |
| Malignes neuroleptisches Syndrom | (+) | ? | (+) | (+) | ? | K | ? |
| EEG-Veränderungen/ Krampfanfälle | +++ | +++ | 0 | 0 | 0 | 0 | 0 |
| **Störungen des Herz-Kreislauf-Systems** | | | | | | | |
| Orthostatische Dysregulation | (+) | ++ | ++ | (+) | 0 | ++ | + |
| Verlängerung der QT-Zeit | (+) | (+) | (+) | (+) | (+) | (+) | + (?) |
| **Anticholinerge Störungen** | | | | | | | |
| Mundtrockenheit | +++ | ++ | (+) | (+) | (+) | (+) | (+) |
| Obstipation | +++ | ++ | ++ | ++ | (+) | + | 0 |
| **Leberfunktionsstörungen (passager)** | | | | | | | |
| Transaminasen-/ Bilirubinanstieg | ++ | + | + | + | (+) | ++ | + |
| **Störungen des Blut bildenden Systems** | | | | | | | |
| Passagere Leukopenien | + | 0 | 0 | (+) | 0 | ++ | 0 |
| Agranulozytose/ Panzytopenie | + | 0 | 0 | 0 | 0 | 0 | 0 |
| **Stoffwechselstörungen** | | | | | | | |
| Gewichtszunahme (Häufigkeit) | +++ | ++ | ++ | +++ | (+) | + | (+) |
| Gewichtszunahme (Ausmaß)[a] | +++ | ++ | ++ | +++ | + | + | + |
| **Endokrine und sexuelle Störungen** | | | | | | | |
| Hyperprolaktinämie | (+) | + | ++ | (+) | +++ | (+) | (+) |
| Galaktorrhö | 0 | 0 | ++ | 0 | ++ | 0 | 0 |
| Dysmenorrhö/ Amenorrhö | (+) | (+) | ++ | 0 | ++ | (+) | 0 |
| Störungen der Sexualfunktion | + | + | ++ | + | ++ | (+) | (+) |
| **Andere Störungen** | | | | | | | |
| Hypersalivation | +++ | ++ | 0 | ++ | 0 | 0 | 0 |
| Kopfschmerzen | ++ | (+) | ++ | ++ | 0 | ++ | 0 |
| **Psychische Störungen** | | | | | | | |
| Angst/Erregung/ Unruhe | (+) | + | ++ | + | + | + | + |
| Schlafstörungen | 0 | ++ | ++ | + | + | ++ | + |
| Sedierung | +++ | +++ | + | + | 0 | ++ | 0 |

*CLO* Clozapin, *ZOT* Zotepin, *RIS* Risperidon, *OLA* Olanzapin, *AMI* Amisulprid, *QTP* Quetiapin, *ZIP* Ziprasidon; 0 nicht vorhanden, (+) vereinzelt oder kein signifikanter Unterschied zu Plazebo, + selten (unter 1%), ++ gelegentlich (1–10%), +++ häufig (>10%), ? keine ausreichende Datenlage zur Abschätzung der Häufigkeit, *K* in Kasuistiken beschrieben; [a] Ausmaß über 6–10 Wochen: + niedrig (0–1,5 kg), ++ mittel (1,5–3 kg), +++ hoch (>3 kg). Die Häufigkeitsangaben wurden hauptsächlich Monografien des BGA für die Zulassung oder Nachzulassung entnommen. (Modifiziert nach Bandelow 1999 und Naber et al. 1999)

**Tabelle 7.3.** Differentielle Indikationen für Neuroleptika. (Modifiziert nach Bandelow 1999; Böker u. Brenner 1997; Müller 1999 und Naber et al. 1999; geordnet nach empfohlener Reihenfolge)

| Problem | Empfohlen | Nachteile | Nicht empfohlen |
|---|---|---|---|
| Negativsymptomatik Antriebsmangel | Amisulprid, Olanzapin, Risperidon, Sertindol, Quetiapin, Clozapin, Zotepin | Sedierung (v. a. Zotepin und Clozapin) Prolaktinanstieg (v. a. Amisulprid und Risperidon) Gewichtszunahme (v. a. Clozapin, Olanzapin und Quetiapin) Blutbildkontrollen (Clozapin) | v. a. Haloperidol, Perphenazin, Fluphenazin |
| Depressive Symptomatik | Olanzapin, Amisulprid, Zotepin, Sertindol, Quetiapin, Risperidon, Clozapin, Zotepin evtl. Kombination mit Antidepressivum | Siehe Negativsymptomatik | v. a. Haloperidol |
| Kognitive Störungen | Olanzapin, Risperidon, Clozapin, Zotepin, Quetiapin | Siehe Negativsymptomatik | Typische Neuroleptika |
| Hohe Sensitivität gegenüber EPMS | Clozapin, Quetiapin, Olanzapin, Zotepin, | Siehe Negativsymptomatik | u. a. Haloperidol, Benperidol, Perphenazin, Fluphenazin, Risperidon |
| Patient mit Spätdyskinesien | Clozapin, Olanzapin | Gewichtszunahme Blutbildkontrollen (Clozapin) | Typische Neuroleptika |
| Patient mit kardialer Vorschädigung | Risperidon, Olanzapin | Siehe Negativsymptomatik | Niedrigpotente Neuroleptika, Sertindol, Pimozid |
| Erregung, Aggressivität, Antriebssteigerung | Zotepin, Olanzapin, Clozapin | Gewichtszunahme | Pimozid |
|  | evtl. Kombination mit Benzodiazepinen | Blutbildkontrollen (Clozapin) | Bromperidol Risperidon |
| Katatonie | Haloperidol, Lorazepam, Elektrokrampftherapie | EPMS Sexuelle Dysfunktionen Auftreten von Spätdyskinesien | – |
| Ältere Patienten | Risperidon (niedrig dosiert), Quetiapin | Sexuelle Dysfunktionen | Niedrigpotente Neuroleptika |
| Schwangerschaft (wenn Behandlung erforderlich) | Haloperidol, Zuclopenthixol | EPMS Sexuelle Dysfunktionen Auftreten von Spätdyskinesien | – |

Erfolgskriterien einer neuroleptischen Behandlung sollten daher neben der objektiven Psychopathologie, der Rückfallhäufigkeit und Rehospitalisierungsrate auch die Verträglichkeit, das neuropsychologische Funktionsniveau, die Compliance einschließlich selbstbewerteter Befindlichkeit sowie die Lebensqualität sein.

Tabelle 7.3 stellt abschließend einen Versuch dar, aus den verschiedenen möglichen Kriterien einer Differentialindikation atypischer Neuroleptika Behandlungsempfehlungen für bestimmte Patientengruppen abzuleiten.

## Literatur

Allison DB, Mentore JL, Heo M et al. (1999) Antipsychotic-induced weight gain: a comprehensive research synthesis. Am J Psychiat 156:1686–1696

Alvir JMJ, Liebermann JA, Safferman AZ et al. (1993) Clozapin-induced agranulocytosis. Incidence and risk factors in the United States. N Engl J Med 329:162–167

Bandelow B, Rüther E (1998) Therapie mit klassischen und neuen Neuroleptika. Springer, Berlin Heidelberg New York, S 3–20

Beuzen J et al. (1998) Olanzapine vs. clozapine: a double-blind international study in the treatment of resistant schizophrenic patients. Eli Lilly Research Centre UK, CNP Glasgow

Blin O (1999) A comparative review of new antipsychotics. Can J Psychiatry 44 (3):235–244

Böker W, Brenner HD, Alberti L (1999) Untersuchung subjektiver Neuroleptikawirkung bei Schizophrenen. Therapiewoche 32:3411–3421

Bondolfi G, Dufour H, Patris M et al. (1998) Risperidone versus clozapine in treatment-resistant chronic schizophrenia: a randomized double-blind study. Am J Psychiatry 155:499–504

Breier A, Malhotra A, Su T et al. (1999) Clozapine and Risperidone in chronic schizophrenia: effects on symptoms, parkinsonian side effects, and neuroendocrine response. Am J Psychiatry 156 (2):294–298

Buckley P, Donenwirth K, Bayer K (1996) Risperidone for treatment-resistant schizophrenia: initial clinical experience in a state hospital. J Pharm Tech 12:271–275

Cavallaro C, Cordoba C, Smeraldi E (1995) A pilot, open study on the treatment of refractory schizophrenia with risperidone and clozapine. Hum Psychopharmacol 10:231–234

Coukell A, Spencer C, Benfield P (1996) Amisulpride. A review of its pharmacodynamic and pharmacokinetic properties and therapeutic efficacy in the management of schizophrenia. CNS Drugs 6:237–256

Daniel D (1994) Comparison of risperidone and clozapine on clinical and cognitive functions in psychotic disorders. Biol Psychiatry 35:667

Daniel D, Goldberg T, Weinberger D et al. (1996) Different side effect profiles of risperidone and clozapine in 20 outpatients with schizophrenia or schizoaffektiv disorder: a pilot study. Am J Psychiatry 153:417–419

Fleming K, Kahali A, Yeh C et al. (1997) Neurocognitive effects of „Seroquel" (ICI 204,636). Schizophr Res 24:197

Flynn S, MacEwan G, Altman S et al. (1998) An open comparison of clozapine and risperidone in treatment-resistant schizophrenia. Pharmacopsychiatry 31:25–29

Fogelson DL, Sternbach H, Payne D (1997) A naturalistic pilot study comparinghaloperidol, clozapine, sertindole and risperidone in partially responsive chronic schizophrenia or schizoaffective disorder. J Clin Psychopharmacol 17:492–493

Gallhofer B, Bauer U, Lis S et al. (1996) Cognitive dysfunction in schizophrenia: comparison of treatment with atypical antipsychotic agents and conventional neuroleptic drugs. Eur Neuropsychopharmacol 6:13–20

Gattaz W, Schummer B, Behrens S (1994) Effects of zotepine, haloperidol and clozapine on MK-801-induced stereotypy and locomation in rats. J Neural Transm Gen Sect 96:227–232

Heinrich K, Klieser E, Lehmann E et al. (1994) Risperidone versus clozapine in the treatment of schizophrenic patients with acute symptoms: a double blind randomized trial. Prog Neuropsychopharmacol Biol Psychiatry 18:129–137

Hirsch S, Puri BK (1993) Clozapine: progress in treating refractory schizophrenia. Br Med J 306:1427–1428

Ho BC, Miller D, Nopoulos P et al. (1999) A comparative effectivness study of risperidone and olanzapine in the treatment of schizophrenia. J Clin Psychiatry 10:658-663

Hori M, Suzuki M, Sasaki M et al. (1992) Convulsive seizures in schizophrenic patients induced by zotepine administration. Jpn J Psychiatry Neurol 46:161-167

Kane J, Honigfeld G, Singer J et al. (1988) Clozapine for treatment resistant schizophrenia. Arch Gen Psychiatry 45:789-796

Kasper S, Hale A, Azorin JM et al. (1999) Benefit-risk evaluation of olanzapine, risperidone and sertindole in the treatment of schizophrenia. Eur Arch Psychiatry Clin Neurosci 249 (Suppl 2):II/2-II14)

Kinon B, Basson B, Malcolm S, Tollefson G (1999) Strategies for switching from conventional antipsychotic drugs and risperidone to olanzapine. Int. Congress on schizophrenia research biennial meeting, April 17-21, Santa Fe, New Mexico

Klieser E, Lehmann E, Kinzler E et al. (1995) Randomized, double-blind, controlled trial of risperidone versus clozapine in patients with chronic schizophrenia. J Clin Psychopharmacol 15 (Suppl 1):45-51

Konrad C, Schormair C, Ophaus P et al. (1997) Clozapine versus risperidone in pharmacorefractory schizophrenia: A preliminary report. 150th meeting of the American Psychiatric Association, May 16-23, San Diego, USA

Lacey R, Preskorn S, Jerkovich G (1995) Is risperidone a substitute for clozapine patients who do not respond to neuroleptics? Am J Psychiatry 152:1401

Lambert M, Perro C, Holzbach R et al. (1999) Olanzapin (Zyprexa®) - ein atypisches Antipsychotikum in der Behandlung schizophrener Erkrankungen. Psychopharmakotherapie 6:38-52

Lambert M, Naber D (1999) Amisulprid (Solian®) - ein atypisches Antipsychotikum in der Behandlung schizophrener Erkrankungen. Fundamenta Psychiatrica 13:43-61

Lambert M, Haasen C, Naber D (1999) Pharmakotherapie schizophrener Erkrankungen - der aktuelle Stand. In: Hartwich P, Pflug B (Hrsg) Schizophrenien - Wege der Behandlung. S 95-123

Lambert M, Moritz S, Andresen B, Pajonk F, Naber D (1999) Subjektive well-being under atypical antipsychotics - clozapine, risperidone and olanzapine. Curr Op Psychiatry 12 (Suppl 1):2:PO-10-65

Lieberman J (2000) Treatment resistent schizophrenia. Global medical conference: focus on schizophrenia, 2.-4. February, Luzern, Switzerland

Lindenmayer JP, Alexander A, Park M et al. (1997) Psychopathological and neuropsychological profile of clozapine vs. risperidone in refractory schizophrenics. Schizophrenia Res 24:195

Madhusoodanaan S, Suresh P, Brenner R (1999) Experience with the atypical antipsychotics risperidone and olanzapine in the elderly. Ann Clin Psychiatry 11 (3):113-118

McEvoy JP, Scheifler PL, Frances A (1999) The Expert Consensus Guideline Series: Treatment of schizophrenia 1999. J Clin Psychiatry 60 (Suppl 11):1-33

Meltzer HY, McGurk SR (1999) The effects of clozapine, risperidone and olanzapine on cognitive function in schizophrenia. Schizophr Bull 25 (2):233-255

Meyer-Lindenberg A, Gruppe H, Bauer U et al. (1997) Improvement of cognitive function in schizophrenic patients receiving clozapine or zotepine: results from a double-blind study. Pharmacopsychiatry 30:35-42

Möller HJ (2000) Aktuelle Bewertung neuer/atypischer Neuroleptika. Nervenarzt 71:329-344

Müller WE (1998) Rezeptorprofile erklären therapeutische und unerwünschte Wirkungen typischer und atypischer Neuroleptika: In: Bandelow B, Rüther E (Hrsg) Therapie mit klassischen und neuen Neuroleptika. Springer, Berlin Heidelberg New York, S 3-20

Naber D, Holzbach R, Perro C et al. (1992) Clinical management of clozapine patients in relation to efficacy and side-effects. Br J Psychiatry 160 (Suppl 17):54-59

Naber D, Hippius H (1994) Indikation, Wirksamkeit und Verträglichkeit von Clozapin. Klinische Erfahrungen bei 1058 stationären Behandlungen. In: Naber D, Müller-Spahn F (eds) Clozapin - Pharmakologie und Klinik eines atypischen Neuroleptikums. Neuere Aspekte der klinischen Praxis. Springer, Berlin Heidelberg New York Tokyo, S 91-101

Naber D, Lambert M, Krausz M (1999) Atypische Neuroleptika in der Behandlung schizophrener Patienten. UNI-MED Verlag, Bremen

Naber D, Krausz M, Lambert M et al. (1999) Refractory schizophrenia. In: Lader M, Naber D (eds) Difficult clinical problems in psychiatry. Martin Dunitz Publishers

O'Connor R, Harrigan E, Heym J (1996) The efficacy and safety profile of a new antipsychotic ziprasidone. Presented at the Xth World Congress of Psychiatry, Madrid, Spain, 23-28 May

Pajonk F, Naber D, Hippius H (1997) Alternativen zum Clozapin? Klinische Erfahrungen mit Risperidon. In: Naber D, Müller-Spahn F (Hrsg) Clozapin. Pharmakologie und Klinik eines atypischen Neuroleptikums. Springer, Berlin Heidelberg New York, S 89–104

Peuskens J and the Risperidone Study Group (1995) Risperidone in the treatment of patients with chronic schizophrenia: A multinational, multicentre, double-blind, parallel-group study versus haloperidol. Br J Psychiatry 166:712–726

Peuskens J, Bech P, Möller HJ et al. (1999) Amisulpride vs. risperidone in the treatment of acute exacerbations of schizophrenia. Amisulpride study group. Psychiatry Res 88 (2):107–117

Purdon SE, Jones BD, Stip E et al. (2000) Neuropsychological change in early phase schizophrenia during 12 months of treatment with olanzapine, risperidone or haloperidol. Arch Gen Psychiatry 57:249–258

Rein W, Fleurot O, Turjanski S (1998) Amisulpride improves affective symptoms in acute schizophrenia. European Psychiatry 13 (Suppl 4):309

Remington G, Kapur S (2000) Atypical antipsychotics: are some more atypical than others? Psychopharmacology 148:3–15

Rossi A, Mancini F, Stratta P et al. (1997) Risperidone, negative symptoms and cognitive deficit in schizophrenia: an open study. Acta Psychiatr Scand 95:40–43

Tandon R (1997) Cholinergic aspects of schizophrenia. Global Medical Conference. Focus on Schizophrenia, Indianapolis

Tran P, Hamilton SH, Kuntz AJ et al. (1997) Double-blind comparison of olanzapine versus risperidon in the treatment of schizophrenia and other psychotic disorders. J Clin Psychopharmacol 17:407–418

Tran P, Shamir E, Poyorovski M et al. (1997) Olanzapine in the treatment of patients who failed to respond to or tolerate clozapine. Psychopharmacol Bull 33:599

Tran PV, Tollefson GD, Sander TM et al. (1999) Olanzapine versus haloperidol in the treatment of schizoaffective disorder. Br J Psychiatry 174:15–22

Tollefson GD, Andersen SW, Tran (1999) The course of depressive symptoms in predicting relapse in schizophrenia: a double-blind, randomized comparison of olanzapine and risperidone. Biol Psychiatry 46 (3):365–373

Tollefson GD, Kuntz AJ (1999) Review of recent clinical studies with olanzapine. Br J Psychiatry Suppl (37):30–35

Wahlbeck K, Cheine M, Essali A et al. (1999) Evidence of clozapine's effectivness in schizophrenia: a systematic review and meta-analysis of randomized trials. Am J Psychiatry 156:990–999

Wimmer P, Belmaker R, Scheidmann et al. (1998) Olanzapine in patients not responding to risperidone. Schizophrenia Res 29:148

KAPITEL 8

# Clozapin und Suizid

A. FINZEN

Schizophrene und schizoaffektive Psychosen sind mit einer hohen Suizidrate belastet. Genaue Zahlen sind nicht bekannt. Allgemein geht man von einer Mortalität durch Suizid von etwa jedem zehnten Schizophreniekranken aus. Hinzu kommt eine hohe Rate von Suizidversuchen. Bei einer Befragung von 100 nacheinander aufgenommenen Schizophreniekranken der Psychiatrischen Universitätsklinik Basel wurden von 38% ein oder mehrere Suizidversuche in der Vorgeschichte angegeben. Es hat den Anschein, dass sich während der vergangenen Jahrzehnte weder an der Suizidhäufigkeit noch an der Häufigkeit der Suizidversuche etwas geändert hat.

Weder die Reform der psychiatrischen Versorgung, die Verbesserung der Personalsituation in den psychiatrischen Institutionen, die Verbesserung der ambulanten Nachsorge in sozialpsychiatrischen Diensten und psychiatrischen Praxen noch die Medikamentenbehandlung mit Neuroleptika - auch nicht die Dauermedikation - haben einen nachweisbaren positiven Effekt gezeigt.

Dies ist umso bemerkenswerter, als die Suizidprophylaxe bei Psychosekranken spätestens seit der Öffnung der psychiatrischen Krankenhäuser und der Umorientierung von der kustodialen zur therapeutischen und rehabilitativen Psychiatrie ein zentrales Anliegen psychiatrischer Behandlung ist. Das Kernproblem ist dabei nicht einmal vorrangig der Suizid - oder Suizidversuch - in der akuten psychotischen Phase, etwa während der Krankenhausbehandlung. Der weitaus größere Teil der Suizide Schizophreniekranker ereignet sich während der rehabilitativen Phase oder während der ambulanten Nachbehandlung - häufig ohne dass zum Zeitpunkt des Suizids manifeste psychotische Symptome bestehen (Finzen 1997).

Die erhöhte Verletzlichkeit psychosekranker Menschen erhöht ihre subjektive Belastung im zwischenmenschlichen Zusammenleben sowie im beruflichen und sozialen Umfeld. Sie reagieren verstärkt mit Rückzug oder mit depressiven Verstimmungszuständen. Sie sind wenig stresstolerant und in ihrer Lebensbewältigung in vielfältiger Hinsicht eingeschränkt. Alles dies ist seit langem bekannt. Aber es erweist sich als unmöglich, eine Alltagswelt zu gestalten, die ein individuell dosiertes Gleichgewicht zwischen sozioemotionalem Schutz auf der einen Seite und sozialer Stimulation auf der anderen Seite gewährleistet. Andererseits war es bislang offenbar auch nicht möglich, durch Medikamentenbehandlung das zu vermitteln, was die englische Psychiatriesoziologin Barbara Stevens (1973) ein „künstliches dickes Fell" nannte, das sie weniger verletzlich macht, ohne ihr Rückzugsbedürfnis zu verstärken oder ihre Aktivitätsbereitschaft zu vermindern.

## Die Datenlage

Vor diesem Hintergrund war es kaum verwunderlich, dass eine Untersuchung von Meltzer u. Okayli (1995) im American Journal of Psychiatry über die Verminderung der Suizidgefährdung bei Neuroleptika-resistenten Schizophreniekranken während der Behandlung mit Clozapin großes Aufsehen erregte – aber auch skeptische Reaktionen hervorrief. Die beiden hatten die Suizidalität bei 237 Neuroleptika-responsiven und 184 Neuroleptika-resistenten Patienten und Patientinnen mit schizophrenen und schizoaffektiven Psychosen überprüft. Anschließend hatten sie 88 der Neuroleptika-resistenten Patienten über einen Zeitraum von sechs Monaten bis zu sieben Jahren mit Clozapin behandelt und das Ausmaß der Suizidgefährdung in diesen Zeiträumen prospektiv erfasst.

In der retrospektiven Analyse hatten sie keine signifikanten Unterschiede zwischen den Neuroleptika-responsiven und den Neuroleptika-resistenten Patienten gefunden. Dagegen führte die Clozapin-Behandlung bei den Neuroleptika-resistenten Patienten in der Folge zu einer deutlichen Verminderung der Suizidgefährdung. Mit Methoden, bei denen die Gefahr des tödlichen Ausgangs besonders groß war, ging die Zahl der Suizidversuche von fünf auf null zurück. Die Gesamtzahl der Suizidversuche ging von 23 vor der Clozapin-Behandlung auf drei während der Behandlung zurück.

Dieser Rückgang der Suizidalität war mit einem Rückgang von Depressivität und Hoffnungslosigkeit verknüpft. Meltzer u. Okayli forderten aufgrund ihrer Ergebnisse eine Reevaluation der Risiko-Nutzen-Relation des Einsatzes von Clozapin: Die Gesamtmorbidität und Mortalität von Patienten mit Neuroleptika-resistenten schizophrenen Psychosen sei unter Clozapin-Behandlung geringer als unter der Behandlung mit typischen Neuroleptika, weil sie das Suizidrisiko so deutlich senke. Daraus ergeben sich auch Konsequenzen für einen vermehrten Einsatz von Clozapin bei Neuroleptika-resistenten Patienten.

Seit dieser ersten Veröffentlichung, die mit mannigfachen methodischen Problemen behaftet war – u. a. fehlte eine Kontrollgruppe – sind mehrere Studien auf epidemiologischer Basis erschienen (Stand 1999). Die beiden wichtigsten seien im Folgenden referiert. Diese Untersuchungen waren möglich, weil der Einsatz von Clozapin in den Vereinigten Staaten wegen des obligatorischen Junktims der Verordnung mit Leukozytentests zentral erfasst wird und entsprechend ausgewertet werden kann.

Walker und Mitarbeiter (1997) veröffentlichten in der britischen *Epidemiology* eine Untersuchung über die Todesursachen der Verstorbenen unter 67 072 Patientinnen und Patienten, die zum Zeitpunkt ihres Todes oder davor Clozapin eingenommen hatten. Sie verknüpften die Daten des amerikanischen Clozapin-Zentralregisters mit den Daten des National Death Index in Social Security Administration Master Files. Auf diese Weise konnten sie zwischen 1991 und 1993 396 Todesfälle (bei 85 399 Personenjahren) von Patienten im Alter zwischen 10 und 54 Jahren erfassen.

Es stellte sich heraus, dass die Mortalität während der Einnahme von Clozapin geringer war als in Zeiträumen, in denen die Patientinnen und Patienten kein Clozapin eingenommen hatten. Insbesondere die Mortalität durch Suizid war deutlich erniedrigt. Während des Zeitraumes der Verabreichung von Clozapin wurde andererseits eine erhöhte Mortalität infolge Lungenembolien und Störungen des respiratorischen Systems festgestellt. Der Rückgang der Suizidrate war drastisch. Unter der Behandlung mit Clozapin betrug diese 39 pro 100 000 pro Jahr. Wenige Wochen nach Absetzen von Clozapin stieg sie auf 246 an, um sich schließlich bei 222 einzupendeln.

Die Datenlage scheint eindeutig zu sein. Die Autoren erörtern, ob es sich bei dem Anstieg der Suizidrate nach Absetzen von Clozapin um eine Art Reboundeffekt handeln könnte. Sie verwerfen das mit Recht indem sie darauf verweisen, dass die Suizidraten, die für Schizophreniekranke angegeben werden, sich zwischen etwa 150 und 750 pro 100 000 pro Jahr bewegen (Walter et al. 1997).

Eine weitere wichtige epidemiologische Untersuchung wurde 1998 von Reid et al. in den Psychiatric Services (früher Hospital and Community Psychiatry) veröffentlicht: Suizidpräventive Effekte der Clozapin-Therapie bei schizophrenen und schizoaffektiven Störungen. Die Autoren untersuchten in einem Zweijahreszeitraum zwischen 1993 und 1995 die Suizidraten bei mehr als 30 000 Patientinnen und Patienten mit schizophrenen und schizoaffektiven Störungen, die während dieses Zeitraums vom Texas Department of Mental Health and Mental Retardation betreut worden waren und verglichen sie mit den Suizidraten einer Untergruppe von Patientinnen und Patienten, die während eines Sechsjahreszeitraums zwischen 1991 und 1996 mit Clozapin behandelt worden waren.

Ihre Ergebnisse: Die jährliche Suizidrate bei der Kontrollgruppe lag bei 63,1 pro 100 000 Patienten pro Jahr. Dagegen betrug die Suizidrate der Clozapin-Patienten (alters- und geschlechtskorrigiert) 12,7 pro 100 000 Patienten pro Jahr. Sie entsprach der Rate von 15,7 pro 100 000 Patienten pro Jahr, die für die Gesamtheit der Patienten angegeben wird, die in den Vereinigten Staaten mit Clozapin behandelt werden. Auch in dieser Untersuchung ist die Datenlage eindeutig. Die Behandlung von Patientinnen und Patienten mit schizophrenen und schizoaffektiven Störungen mit Clozapin ist mit einer deutlichen Verminderung des Suizidrisikos verbunden.

Diese Untersuchung ist allerdings nicht ohne Widerspruch geblieben. In einem Brief in den Psychiatric Services machen Sernyak und Mitarbeiter (1999) folgenden Einwand: Die Behandlung mit Clozapin sei mit bestimmten Voraussetzungen verknüpft. Die wichtigste sei die Bereitschaft der Patientinnen und Patienten zur Compliance. Diese Bereitschaft bzw. die Fähigkeit dazu sei aber ein wichtiges Merkmal, das in sich selber mit einer erhöhten bzw. einer erniedrigten Suizidgefährdung verbunden sein könnte. Wer bereit und in der Lage sei, das Behandlungsregime mit Clozapin einzuhalten, sei möglicherweise weniger krank und damit weniger gefährdet als andere Patienten. Im Übrigen machen sie statistische Einwendungen. Sie machen geltend, dass sich die Vertrauensintervalle der Suizidraten der Gruppen der Patienten, die mit Clozapin behandelt worden seien, und jener, die kein Clozapin erhalten hätten, überschnitten.

## Clozapin reduziert Suizidgefährdung

Fasst man die Ergebnisse der drei referierten Untersuchungen zusammen, so lässt sich trotz der Einwände von Sernyak et al. (1999) festhalten: Die Datenlage ist eindeutig. Unter der Behandlung mit Clozapin sinkt die Suizidrate von Kranken mit schizophrenen und schizoaffektiven Psychosen deutlich, um nicht zu sagen drastisch. Nach Beendigung der Behandlung steigt sie ebenso deutlich wieder an. Damit ist es vertretbar festzustellen, dass die Behandlung mit Clozapin bei Kranken mit diesen Störungen suizidpräventiv wirkt.

Die Frage ist mithin nicht, ob das so ist. Die Frage, die sich stellt, ist vielmehr, ob es sich dabei um einen spezifischen Clozapin-Effekt handelt oder ob eine ähnliche Wirkung auch bei der kunstgerechten kontinuierlichen und richtig dosierten Behandlung mit anderen Neuroleptika zu erwarten ist. Diese Frage ist vorerst offen. Das gilt umso mehr, weil es keine Untersuchungen zur Behandlung mit anderen Neuroleptika zu diesem Problemenkomplex gibt. Zweifel, dass es sich um einen spezifischen Effekt handelt, sind somit zumindest erlaubt.

Einen Hinweis, dass es sich nicht um einen spezifischen Clozapin-Effekt handeln könnte, bietet eine Evaluation der Basler Ambulanten Nachsorge der Psychiatrischen Universitätspoliklinik über 60 Nachsorgepatientinnen und -patienten (82% schizophrene und schizoaffektive Psychosen), die unter anderer Fragestellung durchgeführt wurde. Bei diesen Patienten, die über mehrere Jahre dort betreut wurden, wurden in der Zeit vor der Nachsorgephase 25 Suizidversuche bei 14 Patienten, in der Zeit während der Nachsorgeperiode 6 Suizidversuche bei 4 Patienten erfasst. Bei einer zeitlichen Spiegelung (Erfassung identischer Zeiträume bei den einzelnen Patienten vor und nach der Behandlung in der Nachsorgeambulanz) wurden 9 Suizidversuche bei 8 Patienten vor der Behandlungsperiode und 6 Suizidversuche bei 2 Patienten während der Nachsorgephase erfasst (Müller-Hunziker 1999). Diese Daten mögen nicht sonderlich aussagekräftig sein. Sie bestätigen jedoch eine Tendenz, die einige Jahre zuvor von Czisy (1994) bei einer ersten Evaluation der gleichen Ambulanz festgestellt worden war.

## Die InterSePT-Studie

Solche Einwände und Argumente mögen es sein, die Meltzer 1999 veranlasst haben, ein außerordentlich herausforderndes Projekt zum Thema Suizid und Schizophrenie in Angriff zu nehmen. Meltzer stellt dieses Projekt „Clozapin and the InterSePT Study" in der Clinical Psychiatry vor. Es handelt sich um eine prospektive Untersuchung. In dieser sollen 900 Patienten mit schizophrenen oder affektiven Störungen und schweren Suizidversuchen in der Vorgeschichte (während der letzten drei Jahre) randomisiert mit Clozapin oder Olanzapin behandelt werden.

Diese vergleichende Untersuchung soll über zwei Jahre andauern. Sie hat das Ziel, im Rahmen dieser prospektiven randomisierten international kontrollierten klinischen Untersuchung den Anspruch zu untermauern, dass Clozapin das Suizidrisiko zuverlässig reduziert – und zwar besser und wirksamer als Olanzapin. Die Herausforderung durch die geplante Studie besteht vor allem darin, dass eine vergleichende Untersuchung mit einem anderen atypischen Neuroleptikum durchgeführt wird. Die Patientinnen und Patienten für diese Untersuchung wurden in der zweiten Hälfte des Jahres 1999 erfasst. Erste Ergebnisse werden im Jahr 2001 erwartet.

## Schlussfolgerungen

Clozapin ist ein hochwirksames Neuroleptikum. Es hat seine Wirksamkeit insbesondere bei solchen Patienten unter Beweis gestellt, deren Psychosen anderen Substanzen gegenüber therapieresistent waren. Seit der ersten Veröffentlichung von Meltzer u. Okayli (1995) haben sich die Belege verdichtet, dass die Behandlung mit Clozapin zugleich zu einer Reduzierung der Suizidgefährdung führt – und zwar nicht nur zu einer Verminderung der Suizide und Suizidversuche, sondern auch zu einer Verminderung von Suizidgedanken und -ideationen sowie von Depressivität und Hoffnungslosigkeit. Es muss zunächst offen bleiben, ob es sich dabei um eine spezifische (zweite) Clozapin-Wirkung handelt, oder ob diese Verminderung der Suizidalität direkte Folge der Wirkung des Medikaments auf die Grunderkrankung und die emotionale Stabilisierung der Kranken ist. Da die Suizidgefährdung ein regelmäßiges Begleitsymptom schizophrener und schizoaffektiver Störungen ist, liegt Letzteres nahe. Nach dem jetzigen Stand des Wissens ist es nicht zulässig, Clozapin als eine spezifische „antisuizidale" Substanz zu betrachten, die sich beispielsweise auch bei Menschen in suizidalen Krisen ohne psychotischen Hintergrund einsetzen ließe. Auch die Spezifität von Clozapin im Vergleich zu anderen Neuroleptika ist bislang nicht ausreichend belegt. Diese offene Frage wird durch die InterSePT-Studie innerhalb der nächsten beiden Jahre geklärt werden. Bis dahin aber muss es als sicher und vernünftig gelten, Problempatienten unter den Psychosekranken, deren Symptomatik durch eine besonders intensive Suizidgefährdung und rezidivierende Suizidalität gekennzeichnet ist, vorzugsweise mit Clozapin zu behandeln. Die regelmäßigen Arzt-Patienten-Kontakte, die die Clozapin-Behandlung wegen der obligatorischen Blutbildkontrolle verlangt, sind bei solchen Patienten im Übrigen nicht lästig, wie viele andere Patienten dies empfinden. Sie sind vielmehr willkommene Verstärker der neuroleptischen Therapie. Im Übrigen spricht vieles dafür, dass dieser regelmäßige Kontakt einen Teil der Wirksamkeit der Clozapin-Behandlung ausmacht.

## Literatur

Csizy-Botond M (1994) Die pflegegestützte Ambulante Nachsorge der Psychiatrischen Universitätsklinik Basel. Medizinische Dissertation, Universität Basel

Finzen A (1997) Suizidprophylaxe bei psychischen Störungen. Prävention, Behandlung, Bewältigung. Psychiatrie-Verlag, Bonn

Meltzer HY, Okayli G (1995) Reduction of suicidality during clozapine treatment of neuroleptic-resistant schizophrenia: impact on risk-benefit assessment. Am J Psychiatry 152: 183-190

Müller-Hunziker B (1999) Die pflegegestützte Ambulante Nachsorge der Psychiatrischen Universitätspoliklinik Basel, Zweigstelle Claragraben. Beschreibung, Evaluation und Nachuntersuchung. Medizinische Dissertation, Universität Basel

Reid WH, Mason M, Hogan T (1998) Suicide prevention effects associated with clozapine therapy in schizophrenia and schizoaffective disorder. Psychiatric Services 49:1029-1033

Sernyak MJ, Hoff R, Rosenheck R (1999) Clozapine and suicide. Letter. Psychiatric Services 50:116-117

Stevens B (1973) Role of fluphenazine decanoate in lessening the burden of chronic schizophrenics on the community. Social Psychological Medicine 3:141-158

Walker AM, Lanza LL, Arellano F, Rothman KJ (1997) Mortality in current and former users of clopazine. Epidemiology 6:671-677

KAPITEL 9

# Lebensqualität und Neuroleptikabehandlung in der Schizophrenie – aktueller Stand der Forschung

M. Franz, T. Meyer und B. Gallhofer

Die Lebensqualität schizophrener Patienten hat in den letzten 10 Jahren zunehmendes Interesse der psychiatrischen Forschung und Versorgung erfahren. Sie stellt ein zentrales Ziel in der Behandlung und Rehabilitation dar (Angermeyer u. Katschnig 1997; Tollefson u. Anderson 1999). Auch als Bewertungskriterium hat die Messung von Lebensqualität große Erwartungen geweckt – schien es doch erstmals möglich, die subjektive Sichtweise der Patienten selbst auf reliable und ökonomische Weise in die Evaluation von Behandlungen zu integrieren. In den 80er-Jahren wurde die Lebensqualität schizophrener Patienten zunächst in gemeindepsychiatrischen Evaluationsstudien (Bigelow et al. 1982; Lehman et al. 1982; Malm et al. 1981) untersucht. Erst seit Anfang der 90er-Jahre wird sie in klinischen Studien als zunehmend wichtiger Indikator zur Bewertung unterschiedlicher Neuroleptikabehandlungen (erste Arbeit von Meltzer et al. 1990) eingesetzt. Die Bedeutung der Lebensqualität als Bewertungskriterium hat dabei in kurzer Zeit ein solches Ausmaß erlangt, dass beispielsweise in den USA keine antipsychotische Substanz mehr zugelassen wird, ohne dass ihre Wirkung auf die Lebensqualität untersucht wurde (Bobes u. Gonzáles 1997).

Dieser zunehmenden Bedeutung der Lebensqualitätsmessung stehen jedoch noch konzeptuelle Unklarheiten gegenüber. So existiert nach wie vor keine allgemein anerkannte Theorie zur Lebensqualität in der Soziologie oder Psychologie, dementsprechend ist die psychiatrische Forschung von einer Theorie entfernt, in der es um Menschen mit abweichenden Denk- und Erlebensmustern geht (vgl. Priebe et al. 1995). Gleichzeitig existiert jedoch eine zunehmende Zahl von Skalen zur Lebensqualitätserfassung bei psychiatrischen Patienten (Übersicht bei Lehman 1996) mit teils sehr divergierenden zugrunde liegenden theoretischen Konzepten. Auch zeichnen sich Lebensqualitätsinstrumente derzeit durch sehr unterschiedliche dimensionale Strukturen aus (Pukrop et al. 1999). Auf der theoretischen Ebene sind daher noch zahlreiche offene Fragen zu klären. Trotz dieser verschiedenartigen Ansätze bzw. Konzepte besteht jedoch weitestgehend Einigkeit darüber, die folgenden drei Gegenstandsebenen (s. Übersicht) dem LQ-Konzept zuzuordnen (Katschnig 1997).

> Gegenstandsebenen des Lebensqualitätskonzepts. (Nach Katschnig 1997)
> 1. Objektive Lebenssituation (Lebensstandard)
> 2. Funktionsfähigkeit im Sozial- und Alltagsleben
> 3. Bewertung des eigenen Lebens durch Patienten selbst (subjektive Lebensqualität)

Im Folgenden wird der Forschungsstand zur Lebensqualität unter Neuroleptikatherapie differenziert nach den drei Gegenstandsebenen dargestellt.

## Objektive Lebenssituation

Der objektive Lebensstandard schizophrener Patienten hat sich in den letzten drei Dekaden – auch bedingt durch die Einführung der Neuroleptika – unzweifelhaft dramatisch verbessert. So müssen schizophrene Menschen heute nicht mehr dauerhospitalisiert sein und können überwiegend in der Gemeinde leben. Auch die stationäre Behandlung hat sich von einer kustodialen Atmosphäre großer „Säle" und Anstalten hin zu dem hotelartigen Charakter moderner, oft gemeindenaher Kliniken gewandelt. Die unbefriedigende Wirkung gegen die schizophrene Negativsymptomatik sowie lästige parkinsonoide oder dyskinetische Symptome stellten bei den alten, „konventionellen" Neuroleptika ein klinisch objektivierbares, häufig bereits äußerlich erkennbares Phänomen dar. Doch auch bei der Entwicklung antipsychotischer Substanzen ließ sich ein objektivierbarer Qualitätssprung feststellen. Während die seit ihrer Entdeckung vor 40 Jahren neu eingeführten „konventionellen" Neuroleptika keine substantielle Veränderung der Problematik, sondern nur „Permutationen" der neuroleptischen Nebenwirkungen (mehr sedierend vs. mehr extrapyramidal) und der neuroleptischen Potenz (hoch, mittel, niedrig) darstellten, fand sich bei der qualitativ neuen Substanz Clozapin eine potente Wirkung gegen Negativsymptomatik, Freiheit von extrapyramidalen Störungen und Wirksamkeit bei therapieresistenten Patienten (Lieberman 1993). Sie wurde damit zum Prototyp eines „atypischen" Neuroleptikums. In den letzten Jahren wurden weitere mehr oder weniger atypische Substanzen entwickelt, deren objektives Nebenwirkungsspektrum sich weiter differenziert hat. Tabelle 9.1 stellt die klinischen Erwartungen an atypische und konventionelle Neuroleptika in etwas vereinfachter Form dar.

Innerhalb dieser Vielfalt von Wirkungen und Nebenwirkungen ist für den Kliniker eine einfache Entscheidung zwischen verschiedenen Substanzen schwierig geworden. Subtilere Differenzierungskriterien wie die Wirkung auf kognitive Funktionen und Lebensqualität haben deshalb größere Bedeutung gewonnen. Ein Überblick über bisherige Studien zur Lebensqualität unter Neuroleptika ist in Tabelle 9.2 dargestellt.

Zusammenfassend lässt sich anhand Tabelle 9.2 festhalten:

1. Eine Vielzahl unterschiedlicher Lebensqualitätsinventare wurde angewendet, die die drei Gegenstandsebenen des Lebensqualitätskonzeptes (s. Übersicht) zu unterschiedlichen Anteilen enthalten. Zum einen finden sich generische Instrumente, die Lebensqualität nicht schizophreniespezi-

**Tabelle 9.1.** Generalisierende Darstellung klinischer Erwartungen an konventionelle und atypische Neuroleptika (vgl. Naber et al. 1999)

| | Konventionelle Neuroleptika (hochpotent) | Atypische Neuroleptika |
|---|---|---|
| **Nebenwirkungen** | | |
| EPS | + | – |
| Kognitive Störungen | + | – |
| Akinetisch abulisches Syndrom[a], pharmakogene Depression[b] | + | – |
| Anticholinerg | – | (+) |
| Sedation | – | (+) |
| Hypersalivation, Agranulozytose | – | (+) |
| Gewichtszunahme | (+) | + |
| Reduzierte Libido, erektile Dysfunktion | + | + |
| Galaktorrhö, Gynäkomastie | + | (+) |
| **Wirkungen** | | |
| Positivsymptomatik | + | + |
| Negativsymptomatik | – | + |
| Therapieresistenz unter konventionellen Neuroleptika | – | + |

[a] Flügel u. Bente 1956; [b] Helmchen u. Hippius 1969

**Tabelle 9.2.** Studien zur Lebensqualität unter Neuroleptikabehandlung

| Autor(en) | Skala | Neuroleptika | Design |
|---|---|---|---|
| Gebhardt 1972 | EWL | Clozapin vs. Perazin | Offen, parallelisierte Gruppen |
| Meltzer et al. 1990, 1993; Meltzer 1992, 1997 | QLS | Clozapin | Offen, Follow-up |
| Naber et al. 1992, 1994; Naber 1995, 1998 | SWN | Clozapin vs. Haloperidol und Flupentixol | Offen, parallelisierte Gruppen |
| Breier et al. 1993; Buchanan et al. 1994, 1998 | QLS | Clozapin | Offen, Follow-up |
| Lauer u. Stegmüller-Koenemund 1994 | QLI | Unbekannt (434 CPÄ) | Offen |
| Essock et al. 1996 | QLI | Clozapin vs. konventionelle NLA | Offen, randomisiert |
| Franz et al. 1996, 1997; Franz 1998 | MLDL-GI | Atypika vs. konventionelle NLA | Offen, parallelisierte Gruppen |
| Galletly et al. 1997, 1999 | QLS | Clozapin | Offen, Follow-up |
| Awad et al. 1997 | SIP | Remoxiprid vs. Haloperidol | Doppelblind, randomisiert |
| Rosenheck et al. 1997, 1998a, 1998b | QLS | Clozapin vs. Haloperidol | Doppelblind, randomisiert |
| Bobes et al. 1998 | SF-36 | Risperidon | Offen, Follow-up |
| Hamilton et al. 1998 | QLS | Olanzapin vs. Haloperidol | Doppelblind, randomisiert |
| Naber u. Lambert 1998 | QLS | Sertindol vs. Haloperidol | Doppelblind, randomisiert |
| Carpenter et al. 1999 | QLS | Fluphenazin Depot2 vs. 6 Wochen-Injektionen | Doppelblind, randomisiert |

*EWL* Eigenschaftswörterliste (Janke 1961); *QLS* Quality of Life Scale (Heinrichs et al. 1984); *SWN* Subjektives Wohlbefinden unter Neuroleptikabehandlung (Naber et al. 1992, 1994); *QLI* Quality of Life Interview (Lehman et al. 1982; Lehman 1988); *MLDL-GI* Münchner Lebensqualitäts-Dimensionen-Liste, Giessener Bearbeitung (Heinisch et al. 1991; Franz et al. 1996); *SIP* Sickness Impact Profile (Bergner et al. 1976); *SF-36* Short Form 36 der Medical Outcome Study (Ware et al. 1993); *CPÄ* Chlorpromazinäquivalente; *NLA* Neuroleptika

fisch, sondern krankheitsübergreifend fokussieren. So erfassen das Sickness Impact Profile (Bergner et al. 1976) und die SF-36 (Ware et al. 1993) Funktionsaspekte der LQ. Diese werden von den betroffenen Personen selbst eingeschätzt. Das Quality of Life Interview (Lehman et al. 1982; Lehman 1988) erfasst die objektive Lebenssituation der Patienten und fragt nach deren subjektiven Zufriedenheitsbewertungen mit diesen Lebensbereichen. Ausschließlich Zufriedenheit bzw. subjektives Wohlbefinden werden von der Münchener Lebensqualitäts Dimensionen Liste (Heinisch et al. 1991, verwendetes Interview s. Franz et al. 1996), der Eigenschaftswörterliste (Janke 1961) sowie der Skala zur Erfassung des subjektiven Wohlbefindens unter Neuroleptika (Naber et al. 1992, 1994) abgebildet. Letztere erfasst gezielt den Aspekt des Wohlbefindens Schizophrener unter einer neuroleptischen Intervention.
2. Am häufigsten wurde bisher die Quality of Life Scale von Heinrichs et al. (1984) angewendet. Diese Skala dient der Erfassung eines „Defizit-Syndroms" in der Schizophrenie (Heinrichs et al. 1984) und erfasst in erster Linie die soziale Funktionsfähigkeit und die Minussymptomatik eines Patienten. Auf der Grundlage eines Interviews werden einzelne Funktionsbereiche *fremd* einschätzt. Die deutliche Überlappung von Merkmalen dieses „Defizitsyndroms" mit sozialer Funktionsfähigkeit (Barnes u. McPhillips 1995) und Minussymptomatik stellt jedoch die Einordnung der QLS als Lebensqualitätsinstrument in Frage. Zum Beispiel fanden Browne et al. (1996) eine sehr hohe Korrelation (r-.69) zwischen dem QLS-Gesamtwert und dem Gesamtwert einer Skala zur Erfassung von Negativsymptomen (SANS; Andreasen 1982).
3. Die frühen Untersuchungen waren ausschließlich offene Studien, d.h. Erwartungseffekte bzgl. der Medikation sowie unspezifische Zeiteffekte konnten in diesen Untersuchungen nicht angemessen kontrolliert werden. Daher wurden entweder parallelisierte Gruppen gebildet (d.h. die Patienten unter den verschiedenen Medikamenten unterschieden sich nicht bzgl. zentraler Charakteristika) oder es wurde im Rahmen einer Follow-up-Untersuchung die Baseline-Erhebung als Vergleichsstandard herangezogen. Die erste randomisierte Studie mit Lebensqualität als Outcome-Indikator wurde erst 1996 von Essock et al. publiziert. Awad et al. veröffentlichten 1997 die ersten entsprechenden Daten einer randomisierten Doppelblindstudie.
4. Fasst man die Ergebnisse zusammen, zeigt sich über alle Skalen, Studiendesigns und Substanzen hinweg bei Vergleichen zwischen zwei oder mehr Substanzen eine einheitliche Tendenz: Entweder es fand sich kein Unterschied oder eine Überlegenheit atypischer Neuroleptika gegenüber konventionellen Neuroleptika, nie umgekehrt.

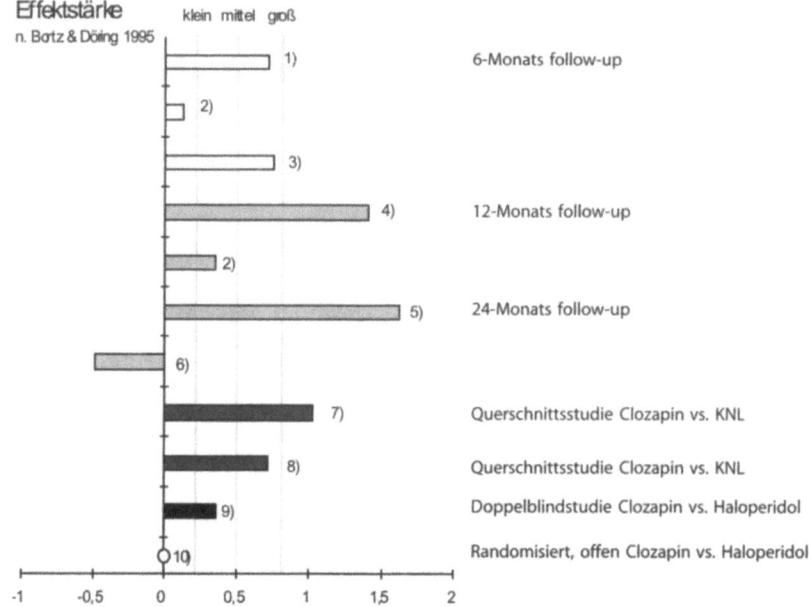

**Abb. 9.1.** Stärke der Lebensqualitätseffekte unter Clozapin
1) Meltzer et al. (1990) Hosp Community Psychiatry 41:892–897
2) Breier et al. (1993) Hosp Community Psychiatry 44:1145–1149
3) Galletly et al. (1999) Psychiatric Services 50:101–103
4) Meltzer (1992) Br J Psychiatry 160 (suppl 17):46–53
5) Meltzer et al. (1993) Am J Psychoatry 150:1630–1638
6) Clozapin drop-outs aus Meltzer et al. 1993
7) Naber D (1995) International Clinical Psychopharmacology 10 (Suppl 3):133–138; Vergleich Clozapin vs. Haldol/Fluphenazin
8) Franz et al. (1997) Br J Psychiatry 170:422–425; Vergleich Clozapin vs. Haldol/Fluphenazin
9) Rosenheck et al. (1997) New Engl J Med 337:809–815; Vergleich Clozapin vs. Haldol n. 12 Monaten
10) Essock et al. (1996); Vergleich Clozapin vs. Haldol n. 8 Monaten; Daten aufgrund fehlender Standardabweichungen nicht reanalysierbar; keine signifikanten Mittelwertunterschiede zwischen Clozapin und Haldol
KNL = konventionelle Neuroleptika

Um darzustellen, wie *groß* die Lebensqualitätsvorteile von Atypika sind, wurde am Beispiel von Clozapin, für das die meisten Lebensqualitätsstudien vorliegen, eine Effektstärkenanalyse durchgeführt\*.

---

\* Die Berechnung der Effektstärke durch den Vergleich zweier Gruppen erfolgt dadurch, dass die Differenz der Mittelwerte in Standardabweichungseinheiten angegeben wird. Stellen beide Gruppen keine Zufallsauswahlen dar, sondern sind statistisch voneinander abhängig (z. B. bei der Betrachtung von zwei verschiedenen Messzeitpunkten an einem Patientenkollektiv), wird die Mittelwertsdifferenz durch einen Ausdruck erhöht, der die Höhe der Korrelation zwischen den beiden Messzeitpunkten in Rechnung stellt. Da die Angabe einer solchen Korrelation mit Ausnahme der Arbeit von Meltzer et al. 1990 nicht vorliegt, wurde auf die konservativere Einschätzung der Effektstärke im Sinne eines t-Tests für unabhängige Gruppen zurückgegriffen (vgl. Bortz u. Döring 1995). Eine Effektstärke um 0,2 wird als klein, 0,5 als mittel und 0,8 als groß bezeichnet (Bortz u. Döring 1995).

Abbildung 9.1 stellt die Höhe der Effektstärken für die Untersuchungen dar, aus denen die Mittelwerte und Standardabweichungen direkt hervorgingen oder zumindest sinnvoll zu schätzen waren. Alle analysierbaren Effekte unter Clozapin waren positiv mit der Ausnahme der Patienten in der Untersuchung von Meltzer et al. (1993), die die Therapie unter Clozapin abgebrochen hatten. Die Effektstärke schwankt zwischen den verschiedenen Studien deutlich zwischen eher klein bis sehr groß, was auf weitere zentrale moderierende Faktoren hindeutet. Die einzige vorliegende Doppelblindstudie (Rosenheck et al. 1997) ergab für ihren 24-Monats-Follow-up gegenüber Haloperidol einen kleinen bis mittleren Effekt. Die Effektstärke der einzigen randomisierten Studie, die ein subjektives LQ-Kriterium benutzte (Essock et al. 1996, s. unten), ließ sich aufgrund fehlender Angaben zu Standardabweichungen nicht berechnen. Allerdings unterschied sich in dieser Studie die LQ unter Clozapin nicht signifikant von der LQ unter Standardmedikation, was eine Effektstärke um Null ergeben dürfte.

Die Ergebnisse zur Lebensqualität unter Clozapin sollen anhand der Gegenstandsebene Funktionsfähigkeit und subjektive Lebensqualität genauer dargestellt werden.

## Clozapin und Lebensqualität unter dem Aspekt der Funktionsfähigkeit im Sozial- und Alltagsleben

In vier verschiedenen Arbeitsgruppen wurde mittlerweile die Lebensqualität unter Clozapin mittels der Quality of Life Scale (QLS) von Heinrichs et al. (1984) untersucht. Obwohl die Zuordnung der QLS zu bestehenden Lebensqualitätskonzepten zweifelhaft ist (s. oben), sollen die Untersuchungen hier erwähnt werden.

Sowohl die Untersuchung von Meltzer et al. (1990) mit sog. „Non-Respondern" auf mindestens drei verschiedene neuroleptische Behandlungen als auch die von Galletly et al. (1997, 1999) mit „Respondern" zeigten nahezu dramatische Verbesserungen der Lebensqualität unter Clozapinbehandlung nach 6 Monaten im Vergleich zum Behandlungsbeginn. Meltzer (1992) berichtete von noch größeren Veränderungen nach 1 Jahr und 2 Jahren (Meltzer et al. 1993). Dagegen fanden Buchanan et al. (1998) bei stabilen, nichthospitalisierten „Teil-Respondern" keine signifikanten Veränderungen nach 6 bzw. 12 Monaten.

Von Rosenheck et al. (1997) liegen z. Zt. die einzigen QLS-Ergebnisse unter randomisierten, doppelblinden Bedingungen vor, in der Clozapin gegen Haloperidol bei schizophrenen Patienten mit bekanntem Non-Response auf mindestens zwei Neuroleptika getestet wurde. In zahlreichen Dimensionen war das Clozapin dem Haloperidol überlegen (bzgl. Behandlungsabbruch, Behandlungsresponse, Auftreten von tardiven Dyskinesien, Akathisie und EPS sowie Anzahl der Krankenhaustage). Signifikante Lebensqualitätsunterschiede fanden sich jedoch erst in der längerfristigen Behandlung nach 6, 9 und 12 Monaten (Rosenheck et al. 1998a). Nach einem Jahr wurde die Lebensqualität von Patienten unter Clozapin signifikant als besser bewertet im Vergleich zu Haloperidol. Patienten mit einem Medikationswechsel im Studienverlauf profitierten mehr vom Wechsel nach Clozapin als nach Haloperidol (Rosenheck et al. 1997). Patienten unter Clozapin nahmen vergleichsweise häufiger an psychosozialen Maßnahmen teil (Rosenheck et al. 1998 a).

Zusammengefasst lässt sich feststellen: Es gibt klare Hinweise für eine Verbesserung der sozialen Funktionsfähigkeit bzw. Minussymptomatik durch die Clozapin-Behandlung. Die drastischen Lebensqualitätsverbesserungen aus den Studien von Meltzer und Galletely konnten allerdings unter kontrollierten Studienbedingungen nicht repliziert werden. Dies ist dadurch zu erklären, dass die Studien von Meltzer und Galletely keine Kontrollgruppe hatten, sondern der Vorbehandlungsstatus als Vergleichsmaßstab herangezogen wurde. Aufgrund der widersprüchlichen Ergebnisse von Buchanan et al. (1998) und Galletely et al. (1997, 1999) ist es noch fraglich, inwieweit auch Patienten im „steady-state" (Responder) Verbesserungen ihrer Lebensqualität erfahren.

## Clozapin und Lebensqualität in der Bewertung der Patienten selbst („subjektive Lebensqualität")

Auch wenn die Arbeit von Meltzer et al. (1990) als wegweisend für die Betrachtung der Lebensqualität unter Neuroleptikabehandlung gilt, hat Gebhardt doch bereits 1972 eine Arbeit veröffentlicht, die aus heutiger Sicht als Lebensqualitätsuntersuchung betrachtet werden würde. Ihr Ansatz, in Ermangelung einer Randomisierung eine strenge Parallelisierung der Patientengruppe vorzunehmen, wurde in den Untersuchungen von Naber und Mitarbeitern und Franz und Mitarbeitern (s. Tabelle 9.2) übernommen. Gebhardt (1972) fand signifikante Verbesserungen der selbstbeurteilten Befindlichkeit von Tag 1 bis Tag 30 in der Kontaktfreude, emotionalen Stabilität, Stimmung und Aktivität der Patienten unter Clozapin. Patienten unter Taxilan verbesserten sich geringfügiger bzgl. ihrer emotionalen Stabilität und Stimmung, ihre Durchsetzungsbereitschaft verschlechterte sich signifikant. Die Überlegenheit von Clozapin gegenüber Taxilan war zu Tag 30 signifikant in den Dimensionen Kontaktfreude, Durchsetzungsbereitschaft, Aktivität sowie im Gesamtwert.

Naber (1995) verglich in einer offenen Querschnittsstudie das subjektive Wohlbefinden zwischen Patienten unter Clozapin (n = 40) mit Patienten unter konventionellen Neuroleptika (Haloperidol und Flupentixol, n = 40). Die beiden Patientengruppen waren vergleichbar bzgl. Alter, Krankheitsdauer, Schwere der Erkrankung und Diagnose. Allerdings stellten die Clozapin-Patienten eher eine Negativselektion therapieresistenter Patienten bzw. Patienten mit schweren Nebenwirkungen auf andere Neuroleptika dar. Es fanden sich signifikant höhere Wohlbefindenswerte bei den Patienten unter Clozapin.

Der von Gebhardt und Naber verwendete Zugang betont die affektive Komponente (Wohlbefinden, Befindlichkeit) der subjektiven Lebensqualität. Eher kognitiv-bilanzierende Urteile stellen Zufriedenheitsbewertungen dar. Dies war der Fokus der Studie von Franz et al. (1997), die in einer offenen Querschnittsstudie Unterschiede in der Zufriedenheit mit verschiedenen Lebensbereichen zwischen Patienten unter konventionellen Neuroleptika (Haloperidol, Fluphenazin, n=31) und atypischen Neuroleptika (Clozapin, Risperidon, Zotepin, n=33) untersuchten. Die beiden Gruppen waren parallelisiert bzgl. Alter, Geschlecht, Alter bei Erstmanifestation, Erkrankungsdauer, Anzahl stationärer Behandlungen, kumulativer Dauer stationärer Behandlungen, Psychopathologie und Chlorpromazinäquivalenten. Lebensqualität wurde erfasst mittels eines Interviews (Modifikation der Münchner Lebensqualitäts Dimensionen Liste; Heinisch et al. 1991; Franz et al. 1996), das nach dem Grad der Zufriedenheit in 19 verschiedenen Lebensbereichen fragt. Patienten unter atypischen Neuroleptika gaben eine signifikant höhere Lebensqualität an als Patienten unter konventionellen Neuroleptika. Dieser Unterschied war in erster Linie bedingt durch die Patienten unter Clozapin und Risperidon.

Eine Zwischenauswertung der inzwischen weitergeführten Studie bestätigte den subjektiven LQ-Vorteil von Clozapin gegenüber konventionellen Neuroleptika. Verglichen wurden n=78 schizophrene Patienten unter Clozapin (CLO), anderen atypischen Neuroleptika (ANL: Risperidon, Zotepin) oder einem konventionellen Neuroleptikum (KNL: Fluphenazin, Haloperidol). Die Patienten waren bezüglich der Altersverteilung nahezu identisch: Alter CLO: 29,5 (±9,8), andere ANL: 30,2 (±9,3), KNL: 31,5 (±8,6); Anteil Männer CLO: 75%, andere ANL: 50%, KNL: 71%. Patienten unter Clozapin bewerteten ihre Lebensqualität gegenüber den Patienten unter konventionellen Neuroleptika signifikant besser im MLDL-Gesamtwert sowie in den Bereichen Physis, Psyche und Alltagsleben (Abb. 9.2).

Die Ergebnisse dieser Untersuchungen konnten allerdings in einer randomisierten, offenen Studie von Essock et al. (1996) nicht bestätigt werden. Sie

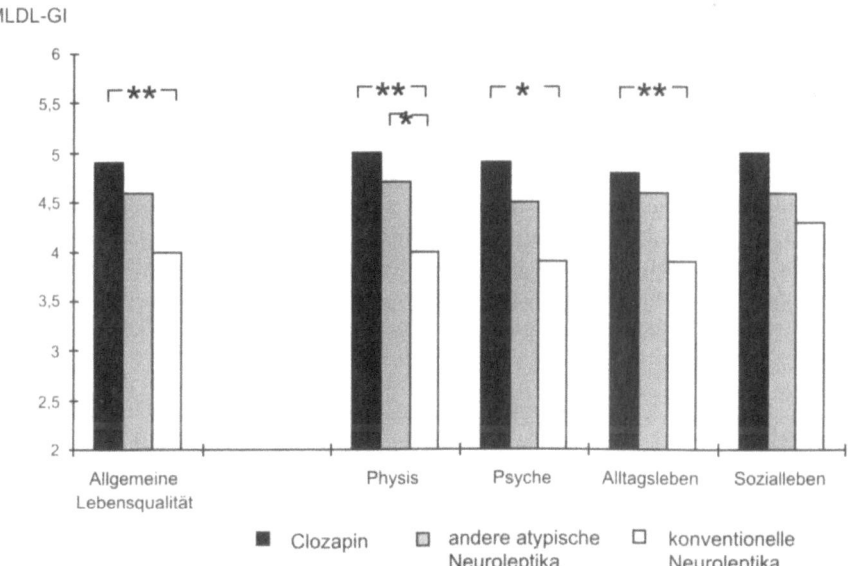

**Abb. 9.2.** Unterschiede der subjektiven Lebensqualität (MLDL-GI) zwischen Patienten unter Clozapin, anderen atypischen und konventionellen Neuroleptika (t-Test für abhängige Stichproben; * $p<0,05$; ** $p<0,01$)

fanden keine signifikanten Unterschiede zwischen Patienten unter Clozapin- und Standardbehandlung in den Zufriedenheitsbewertungen des Quality-of-Life-Interviews. Beide Gruppen zeigten nach 8 Monaten vergleichbare Verbesserungen.

## Bedeutung subjektiver Reaktionen auf Medikamenteneinnahme

Es gibt zunehmende Hinweise darauf, dass die zuletzt dargestellten Ergebnisse zur „subjektiven", d. h. selbstbewerteten Lebensqualität eine besondere klinische Relevanz haben, denn subjektives Wohlbefinden und Zufriedenheit unter einem Neuroleptikum scheinen nicht nur mit den sichtbaren Nebenwirkungen assoziiert zu sein. Für das subjektive Lebensgefühl eines Menschen scheint ein von verschiedenen Autoren mit Begriffen wie „akinetisch-abulisches Syndrom" oder „akinetische Depression" bezeichnetes Gemisch aus Apathie, Willenlosigkeit und Desinteresse entscheidend zu sein, das vor allem hochpotente konventionelle Neuroleptika oft auslösen. Es ließ sich wiederholt in Studien zeigen, dass eine solche „neuroleptikainduzierte Dysphorie" einen gewichtigen Prädiktor für einen Behandlungsabbruch darstellen kann (Van Putten et al. 1981, 1984; Awad et al. 1996).

Patienten, die auf eine Medikation eindeutig mit negativen Befindensäußerungen reagieren, scheinen nach Abklingen der akuten Exazerbation die Psychose aus ihrem Lebenszusammenhang zu verleugnen. Patienten, die eindeutig positiv auf das Medikament reagieren, scheinen dagegen die Psychose in ihre Erfahrungswelt eher integrieren zu können (Böker et al. 1982). Es stellt sich die Frage, ob eine neuroleptikabedingte „Unlustreaktion" einen aversiven Stimulus darstellt, der die Krankheitsverarbeitung erschwert.

Solche vor allem durch konventionelle Neuroleptika provozierten dysphorischen oder abulischen Zustände sind nur durch Befragen explorierbar – im Gegensatz zu einer Depression oder EPS sieht man sie einem Patienten nicht an. Sie könnten erklären, warum manche Patienten auch ohne EPS bzw. pharmakogene Depression ständig drängen, die Medikation abzusetzen oder zu reduzieren. Diese Reaktionen sollten aufgrund der vorliegenden Ergebnisse ernst genommen und nicht als „Agieren" abgetan werden. Vielmehr sollte die subjektive Befindlichkeit exploriert werden und – bei Verdacht auf Vorliegen einer Neuroleptika-induzierten Dysphorie – ein Substanzwechsel und/oder verstärkte psychotherapeutische Bemühungen erwogen werden.

## Literatur

Andreasen NC (1982) Negative Symptoms in Schizophrenia, Definition and Reliability. Arch Gen Psychiat 39:784–788

Angermeyer MC, Katschnig H (1997) Psychotropic medication and quality of life: a conceptual framework for assessing their relationsships. In: H Katschnig, H Freeman, N Sartorius (eds) Quality of life in mental disorders. Wilcy, Chichester, pp 215–225

Awad GA, Lapierre YD, Angus C, Rylander A (1997) Quality of life and response of negative symptoms in schizophrenia to Haloperidol and the atypical antipsychotic Remoxipride. J Psychiatry Neurosci 22 (4):244–248

Awad AG, Voruganti LNP, Heslegrave RJ, Hogan TP (1996) Assessment of the patient's subjective experience in acute neuroleptic treatment: implications for compliance and outcome. International Clinical Psychopharmacology 11 (Suppl 2):55–59

Barnes TRE, McPhillips MA (1995) How to distinguish between the neuroleptic-induced deficit syndrome, depression and disease-related negative symptoms in schizophrenia. International Clinical Psychopharmacology 10 (Suppl 3):115–121

Bergner M, Bobbit RA, Pollard WE, Martin DP, Gilson BS (1976) The sickness impact profile: validation of health status measure. Med Care 14:57–67

Bigelow DA, Brodsky G, Stewart L, Olson M (1982) The concept and measurement of quality of life as a dependent variable in evaluation of mental health services. In: W Tash, G Stahler (eds) Innovative approaches to mental health evaluation. Academic Press, New York, pp 345–366

Bobes J, Gonzáles MP (1997) Quality of life in schizophrenia. In: Katschnig H, Freeman H, Sartorius N (eds) Quality of life in mental disorders. Wiley, Chichester, pp 165–178

Bobes J, Gutiérrez M, Gibert J, González MP, Herraiz L, Fernández A (1998) Quality of life in schizophrenia: long-term follow-up in 362 chronic Spanish schizophrenic outpatients undergoing Risperidone maintenance treatment. Eur Psychiatry 13:158–163

Böker W, Brenner HD, Alberti L (1982) Untersuchung subjektiver Neuroleptikawirkung bei Schizophrenen. Therapiewoche 32:3411–3421

Bortz J, Döring N (1995) Forschungsmethoden und Evaluation für Sozialwissenschaftler. Springer, Berlin Heidelberg New York

Breier A, Buchanan RW, Irishd, Carpenter WT Jr (1993) Clozapine treatment of outpatients with schizophrenia: outcome and long-term response patterns. Hosp Community Psychiatry 44:1145–1149

Browne S, Roe M, Lane A, Gervin M, Morris M, Kinsella A, Larkin C, O'Callaghan E (1996) Quality of life in schizophrenia: relationship to sociodemographic factors, symptomatology and tardive dyskinesia. Acta Psychiatr Scand 94:118–124

Buchanan RW, Holstein C, Breier A (1994) The comparative efficacy and long-term effect of Clozapine treatment on neuropsychological test performance. Biol Psychiatry 36:717–725

Buchanan RW, Breier A, Kirkpatrick B, Ball P, Carpenter WT Jr (1998) Positive and negative symptom response to Clozapine in schizophrenic patients with and without the deficit syndrome. Am J Psychiatry 155:751–760

Carpenter WT, Buchanan RW, Kirkpatrick B, Lann HD, Breier AF, Summerfelt AT (1999) Comparative effectiveness of fluphenazine decanoate injections every 2 weeks versus every 6 weeks. Am J Psychiatry 156:412–418

Essock SM, Hargreaves WA, Covell NH, Goethe J (1996) Antipsychotics in research and clinical settings. Psychopharmacol Bull 32:683–697

Flügel F, Bente D (1956) Das akinetisch-abulische Syndrom. Dtsch Med Wochenschr 81:2071–2074

Franz M (1998) Empirische Untersuchungen zur Lebensqualität schizophrener Patienten schizophrener Patienten unter Neuroleptikabehandlung. In: HJ Möller, N Müller (Hrsg) Schizophrenie – Moderne Konzepte zur Diagnostik, Pathogenese und Therapie. Springer, Wien, S 255–264

Franz M, Lis S, Plüddemann K, Gallhofer B (1997) Conventional versus atypical neuroleptics: subjective quality of life in schizophrenic patients. Br J Psychiatry 170:422–425

Franz M, Plüddemann K, Gruppe H, Gallhofer B (1996) Modifikation und Anwendung der Münchner Lebensqualitäts-Dimensionen-Liste bei schizophrenen Patienten. In: HJ Möller, R Engel, P Hoff (Hrsg) Befunderhebung in der Psychiatrie: Negativsymptomatik, Lebensqualität und andere neue Entwicklungen. Springer, Wien, S 103–111

Galletly CA, Clark CR, McFarlane AC, Weber DL (1997) Relationships between changes in symptom ratings, neuropsychological test performance and quality of life in schizophrenic patients treated with clozapine. Psychiatr Res 72:161–166

Galletly CA, Clark CR, McFarlane AC, Weber DL (1999) Effects of Clozapine for non-treatment-resistant patients with schizophrenia. Psychiatr Serv 50:101–103

Gebhardt R (1972) Veränderungen der subjektiven Befindlichkeit psychotischer Patienten unter neuroleptischer Therapie. Pharmakopsychiat 5:295–300

Hamilton S, Revicki DA, Genduso LA, Beasley CM Jr (1998) Olanzapine versus placebo and Haloperidol: quality of life and efficacy results of the North American double-blind trial. Neuropsychopharmacology 18:41–49

Heinisch M, Ludwig M, Bullinger M (1991) Psychometrische Testung der „Münchner Lebensqualitäts Dimensionen Liste (MLDL)". In: Bullinger M, Ludwig M, von Steinbüchel N (Hrsg) Lebensqualität bei kardiovaskulären Erkrankungen, Grundlagen, Messverfahren und Ergebnisse. Hogrefe, Göttingen, S 73–90

Heinrichs DW, Hanlon TH, Carpenter WT (1984) The quality of life scale: an instrument for rating the schizophrenic deficit syndrome. Schizophr Bull 10:388–398

Helmchen H, Hippius H (1969) Pharmakogene Depression. In: Hippius H, Selbach H (Hrsg) Das depressive Syndrom. Schattauer, Stuttgart, S 443–448

Janke W (1961) Über die Verwendbarkeit von objektiv auswertbaren Fragebogen bei der Prüfung von Arzneimittelwirkungen. Med Exp 5:169–175

Katschnig H (1997) How useful is the concept of quality of life in psychiatry? In: Katschnig H, Freeman H, Sartorius N (eds) Quality of life in mental disorders. Wiley, Chichester, pp 3–16

Lauer G, Stegmüller-Koenemund U (1994) Bereichsspezifische subjektive Lebensqualität und krankheitsbedingte Einschränkungen chronisch schizophrener Patienten. Psychiatr Prax 21:70–73

Lehman AF (1988) A quality of life interview for the chronically mentally ill. Eval Program Plann 11:51–62

Lehman AF (1996) Measures of quality of life among persons with severe and persistent mental disorders. Soc Psychiatry Psychiatr Epidemiol 31:78–88

Lehman AF, Ward NC, Linn LS (1982) Chronic mental patients: the quality of life issue. Am J Psychiatry 139:1271–1276

Lieberman JA (1993) Understanding the mechanism of action of atypical antipsychotic drugs, a review of compounds in use and development. Br J Psychiatry 163 (Suppl 22):7–18

Malm U, May PRA, Dencker SJ (1981) Evaluation of the quality of life of the schizophrenic outpatient: a checklist. Schizophr Bull 7:477–487

Meltzer HY (1992) Dimensions of outcome with clozapine. Br J Psychiatry 160 (Suppl 17):46–53

Meltzer HY (1997) Treatment resistant schizophrenia – the role of clozapine. Current Medical Research and Opinion 14:1–20

Meltzer HY, Burnett S, Bastani B, Ramirez LF (1990) Effects of six months of Clozapine treatment on the quality of life of chronic schizophrenic patients. Hosp Community Psychiatry 41:892–897

Meltzer HY, Cola P, Way L, Thompson PA, Bastani B, Davies MA, Snitz B (1993) Cost effectiveness of Clozapine in neuroleptic-resistant schizophrenia. Am J Psychiatry 150:1630–1638

Naber D (1995) A self-rating to measure subjective effects of neuroleptic drugs, relationships to objective psychopathology, quality of life, compliance and other variables. Int Clin Psychopharmacol 10 (Suppl 3):133–138

Naber D (1998) Subjective experience of schizophrenic patients treated with antipsychotic medication. Int Clin Psychopharmacol 13 (Suppl 1):s41–s45

Naber D, Hackl C, Marzelli B et al. (1992) Zur subjektiven Wirkung von Clozapin im Vergleich zu typischen Neuroleptika. In: Naber D, Müller-Spahn F (Hrsg) Pharmakologie und Klinik eines atypischen Neuroleptikums. Schattauer, Stuttgart, S 171–177

Naber D, Lambert M (1998) Sertindole decreases hospitalization and improves the quality of life of schizophrenic patients. International Journal of Psychiatry in Clinical Practice 2 (Suppl 2):573–577

Naber D, Lambert M, Krausz M (1999) Atypische Neuroleptika in der Behandlung schizophrener Patienten. Uni-Med, Bremen

Naber D, Walther A, Kircher T, Hayek D, Holzbach R (1994) Subjective effects of neuroleptics predict compliance. In: Gaebel W, Awad AG (Hrsg) Prediction of neuroleptic treatment outcome in schizophrenia. Springer, Wien, pp 85–98

Priebe S, Gruyters T, Heinze M, Hoffmann C, Jäkel A (1995) Subjektive Evaluationskriterien in der psychiatrischen Versorgung – Erhebungsmethoden für Forschung und Praxis. Psychiatrische Praxis 22:140–144

Pukrop R, Möller HJ, Sass H, Sauer H, Klosterkötter J et al. (1999) Das Konstrukt Lebensqualität. Metaanalytische Validierung und die Entwicklung eines modularen Erhebungssystems. Nervenarzt 70:41–53

Rosenheck R, Cramer J, Xu W, Thomas J, Henderson W, Frisman L, Fye C, Charney D (1997) A comparison of Clozapine and Haloperidol in hospitalized patients with refractory schizophrenia. N Engl J Med 337:809–815

Rosenheck R, Lawson W, Crayton J, Cramer J, Xu W, Thomas J, Stolar M, Charney D (1998a) Predictors of differential response to Clozapine and Haloperidol. Biol Psychiatry 44:475–482

Rosenheck R, Tekell T, Peters J, Cramer J, Fontana A, Xu W, Thomas J, Henderson W, Charney D (1998b) Does participation in psychosocial treatment augment the benefit of Clozapine? Arch Gen Psychiatr 55:618-625

Tollefson GD, Andersen SW (1999) Should we consider mood disturbances in schizophrenia as an important determinant of quality of life? J Clin Psychiatry 60 (Suppl 5):23-29

Van Putten T, May PRA, Marder SR, Wittmann LA (1981) Subjective response to antipsychotic drugs. Arch Gen Psychiatry 38:187-190

VanPutten T, May PRA, Marder SR (1984) Response to antipsychotic medication: The doctor's and the consumer's view. Am J Psychiatry 141:16-19

Ware JE, Snow KK, Kosinski M, Gandek B (1993) SF-36 Health Survey manual and interpretation guide. New England Medical Center, The Health Institute, Boston

# PERSIST – PERsonenzentrierte Settingübergreifende Integrative Schizophrenie-Therapie

A. Karow, C. Perro, S. Moritz, O. Yagdiran, E. Nika, R. Basdekis, M. Lambert, P. Briken, E. Gottwalz, J. Jung und M. Krausz

## Einleitung

Mit dem Wunsch nach modernen Therapiekriterien und kritischem Umgang mit medikamentöser Therapie entwickeln sich neue Ziele in der Behandlung schizophrener Patienten. Im Rahmen des PERSIST-Projektes werden in der Hamburger Universitätsklinik die Wirkungen atypischer Antipsychotika auf Psychopathologie, Nebenwirkungen, Neuropsychologie, Familiendynamik, Lebensqualität, subjektive Zufriedenheit und Compliance untersucht. Die zentralen Fragen der Studie gelten der Effektivität der Präparate in den genannten Untersuchungsbereichen, der vergleichenden Verlaufsbeobachtung und dem Vergleich mit konventionellen Neuroleptika. Ziele der Studie sind eine Untersuchung des Krankheitsverlauf und verlaufsbeeinflussender Faktoren schizophrener Störungen, die Differentialindikation atypischer Antipsychotika und eine Personenzentrierung der Hilfe und Behandlung. Lebensqualität und subjektive Konstrukte werden dabei als Zielvariablen und Verlaufsprädiktoren verstanden. Patienten mit einer schizophrenen Störung werden in einer kontrollierten, randomisierten Phase IV mit den atypischen Antipsychotika Amisulprid, Olanzapin, Quetiapin, Risperidon oder Zotepin behandelt. Bei ungenügendem Ansprechen auf die erste Medikation wurden die Patienten auf Clozapin umgestellt.

Bislang zeigten alle Antipsychotika eine gute klinische Wirkung auf die psychopathologische Symptomatik. Die Faktorenanalyse eines neukonstruierten Instrumentes (PANADSS) konnte die Drei-Fakoren-Struktur der Schizophrenie (Positiv-, Negativsymptomatik, Desorganisation) auch bei atypisch medizierten Patienten bestätigen. Unter allen Atypika kam es während der Behandlung zu einem Rückgang der depressiven Symptomatik. Die subjektive Befindlichkeit und die Lebensqualität wurde von den Patienten am Ende der stationären Therapie signifikant höher bewertet als zu Beginn. Objektive Psychopathologie und subjektive Lebensqualität sind nach den bisherigen Ergebnissen weitgehend voneinander unabhängig. Zusammenfassend können spezifischere Aussagen bezüglich der Unterschiede zwischen den verschiedenen atypischen Antipsychotika erst nach weiterer Auswertung getroffen werden.

## PERSIST – integratives Behandlungsprogramm und Forschungsstrategie

Mit der Einführung atypischer Antipsychotika und einer Hinwendung auf die subjektive Sicht der Patienten beginnen sich die Behandlungsstrategien in der Schizophrenietherapie zu verändern. Der Therapieerfolg schizophrener Erkrankungen lässt sich nicht mehr ausschließlich an prüfbaren Kriterien wie Symptomreduktion, Verhinderung eines Rückfalls, Rehospitalisierungsrate oder auch Wiedereingliederung in den Arbeitsprozess festmachen. Der Patient wird zunehmend als Experte für seine Erkrankung angesehen und damit muss die Berücksichtigung von Wohlbefinden und Funktionsfähigkeit aus der Sicht des Patienten elementarer Bestandteil der wissenschaftlichen Perspektive werden.

Mit dem Wunsch nach modernen Therapiekriterien und kritischem Umgang mit medikamentöser Therapie entwickeln sich neue Ziele antipsychotischer Behandlungen, insbesondere hinsichtlich der für die antipsychotische Langzeitmedikation notwendigen Compliance. Obwohl die Rolle des Patienten und die subjektive Perspektive grundlegend für die Psychiatrie sind, finden Betroffene in der Therapie und der Forschung immer noch zu wenig Beachtung. Sowohl in der Schizophrenieforschung als auch bei der Begutachtung und Förderung von Forschungsprojekten herrschen häufig methodische Schwächen und Einseitigkeiten vor (Krausz 2000; Krausz u. PERSIST-Projekt 2000).

Die wichtigsten aktuellen Probleme in der Schizophreniebehandlung sind (Krausz 2000):

- eine mangelnde Berücksichtigung der Nutzerperspektive (Patienten und Angehörige);
- Qualifikationsbedarf der Behandlungsteams;
- die effektiven Interventionen kommen den Patienten nicht zugute;
- zu wenig Diagnostik, Evaluation und Qualitätssicherung, um personenzentriert zu arbeiten;
- Brüche in der Behandlungskontinuität (Wechsel der Behandler etc.);
- Organisation um das Setting statt um den Prozess;
- zu wenig Reflektion der Behandlungsphilosophie innerhalb des Teams.

PERSIST setzt als eine integrative Behandlungs- und Forschungsstrategie ein Behandlungsprogramm um, bei dem eine prospektive Evaluations- und Forschungsmethode (Phase-VI-Studie), Qualifikations- und Coachingkonzepte sowie integrative Schizophrenietherapie miteinander verknüpft werden. Integrative Schizophrenietherapie bedeutet moderne Psychopharmakotherapie, Familien- und Angehörigenarbeit, Psychoedukation, individuelle Psychotherapie und mehrdimensionale Diagnostik.

PERSIST ist eine prospektive randomisierte Kontrollgruppenstudie, in deren Verlauf die Wirkungen atypischer Antipsychotika auf Psychopathologie, Nebenwirkungen, Neuropsychologie, Familiendynamik, Lebensqualität, subjektive Zufriedenheit und Compliance untersucht werden. Die zentralen Fragen der Studie gelten der Effektivität der Präparate in den genannten Untersuchungsbereichen, der vergleichenden Verlaufsbeobachtung und dem Vergleich mit konventionellen Neuroleptika. Ziele der Studie sind eine Untersuchung des Krankheitsverlauf und verlaufsbeeinflussender Faktoren schizophrener Störungen, die Differentialindikation atypischer Antipsychotika und eine Personenzentrierung der Hilfe und Behandlung. Lebensqualität und subjektive Konstrukte werden dabei als Zielvariablen und Verlaufsprädiktoren verstanden. Zusätzlich erforderlich sind eine kontinuierliche praxisorientierte Qualifikation für alle beteiligten Berufsgruppen und Wissensvermittlung und Umsetzungshilfe an die Betroffenen und deren Angehörige – d. h. „evidence based" Schizophrenietherapie als ein Qualifikations- und Coachingkonzept.

## Stichprobe

Bislang wurden 125 Patienten (68 Männer und 34 Frauen) in die Studie eingeschlossen. Bei Einschluss in die Studie erfolgt eine standardisierte Aufklärung und Einwilligung der Patienten. Einschlusskriterien sind die Diagnose einer schizophrenen, schizoaffektiven oder schizophreniformen Störung, deren Erkrankungsbeginn weniger als 10 Jahre zurückliegt. Die Kriterien für einen Ausschluss aus der Studie sind eine Ablehnung des Patienten, ein Diagnosewechsel oder eine Umstellung des Patienten auf eine von der Studie abweichende Medikation. Die Diagnosen werden anhand der Diagnosekriterien von DSM-IV und ICD-10 (Dilling und Dittmann 1990) von klinisch erfahrenen Ärzten gestellt. Die Patienten werden nach einem geschlechtergetrennten Randomisierungsplan mit den atypischen Antipsychotika Amisulprid, Olanzapin, Quetiapin, Risperidon oder Zotepin behandelt. Wenn im Rahmen der Behandlung eine medikamentöse Umstellung notwendig wurde oder die Patienten nicht auf das Atypikum ansprachen, wurde mit Clozapin weiterbehandelt. Sertindol war anfangs Bestandteil der Studienmedikation und wird seit seiner Rücknahme vom Markt nicht mehr verwendet. Amisulprid und Quetiapin wurden später in den Randomisierungsplan aufgenommen. Die wichtigsten demografischen Daten der Stichprobe sind in Tabelle 10.1 dargestellt.

**Tabelle 10.1.** Deskriptive Daten der Stichprobe

| Werte<br>68 m/34 w<br>(n = 125) | Alter | Dauer<br>Aufenthalt (d) | Alter bei<br>Ersterkrankung | Stat.<br>Aufnahmen<br>insgesamt | PANSS<br>Aufnahme |
|---|---|---|---|---|---|
| Mittelwert | 32,5 | 39,5 | 26,2 | 3,6 | 86,3 |
| Standardabweichung | ±11,02 | ±32,1 | ±10,5 | ±3,8 | ±25,1 |
| Range | 18–64 | 2–184 | 15–63 | 1–23 | 29–138 |

Psychopathologie (PANSS)
Nebenwirkungen (UKU)
Klinischer Eindruck (CGI)
Lebensqualitätsbögen
Depression (BDI)
Symptomcheckliste (SCL-90)
Neuropsychologie
Outcome (GAF, GARF)
Soziodemeographische Daten

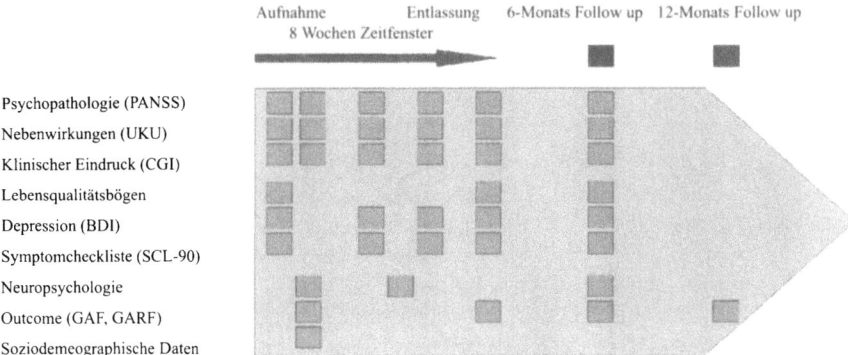

**Abb. 10.1.** Zeitschema der Datenerhebung

## Messinstrumente

Die Datenerhebung erfolgt nach dem in Abb. 10.1 dargestellten Zeitschema. Beginn der Datenerhebung ist zum Zeitpunkt 0, d.h. vor Beginn der antipsychotischen Medikation. Abgeschlossen wird die Datenerhebung 12 Monate nach Einschluss der Patienten. Die Erhebung erfolgt über die aufgeführten Fremdbeurteilungsinstrumente, Selbstbeurteilungsinstrumente und objektive Tests.

## Fremdratings

In Tabelle 10.2 sind die innerhalb der Studie verwendeten Fremdbeurteilungsbögen zur Erfassung des psychopathologischen Outcomes, des funktionellen Outcomes, der Nebenwirkungen und der Compliance aufgeführt.

**Tabelle 10.2.** Erfassung von Psychopathologie, funktionellem Outcome, der Nebenwirkungen und der Compliance (Kay et al. 1987; Lingjaerde et al. 1987)

| Erfassung | Instrument |
|---|---|
| Psychopathologisches Outcome | Positive and Negative Symptome Scale (PANSS; schizophrene/global psychiatrische Symptome) Clinical Global Impression (CGI; Erfassung der Zustandsänderung und Medikamentenwirkung) |
| Funktionelles Outcome | Scale for Assessment of Global Functioning (GAF) |
| Nebenwirkungen | UKU-Skale (psychische, neurologische, vegetative Symptome/Zusammenhang Medikation) |
| Compliance | Compliance-Fragebogen (Medikamentencompliance und Einstellung zu Neuroleptika) |

**Tabelle 10.3.** Erfassung von Lebensqualität und subjektiver Befindlichkeit, subjektiver Symptomatik, Depressivität und Familiensituation (Naber 1995; Heinisch et al. 1991; Bullinger et al. 1993, 1995; Ware et al. 1992; Derogatis et al. 1973, 1976)

| Instrument | Inhalt |
|---|---|
| Subjektives Wohlbefinden unter Neuroleptika (SWN) | Neuroleptische induzierte Störungen (emotionale Regulation, mentale Funktion, physisches Wohlbefinden, soziale Integration, Selbstkontrolle) |
| Short Form-36 (SF-36) | Subjektive Gesundheit, unabhängig von dem allgemeinen Gesundheitszustand in 8 Dimensionen |
| Münchner Lebensqualitäts-Dimensionen-Liste (MLDL) | Subjektives Wohlbefinden und Wichtigkeit (Physis, Psyche, Sozialleben, Alltag) |
| Fragebogen Alltagsleben | Funktionsfähigkeit im Alltag in 6 Dimensionen |
| Symptom-Checkliste (SCL-90) | Erfassung von subjektiven Symptomen, körperlichen Beschwerden, Kognition |
| Beck Depression Inventory (BDI) | Stimmung, Antrieb, vegetative und andere Symptome |
| Familienfragebogen (FAM) | Erhebung dysfunktionaler Beziehungen in der Herkunftsfamilie |

## Selbstratings

Tabelle 10.3 listet die verwendeten Selbstbeurteilungsbögen zur Einschätzung der Lebensqualität und subjektiven Befindlichkeit, der Medikamentenwirkungen, der psychiatrischen Symptomatik und der Familiensituation auf.

## Objektive Tests

Objektive Tests zur Beurteilung des kognitiven Funktionsniveaus, Konzentrationsvermögens und Gedächtnis sind in Tabelle 10.4 beschrieben.

## Fragestellungen

Die augenblicklich in der Auswertung der Ergebnisse besonders berücksichtigten Fragestellungen der PERSIST-Studie sind die differentielle Beeinflussung der Psychopathologie durch die eingesetzten Präparate, das Nebenwirkungsprofil der untersuchten Antipsychotika, die Erfassung dosisab- und -unabhängiger Dysfunktionen, die Erfassung von Prädiktoren der Medikamentencompliance (insbesondere Nebenwirkungen und kognitive Störungen) und des symptomatischen Outcomes (insbesondere soziale Beziehungen [FAM], Lebensqualität, neurokognitive Funktionen), eine Erfassung von Prädiktoren des funktionellen Outcomes und der Arbeitssituation (insbesondere neurokognitive Funktionen) und die Bedeutung depressiver Symptome für Verweildauer und Komplikationen.

**Tabelle 10.4.** Erfassung des kognitiven Funktionsniveaus

| Instrument | Inhalt |
|---|---|
| Wisconsin Card Sorting Test | Planungsfähigkeit, sensitiv Kortex |
| Trail-Making-Test a und b | Psychomotorische Geschwindigkeit, kognitive Umstellfähigkeit |
| Mosaik-Test | Räumlich-konstruktive Funktionen, sensitiv rechter Frontallappen |
| Zahlen-Symbol-Test | Selektive Aufmerksamkeit, graphomotorische Koordination |
| Stroop-Test | Selektive Aufmerksamkeit, cingulum |
| Auditiv-verbaler Lerntest | Gedächtnis, Kurz- und Langzeitgedächtnis |
| Zahlennachsprechen | Verbales Kurzgedächtnis |
| LPS-Untertest 6 | Wortflüssigkeit |
| Verbaler Kreativitätstest | Kreative Wortflüssigkeit |
| LPS-Untertest 9 | Räumliches Vorstellungvermögen |
| Mehrfach-Wortschatztest | Schätzung prämorbides Leistungsniveau |

## Ergebnisse

Alle vier Atypika zeigten eine gute klinische Wirkung auf die psychopathologische Symptomatik. Insbesondere bezüglich der Positivsymptomatik zeigte sich unter allen Atypika ein signifikanter Rückgang innerhalb der ersten vier Wochen. Bezüglich der Negativsymptomatik beginnen die Kurven zu divergieren. Angesichts der noch kleinen Fallzahl sind die Ergebnisse vorbehaltlich zu diskutieren.

Die Faktorenanalyse eines neukonstruierten Instrumentes, die Positive And Negative And Disorganised Symptoms Scale (PANADSS), konnte die Drei-Fakoren-Struktur der Schizophrenie (Positiv-, Negativsymptomatik, Desorganisation) auch bei atypisch medizierten Patienten bestätigen (Andresen u. Moritz 2000). Störungen der Planungsfähigkeit (WCST, Trail-Making B), der Aufmerksamkeit (Stroop) und des Gedächtnisses waren signifikant mit dem Desorganisationssyndrom korreliert. Negativsymptomatik ging einzig mit einer verschlechterten Wortflüssigkeit einher.

Unter allen Atypika kam es während der Behandlung zu einem Rückgang der depressiven Symptomatik. Es ist anzumerken, dass im Durchschnitt die Patienten nicht als klinisch depressiv einzustufen waren. Angesichts der noch kleinen Fallzahl ließen sich Untergruppen nicht evaluieren. Unter keinem Atypikum kam es jedoch zu einer Verschlechterung der depressiven Symptomatik.

Die subjektive Befindlichkeit und die Lebensqualität wurden von den Patienten am Ende der stationären Therapie signifikant höher bewertet als zu Beginn der stationären Therapie. Objektive Psychopathologie und subjektive Lebensqualität sind nach den bisherigen Ergebnissen weitgehend voneinander unabhängig, sodass auch Patienten mit einer hohen Symptomreduktion keine signifikant bessere subjektive Lebensqualität berichteten (Karow et al. 1999). Die vier verschiedenen hier verwendeten Lebensqualitätsinstrumente zeigten gute psychometrische Qualitäten. Trotz hoher Interkorrelationen der Lebensqualitätsmessinstrumente, zeigten sich Unterschiede in der Abbildung des Konstruktes. Zusammenfassend können spezifischere Aussagen bezüglich der Unterschiede zwischen den verschiedenen Instrumenten und den verschiedenen atypischen Antipsychotika erst nach weiterer Auswertung getroffen werden (Naber et al. 2000).

## Literatur

Andresen B, Moritz S (2000) Positive and Negative and Disorganised Symptoms Scale (PANADS). Rating system zur dimensionalen Diagnostik schizophrener Symptome. PPV, Westerau

Bullinger M (1995) German translation and psychometric testing of the SF-36 Health Survey: preliminary results from the IQOLA Project. International Quality of Life Assessment. Soc Sci Med 41:1359–1366

Bullinger M, Kirchberger I, Steinbüchel N (1993) Der Fragebogen Alltagsleben – ein Verfahren zur Erfassung der gesundheitsbezogenen Lebensqualität. Z Med Psychol 3:121–131

Derogatis LR, Lipman RS, Covi L (1973) SCL-90: an outpatient psychiatric rating scale–preliminary report. Psychopharmacol Bull 9:13–28

Derogatis LR, Rickels K, Rock AF (1976) The SCL-90 and the MMPI: a step in the validation of a new self-report scale. Br J Psychiatry 128:280–289

Dilling H Dittmann V (1990) Psychiatric diagnosis following the 10th revision of the International Classification of Diseases (ICD-10). Nervenarzt 61:259–270

Heinisch M, Ludwig M, Bullinger M (1991) Psychometrische Testung der „Münchner Lebensqualitäts-Dimensionen-Liste (MLDL)". In: Bullinger M, Ludwig M, von Steinbüchel N (Hrsg) Lebensqualität bei kardiovaskulären Erkrankungen. Hogrefe, Göttingen, S 73–91

Karow A, Moritz S, Lambert M, Naber D (1999) Lebensqualität bei schizophrenen Patienten unter der Behandlung mit atypischen Neuroleptika. Jahrbuch für Psychiatrie und Psychotherapie (im Druck)

Kay SR, Fiszbein A, Opler LA (1987) The positive and negative syndrome scale (PANSS) for schizophrenia. Schizophr Bull 13:261–276

Krausz M (2000) Patientenzentrierte und settingübergreifend integrative Behandlung in Klinik und Forschung. Nervenarzt 71:46

Krausz M, PERSIST-Projekt (2000) PERSIST: PERsonenzentrierte Settingübergreifende Integrative Schizophrenietherapie. Nervenarzt 71:137–138

Lingjaerde O, Ahlfors UG, Bech P, Dencker SJ, Elgen K (1987) The UKU side effect rating scale. A new comprehensive rating scale for psychotropic drugs and a cross-sectional study of side effects in neuroleptic-treated patients. Acta Psychiatr Scand [Suppl] 334:1–100

Naber D (1995) A self-rating to measure subjective effects of neuroleptic drugs, relationships to objective psychopathology, quality of life, compliance and other clinical variables. Int Clin Psychopharmacol 10 [Suppl 3]:133–138

Naber D, Moritz S, Lambert M, Pajonk F, Holzbach R, Mass R, Andresen B (2000) Improvement of schizophrenic patients; subjective well-being under atypical antipsychotic drugs. Schizophr Res (in press)

Ware JEJ, Sherbourne CD (1992) The MOS 36-item short-form health survey (SF-36). I. Conceptual framework and item selection. Med Care 30:473–483

KAPITEL 11

# Primäre und sekundäre Konsequenzen typischer und atypischer Neuroleptika auf das subjektive kognitive Leistungsvermögen

S. MORITZ, D. NABER, A. LAUSEN, D. KÜPPERS, M. LAMBERT, A. KAROW und M. KRAUSZ

## Einleitung

Objektive Tests gelten weiterhin als Goldstandard zur Abbildung der neurokognitiven Leistungsfähigkeit eines Individuums. Neuropsychologische Verfahren machen die Exploration subjektiver kognitiver Defizite jedoch keineswegs entbehrlich. So können subjektive Störungen so spezifisch sein, dass sie mit gängigen neurokognitiven Tests nicht erfasst werden können. Verschiedene Studien an schizophrenen, aber auch gesunden Kollektiven zeigen, dass objektive Dysfunktionen mit subjektiven Störungen nur mäßig korrelieren.

Weiterhin fehlen Instrumente, die psychometrisch befriedigend die subjektive neurokognitive Leistungsfähigkeit unter atypischen und typischen Neuroleptika beschreiben. Die Erfassung subjektiver kognitiver Störungen ist dabei aus wenigstens zwei Gründen bedeutsam:

1) Eine eigene Arbeit zeigt, dass subjektive mnestische Störungen einen signifikanten Prädiktor des symptomatischen *Outcome* bei ersthospitalisierten schizophrenen Patienten darstellen (Moritz et al. 2000).
2) Es ist anzunehmen, bedarf jedoch empirischer Sicherung, dass subjektive kognitive Nebenwirkungen Non-Compliance unter Neuroleptika begünstigen (Moritz et al. 1999).

In den folgenden Abschnitten werden zwei Studien dargestellt, die mit Hilfe zweier Selbstbeurteilungsbögen primäre und sekundäre (aufgrund neuroleptisch-induzierter parkinsonoider Symptome) kognitive Wirkungen typischer und atypischer Neuroleptika beschreiben.

Mit Blick auf objektive neuropsychologische Funktionen gelangen verschiedene Überblicksarbeiten (u. a. Cassens et al. 1990; Green u. King 1996) zu der Schlussfolgerung, dass die Gabe typischer Neuroleptika zu keiner signifikanten Verbesserung der meisten kognitiven Parameter führt (v. a. Gedächtnis, selektive Aufmerksamkeit, Reaktionsgeschwindigkeit). Für die beiden mit der globalen Arbeitsfähigkeit (Brekke et al. 1997; Meltzer et al. 1996) korrelierten Domänen Wortflüssigkeit und Raumverarbeitung wurden verschiedentlich sogar Performanzminderungen objektiviert (kurze Zusammenfassung bei Moritz et al. 1999).

Die meisten Studien zur kognitiven Wirksamkeit atypischer Neuroleptika liegen weiterhin zum Clozapin vor. Eine Reihe empirischer Studien zeigt, dass Clozapin zu einer Verbesserung der Wortflüssigkeit, der selektiven Aufmerksamkeit, der Raumverarbeitung und z.T. der allgemeinen Reaktionsfähigkeit führt (Übersichten s. bei Moritz et al. 1998, 1999). Gelegentlich berichtete Defizite im (figuralen) Gedächtnis werden den anticholinergen Eigenschaften des Clozapins zugeschrieben (z.T. wurden jedoch auch Verbesserungen gefunden).

Wie beschrieben, liegen derzeit kaum Studien zu den subjektiven neurokognitiven Effekten atypischer wie typischer Neuroleptika vor. Die vorhandenen Daten müssen daher mit großer Vorsicht interpretiert werden. Daniel et al. (1996) berichten, dass Patienten unter Clozapin und Risperidon maximal über „sehr leichte Einbußen" im Bereich der Wachheit, der Aufmerksamkeit und des Gedächtnisses klagten. Morgner (1992) fand, dass Patienten unter Haloperidol über Störungen im Bereich der Bewegungsautomatisierung und der Motorik gegenüber Clozapin-medizierten schizophrenen Patienten klagten. In einer von Naber (1995) durchgeführten Studie weisen Clozapin-medizierte schizophrene Patienten bei Entlassung höhere (d.h. bessere) Werte in der SWN-Subskala „Mentale Funktionen" als typisch medizierte Patienten auf.

## Studie 1

### Fragestellung

Gibt es einen korrelativen Zusammenhang zwischen der Höhe der typischen *Neuroleptikadosis* sowie der Ausprägung neuroleptisch-induzierter parkinsonoider Symptome mit subjektiven *neurokognitiven Dysfunktionen?*

### Methode (Stichprobe/Instrumente)

- 40 typisch medizierte schizophrene Patienten: 34,0 Jahre (10,0); 17 Männer, 23 Frauen;
- Chlorpromazinäquivalente: 499,0 mg (492,5);
- Untersuchung in der 2. Woche des stationären Aufenthalts;
- Psychopathologie: BPRS (Overall u. Gorham 1988), SCAN (WHO 1992);
- subjektive kognitive Störungen: Frankfurter Beschwerde-Fragebogen (FBF, Süllwold 1991; 10 vorwiegend kognitive und perzeptuelle Subskalen);
- Chlorpromazinäquivalente erfasst durch Algorithmus von Jahn u. Mussgay (1989);
- neuroleptisch-induzierte extrapyramidale Symptomatik: Simpson-Angus Scale (Simpson u. Angus 1970).

### Ergebnisse

Siehe Tabelle 11.1.

**Tabelle 11.1.** Partialkorrelationen (Bereinigung der Psychopathologie)

| Subskala | Partialkorrelation Dosis | Partialkorrelation EPS |
|---|---|---|
| Kontrollverlust | 0,52 [f] | 0,37 [b] |
| Einfache Wahrnehmung | 0,49 [e] | 0,29 [a] |
| Komplexe Wahrnehmung | 0,53 [f] | 0,34 [b] |
| Sprache | 0,38 [b] | 0,12 |
| Denken [g] | 0,44 [d] | 0,29 [a] |
| Gedächtnis | 0,24 | 0,20 |
| Motorik | 0,45 [d] | 0,46 [d] |
| Automatismenverlust | 0,44 [d] | 0,32 [b] |
| Anhedonie/Angst | 0,54 [f] | 0,21 |
| Reizüberflutung [g] | 0,46 [d] | 0,40 [c] |

[a] $p<0,1$; [b] $p<0,05$; [c] $p<0,01$; [d] $p<0,005$; [e] $p<0,001$; [f] $p<0,0005$; [g] Skalen zur Erfassung von Aufmerksamkeit/Ablenkbarkeit

## Studie 2

### Fragestellung

An einer typisch medizierten schizophrenen Kohorte sowie Patienten, die monotherapeutisch mit Clozapin, Olanzapin und Risperidon eingestellt waren, soll untersucht werden, ob typische oder atypische Neuroleptika bei Dosiserhöhung zu gleichförmigen Defiziten der subjektiven Denkfähigkeit führen.

### Methode (Stichprobe/Instrumente)

- 106 typisch medizierte schizophrene Patienten (14–900 mg CPÄ);
- 104 atypisch medizierte schizophrene Patienten: 38 Clozapin (25–600 mg), 36 Olanzapin (5–20 mg), 30 Risperidon (1–8 mg);
- Erhebungszeitpunkt: Entlassung;
- Psychopathologie: PANSS (Kay et al. 1989);
- subjektive kognitive Störungen: Subskala „Mentale Funktionen" der Skala „Subjektives Wohlbefinden unter Neuroleptika" (SWN, Naber 1995; Beispielitem: „Das Denken fällt mir leicht");
- typische Neuroleptika: Umrechnung in Chlorpromazinäquivalente (s. oben);
- Atypika: Verrechnung der Dosishöhe in mg.

### Ergebnisse

Siehe Abb. 11.1.

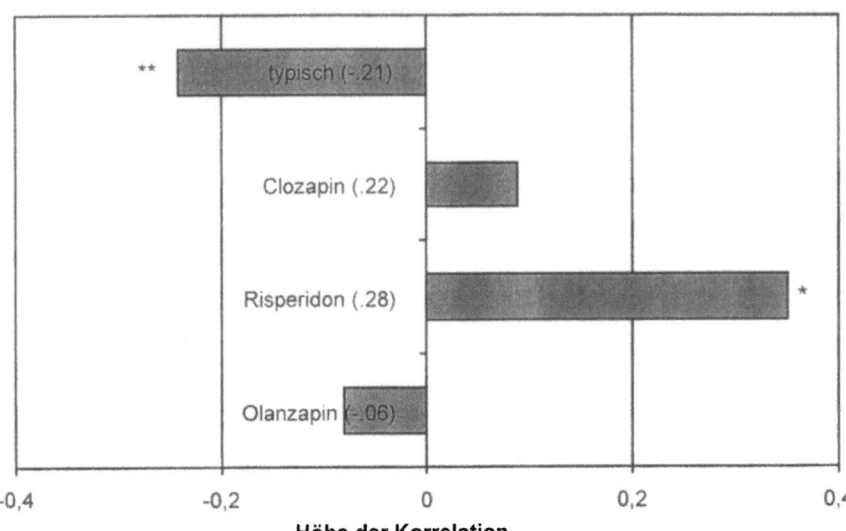

**Abb. 11.1.** Korrelationen zwischen neuroleptischer Dosishöhe mit subjektivem Denkvermögen, in Klammern sind die Partialkorrelationen (Bereinigung der PANSS-Werte) abgebildet. * p<0,05; ** p<0,01

## Diskussion/Schlussfolgerung

1. Kognitive und perzeptuelle Störungen nehmen mit höheren typisch neuroleptischen Dosen und neuroleptisch-induziertem Parkinsonoid zu.
2. Höhere Atypikadosen gehen mit keiner Minderung der subjektiven kognitiven Leistungsfähigkeit einher (positive Korrelationen für Clozapin/Risperidon)
3. Aufgrund des gesicherten Zusammenhangs zwischen Medikamentennebenwirkungen und Non-Compliance besteht bei neuroleptisch-induzierten kognitiven Dysfunktionen die Gefahr, dass schizophrene Patienten ihre Medikation absetzen.
4. Für Patienten, bei denen eine Hochdosistherapie unumgänglich scheint, ist unter typischen Neuroleptika nicht auszuschließen, dass therapeutische Informationen und Weisungen aufgrund neurokognitiver Störungen nur ungenügend verstanden und memoriert werden können.
5. Aufgrund der geringen Fallzahlen in den atypischen Stichproben sollten die vorliegenden Ergebnisse als vorläufig betrachtet werden.

## Literatur

Brekke JS, Raine A, Ansel M, Lencz T, Bird L (1997) Neuropsychological and psychophysiological correlates of psychosocial functioning in schizophrenia. Schizophrenia Bulletin 23:19–28

Cassens G, Inglis AK, Appelbaum PS, Gutheil TG (1990) Neuroleptics: effects on neuropsychological function in chronic schizophrenic patients. Schizophrenia Bulletin 16:477–499

Daniel DG, Goldberg TE, Weinberger DR, Kleinman JE, Pickar D, Lubick LJ, Williams TS (1996) Different side effect profiles of risperidone and clozapine in 20 outpatients with schizophrenia or schizoaffective disorder: a pilot study. American Journal of Psychiatry 153:417–419

Green JF, King DJ (1996) Cognitive functioning in schizophrenia. Effects of drug treatment. Drug Therapy 6:382–398

Jahn T, Mussgay L (1989) Die statistische Kontrolle möglicher Medikamenteneinflüsse in experimentalpsychologischen Schizophreniestudien: Ein Vorschlag zur Berechnung von Chlorpromazinäquivalenten. Zeitschrift für Klinische Psychologie 18:257–267

Kay SR, Opler LA, Lindenmayer J-P (1989) The positive and negative syndrome scale (PANSS). Rationale and standardisation. British Journal of Psychiatry 155 (Suppl 7):59–65

Meltzer HY, Thompson PA, Lee MA, Ranjan R (1996) Neuropsychological deficits in schizophrenia. Relation to social function and effect of antipsychotic drug treatment. Neuropsychopharmacology 14:27–33

Morgner J (1992) Die Therapie schizophrener Ziel- und Basissymptome mit Clozapin (Leponex®). In: Naber D, Müller-Spahn F (Hrsg) Clozapin. Pharmakologie und Klinik eines atypischen Neuroleptikums: Eine kritische Bestandsaufnahme. Springer, Berlin Heidelberg New York, S 43–50

Moritz S, Krausz M, Gottwalz E, Lambert M, Perro C, Ganzer S, Naber D (2000) Cognitive dysfunction at baseline predicts symptomatic one-year outcome in first-episode schizophrenics. Psychopathology 33:48–51

Moritz S, Naber D, Krausz M (1998) Neurokognition unter atypischen Neuroleptika – ein Überblick zu Clozapin. Medizin und Kunst 10:10–15

Moritz S, Naber D, Krausz M, Lambert M, Andresen B (1999) Neurokognitive Veränderungen in der Behandlung schizophrener Patienten mit Clozapin. In: Naber D, Müller-Spahn F (Hrsg) Clozapin. Pharmakologie und Klinik eines atypischen Neuroleptikums. Springer, Berlin Heidelberg New York, S 90–108

Naber D (1995) A self-rating to measure subjective effects of neuroleptic drugs, relationships to objective psychopathology, quality of life and other clinical variables. International Clinical Pharmacology 10 (Suppl 3):133–138

Overall JE, Gorham DR (1988) The Brief Psychiatric Rating Scale (BPRS): recent developments in ascertainment and scaling. Psychopharmacology Bulletin 24:97–99

Simpson GM, Angus JWS (1970) A rating scale for extrapyramidal side effects. Acta Psychiatrica Scandinavica 212 (Suppl):11–19

Süllwold L (1991) Manual zum Frankfurter Beschwerdefragebogen (FBF). Springer, Berlin Heidelberg New York

WHO (1992) SCAN – Schedules for Clinical Assessment in Neuropsychiatry. World Health Organization, Division of Mental Health, Genf

KAPITEL 12

# Die subjektive Befindlichkeit schizophrener Patienten unter den atypischen Neuroleptika Clozapin, Olanzapin und Risperidon

M. LAMBERT, S. MORITZ und D. NABER

Im Verlauf des letzten Jahrzehnts hat sich die psychiatrische Versorgung und deren Zielsetzungen verändert. Schizophrene Patienten sind nun nicht länger passive Teilnehmer bzw. der Behandlung unterworfen, sondern nehmen immer häufiger aktiv an deren Gestaltung teil. Daraus resultiert, dass die Beurteilung der Behandlung aus der Patientenperspektive und damit einhergehend die Zufriedenheit der Patienten immer mehr an Bedeutung gewinnt. Viele Konstrukte, wie z. B. das subjektive Wohlbefinden des Patienten oder die subjektive Lebensqualität, stellen heute nicht nur Aspekte guter psychiatrischer Versorgung dar, sondern stehen als wichtige Erfolgskriterien im Zentrum therapeutischer Zielsetzungen.

Eines dieser Erfolgskriterien stellt die subjektive Befindlichkeit unter neuroleptischer Therapie dar. Gemeint ist damit, dass die Wirkungen und Nebenwirkungen eines Neuroleptikums vom Patienten in einer großen Variabilität unterschiedlich erlebt und verarbeitet werden können und z. B. eine neuroleptisch bedingte Verbesserung psychopathologischer Symptome nicht automatisch mit einer guten subjektiven Befindlichkeit verbunden ist. Von besonderer Bedeutung für das subjektive Befinden sind dabei die so genannten psychischen Nebenwirkungen des Neuroleptikums wie z. B. dyskognitive oder dysaffektive Symptome (s. Übersicht). Diese Wirkungen sind häufig diskret und einer objektiven Beobachtung nur schwer zugänglich, trotzdem von hoher klinischer Relevanz, u. a. für Symptomreduktion, Compliance, Höhe der zu wählenden neuroleptischen Dosierung und für den Verlauf der Erkrankung.

**Symptome psychischer (subjektiver) Nebenwirkungen**
- Dysaffektive Symptome
  - Mangelnde Emotionalität
  - Ängstliche Verstimmung
  - Verlust von Spontaneität und Willensstärke
  - Abstumpfung von Erlebnissen
  - Verlust von Lebenskraft und Vitalität
- Dyskognitive Symptome
  - Denkhemmung
  - Einengung des Denkens
  - Verlangsamung des Denkens
  - Konzentrationsstörungen
  - Aufmerksamkeitsstörungen
  - Beeinträchtigung des Gedächtnisses
  - Einfallslosigkeit
  - Verminderung der Lernfähigkeit

Die subjektive Befindlichkeit kann als Summe einer Vielzahl von physischen und psychischen Faktoren aus der Patientenperspektive definiert werden (z. B. Krankheitssymptome, Wirkungen und Nebenwirkungen der Neuroleptika, Vorhandensein von körperlichen Erkrankungen, Wirksamkeit von Psychotherapie oder die objektive bzw. subjektive Lebensqualität etc.). Dagegen sind für die subjektive Befindlichkeit unter neuroleptischer Therapie drei Bereiche von wesentlicher Bedeutung:

1) Die *subjektive Befindlichkeit unter der Symptomatologie*: Dieser Bereich umfasst die subjektive Befindlichkeit unter verschiedenen psychopathologischen Symptomen/Syndromen, die Wirksamkeit der neuroleptischen Medikation auf die bestehende Symptomatologie bzw. die neuroleptisch-bedingte Auslösung oder aber auch Enthüllung bzw. Offenbarung negativer und depressiver Symptome.

2) Die *subjektive Befindlichkeit unter physischen (somatischen) Nebenwirkungen*: Damit sind v. a. objektive Nebenwirkungen wie Sedierung, extrapyramidal-motorische Störungen, sexuelle Dysfunktionen oder Gewichtszunahme gemeint. Diese können individuell unterschiedlich, je nach Schweregrad und Zeitpunkt des Auftretens, das subjektive Befinden negativ beeinflussen (Abb. 12.1).

3) Die *subjektive Befindlichkeit unter psychischen Nebenwirkungen*: Viele Schizophrene berichten neben körperlichen Nebenwirkungen über Beeinträchtigungen von Affekt (z.B. Emotion, Lebenskraft, Spontaneität) und Kognition; v.a. in der Remissionsphase. Diese psychischen Symptome sind sehr subtil und deshalb mittels objektiver Untersuchung oder herkömmlicher Ratingskalen schwer zu erfassen.

Im klinischen Alltag gestaltet sich die Erhebung der subjektiven Befindlichkeit oft schwierig. Dies resultiert aus der Beobachtung, dass v.a. die subjektiven psychischen Nebenwirkungen wie dysphorische Reaktionen oder Einschränkungen der Emotionalität sehr subtil, individuell verschieden und da-

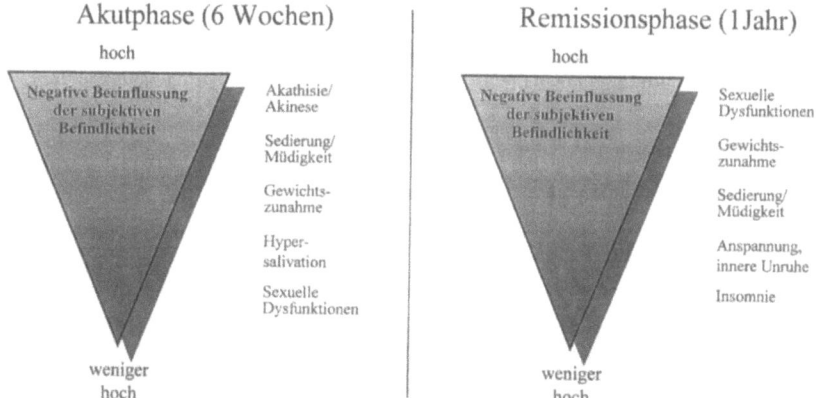

**Abb. 12.1.** Auswirkungen von physischen (objektiven) Nebenwirkungen. (Nach Buis et al. 1995; Hornung 1998; Weiden und Mackell 1999; Knudstorp und Gerlach)

mit schwer zu erfassen sind. Zur standardisierten Erhebung wurde mehrere Instrumente erarbeitet. Heute existieren v.a. unspezifische Skalen (z.B. Befindlichkeitsskala, Bf-S; Zerssen et al. 1970) und medikationsspezifische Instrumente, die hauptsächlich versuchen, die subjektive Verarbeitung neuroleptischer Nebenwirkungen zu erfassen (z.B. Neuroleptics Evaluation and Attitude Scale, Hoencamp et al. 1995; Clinical Global Impression of Side Effects, CGI-SE, Guy 1976 oder Patient Evaluation of Medication, PEM, Tuynman-Qua et al. [in Druck]). Dagegen berücksichtigt die Subjective Well-being under Neuroleptics (SWN; Naber et al. 1995) auch andere Aspekte neuroleptischer Therapien, wie z.b. die Auslösung kognitiver oder affektiver Dysfunktionen. Die SWN bestand ursprünglich aus 38 Items (20 positive, 18 negative), aufgetragen auf einer Likertskala mit je 6 Kategorien und 5 Subskalen: Emotionale Regulation, Selbstkontrolle, mentale Funktion, soziale Integration und physisches Wohlbefinden. Inzwischen wurde die Skala revidiert und eine lediglich 20 Items umfassende Skala unter Beibehaltung der Subskalen entwickelt (Naber et al., in Druck).

In Anbetracht der Tatsache, dass Neuroleptika seit fast 50 Jahren in der Therapie der schizophrenen Patienten von primärer Bedeutung sind, überrascht es, dass die subjektiven Wirkungsunterschiede zwischen verschiedenen Neuroleptika bisher kaum systematisch erfasst wurden. Dabei ist es offenbar, dass die unterschiedliche subjektive Wirkung von Neuroleptika für die Compliance und für die Lebensqualität schizophrener Patienten von großer Bedeutung ist. So berichten viele Clozapin-Patienten, insbesondere wenn sie zuvor lange Zeit mit typischen Neuroleptika behandelt wurden und darunter motorische Nebenwirkungen zeigten, eine deutliche subjektive Besserung bzw. Reduktion der o.a. dysphorischen oder anhedonen Wirkung nach der Umstellung auf das atypische Neuroleptikum (Lindström 1994; Naber et al. 1992). Dieser klinisch hochrelevante Unterschied, in den gängigen Skalen zur Messung der Psychopathologie wie BPRS oder PANSS allerdings oft kaum nachweisbar, ist bisher weitgehend vernachlässigt worden.

Über lange Zeit gab es dazu nur die frühe Studie von Gebhardt (1972), in der bereits zwischen 10 Patienten unter Clozapin und 10 unter Perazin in Übereinstimmung mit der klinischen Erfahrung der meisten Psychiater eine signifikante Überlegenheit des atypischen Neuroleptikums in den Bereichen „Spontaneität, Aktivität und Stimmung" gefunden wurde.

In einer weiteren Vergleichsstudie zwischen 40 Patienten unter Clozapin und 40 Patienten unter klassischen Neuroleptika zeigte sich trotz der negativen Selektion für die Clozapin-Patienten, die zuvor unter den klassischen Neuroleptika mit Therapieresistenz oder schwerwiegenden motorischen Nebenwirkungen reagiert hatten, in allen 5 Subscores eine signifikante Überlegenheit des atypischen Neuroleptikums, hochsignifikant in den Bereichen „emotionale Regulation, mentale Funktion, soziale Integration und körperliche Funktion".

Einige neue Studien beschäftigten sich auch mit der Frage, ob eine Umstellung auf ein atypisches Neuroleptikum zur einer Verbesserung der subjektiven Befindlichkeit führt bzw. mit der Bevorzugung der atyischen Medikation einhergeht. In einer offenen Pilotstudie von Tuynman-Qua et al. (in Druck) wurde die Veränderung der subjektive Befindlichkeit nach Umstellung auf Olanzapin bei 24 Patienten über den Zeitraum von 26 Wochen untersucht. Eingeschlossen wurden Patienten, die zuvor mit konventionellen (n = 13) oder anderen atypischen Neuroleptika (Clozapin: n = 5; Risperidon: n = 4; unbekannt: n = 2) behandelt und nachfolgend auf Olanzapin (5–20 mg/ Tag) umgestellt wurden. Als Ergebnis wurde eine signifikante Verbesserung der subjektiven Befindlichkeit nach Umstellung festgestellt ($p<0{,}03$) und eine positive Veränderung des globalen Funktionsniveaus (GAF: $p<0{,}001$) beobachtet (Abb. 12.2). Dieser Befindlichkeitsunterschied wurde auch für andere Atypika gefunden, z. B. berichteten 91% der Patienten über eine Verbesserung ihrer Gesamtbefindlichkeit nach Umstellung auf Quetiapin (Hellewell et al. 1999).

Weitere Unterschiede zwischen typischen und atypischen Neuroleptika wurden hinsichtlich der Dosisabhängigkeit der psychischen Nebenwirkungen gefunden. So wurde mittels der SWN (Naber et al. 1995) bei 106 typisch medizierten Patienten eine signifikante negative Korrelation zwischen der selbsteingeschätzten mental-kognitiven Befindlichkeit und der Dosishöhe gefunden, während dieser Zusammenhang bei der Vergleichsgruppe aus 104 atypisch medizierten Schizophrenen (Clozapin, Risperidon und Olanzapin) nicht nachweisbar war. Dieser Effekt typischer Neuroleptika konnte in einer Studie bei 40 schizophrenen Patienten repliziert werden, wobei eine positive Korrelation zur Ausprägung subjektiver kognitiver Störungen (FBF), v.a. der Aufmerksamkeit, bestand (Krausz et al. 2000).

Von Voruganti et al. (in Druck) wurde die erste größere Vergleichsstudie zur subjektiven Verträglichkeit unter atypischen und typischen Neuroleptika vorgelegt (typische Neuroleptika: n = 44 Risperidon: n = 50; Olanzapin: n = 48; Quetiapin: n = 42 und Clozapin: n = 46). Als wesentliche Ergebnisse berichteten die atypisch-medizierten Schizophrenen über weniger Nebenwirkungen, weniger dysphorische Reaktion (typische Neuroleptika: 17%, Risperidon: 6%, Olanzapin: 5%, Quetiapin: 7% und Clozapin: 6,5%; Unterschied für alle $p<0{,}05$) und mehr subjektiv-positive Reaktionen auf die neuroleptische Therapie.

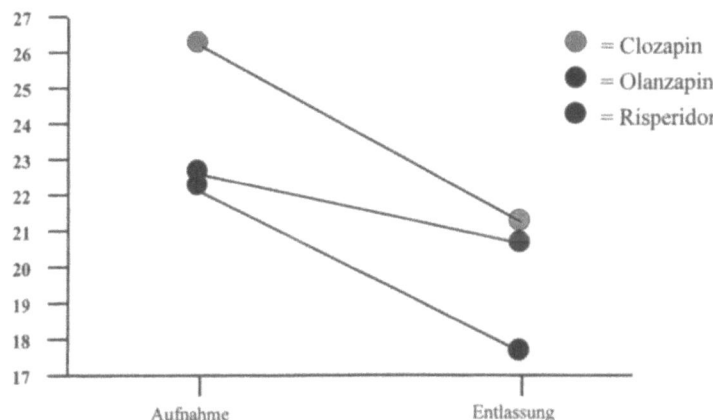

**Abb. 12.2.** PANSS-Negativscore bei Aufnahme und Entlassung

Hinsichtlich des subjektiven Befindlichkeitsvergleichs zwischen verschiedenen atypischen Antipsychotika liegen derzeit kaum Untersuchungen vor. In einer eigenen Untersuchung wurde die subjektive Befindlichkeit unter Clozapin (n=36), Olanzapin (n=36) und Risperidon (n=28) bei akut schizophrenen Patienten miteinander verglichen (Naber et al. in Druck). Hierzu wurde vor und nach der Akutbehandlung (6 Wochen) die Psychopathologie (PANSS) untersucht und die Patienten nach der Veränderung ihrer subjektiven Befindlichkeit (SWN) befragt. Im Wirksamkeitsvergleich bezüglich der objektiven Psychopathologie zeigten sich dabei nur wenig Unterschiede zwischen den Substanzen; unter Clozapin und Olanzapin signifikant größere Verbesserungen der Negativsymptomatik (p<0,05; Abb. 12.2). Die subjektive Befindlichkeit verbesserte sich im Behandlungszeitraum unter der Therapie mit allen drei Substanzen. Unter Olanzapin und Clozapin, trotz schlechterer SWN-Werte bei Aufnahme, zeigten sich die stärksten Verbesserungen, v. a. unter Olanzapin in den Bereichen „mentale Funktion" und „physisches Wohlbefinden" (Abb. 12.3 und Abb. 12.4). Diese Ergebnisse unterstreichen die Bedeutung der Wirksamkeit eines Neuroleptikums auf negative Symptome.

Die Psychopharmakaforschung hat bisher das unmittelbare subjektive seelische Erleben von Neuroleptikawirkungen vernachlässigt. Dies erstaunt deshalb, da dieses doch das entscheidende Zielfeld psychotroper Medikamente darstellt und zahlreiche Autoren schon Mitte der 70er-Jahre auf die hohe klinische Relevanz subjektiver Neuroleptikawirkungen hinwiesen. Heute weiß man, dass Neuroleptika in einer hohen individuellen Variabilität in eine Reihe von subjektiven Prozessen eingreifen, u. a. in die Attribution psychotischer Erlebnisse oder deren Bewältigung. Daneben können Neuroleptika selbst negative Erlebnisqualitäten verursachen, die entweder direkt (pharmakogene psychische Störungen, Enthüllung negativer oder depressiver Symptome) oder indirekt (psychische Störungen durch physische Nebenwirkungen) entstehen. Daraus folgt, dass die individuelle Befindlichkeit schizophrener Patienten von großer Relevanz für eine Vielzahl von klinischen Variablen ist. Dazu gehören in erster Linie die Wirksamkeit eines Neuroleptikums, die Compliance und die Lebensqualität.

Daraus lässt sich ableiten, dass sich Dosierungen von Neuroleptika mehr an den neuroleptisch-bedingten Einschränkungen von Affekt und Kognition orientieren sollten. Für diese Vorgehensweise der minimalen effektiven Dosis spricht zudem, dass die subjektive Befindlichkeit des Patienten durch negative und/oder depressive Symptome stärker beeinträchtigt wird als durch positive Symptome. Da diese Symptome durch dosisabhängige EPS ausgelöst werden können und für die meisten Neuroleptika sowieso Niedrigdosierungsstrategien zur Behandlung von negativen Symptomen bestehen, sollte eine minimale effektive Dosis gewählt werden. Insgesamt sollte die Dosis des Neuroleptikums so gewählt werden, dass Aufmerksamkeit, Affekt, Motivation und Kognition nicht verschlechtert werden

Neben den genannten Wirksamkeitsaspekten erscheint die subjektive Befindlichkeit v. a. für die Compliance von außerordentlicher Wichtigkeit. Wird die subjektive Befindlichkeit durch das Neuroleptikum so beeinträchtigt, dass negative Erlebnisqualitäten überwiegen, wird der Patient nicht bereit sein, die neuroleptische Medikation über längere Zeit einzunehmen. Patienten soll-

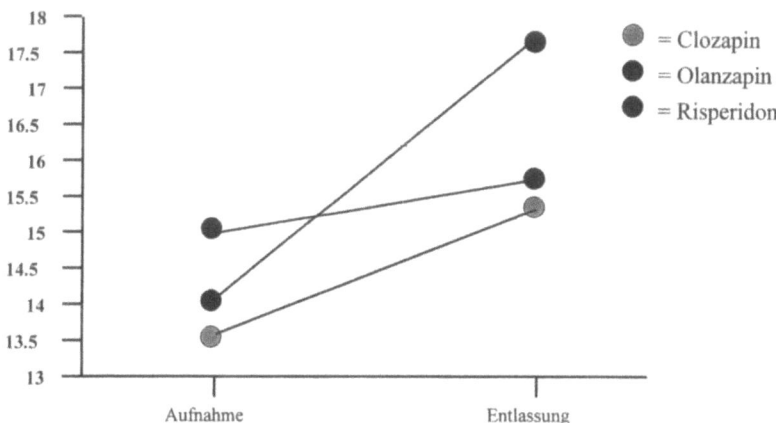

**Abb. 12.3.** SWN – mentale Funktion bei Aufnahme und Entlassung

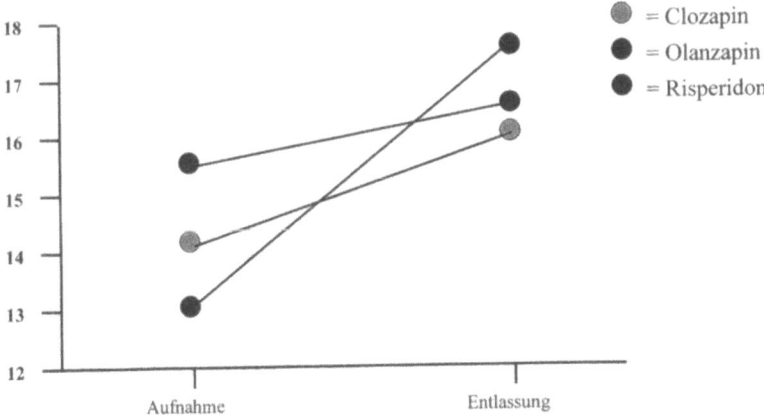

**Abb. 12.4.** SWN – physisches Befinden bei Aufnahme und Entlassung

ten also über mögliche Einschränkungen der subjektiven Befindlichkeit durch die neuroleptische Therapie aufgeklärt werden, v.a. über die subjektiv-negativen Befindlichkeitsveränderungen durch somatische und psychische Nebenwirkungen. Im Zentrum steht dabei, mit dem Patienten positive und negative Effekte der neuroleptischen Therapie abzuwägen und mit ihm Strategien zur Befindlichkeitsverbesserung für möglicherweise auftretende Nebenwirkungen zu entwickeln.

Die Vertiefung in das Erleben der subjektiven Neuroleptikawirkungen ist aber nicht nur wegen einer Verbesserung der Compliance, sondern auch therapeutisch notwendig: Dazu bemerkte Brenner (1990), dass wir diesen Kranken über die Symptomreduktion hinaus helfen sollten, Einsicht in die individuelle Verletzbarkeiten zu gewinnen, die zum psychotischen Zusammenbruch beigetragen haben. Fühlt sich der Patient nach Abklingen der schizophrenen Psychose durch das Neuroleptikum beeinträchtigt, ohne dass das Gespräch mit dem Arzt diese oft kaum nach außen dringenden Einschränkungen aufgreift, wird er eher den notwendigen neuroleptischen Schutz aufgeben und sich dem Risiko eines Rezidivs aussetzen.

## Literatur

Brenner HD, Dencker SJ, Goldstein MJ (1990) Defining treatment refractoriness in schizophrenia. Schizophr Bull 16:551–561

Gebhardt R (1972) Veränderungen der subjektiven Befindlichkeit psychotischer Patienten unter neuroleptischer Therapie. Pharmacopsychiatry 5:295–300

Guy W (1976) Assessment Manual for Psychopharmacology, revised. National Institute of Mental Health, Rockville, MD, Dhew Publication No. (Adm):76–338

Hellewell J (1999) Patient satisfaction and acceptability of quetiapine in long-term treatment. management issues in schizophrenia: patient satisfaction, compliance and outcomes in schizophrenia. Clear perspectives 2(3):22–27

Hoencamp E, Kegtering H, Kooy JJS, Molen AE (1995) Patient requests and attitude towards neuroleptics. Nord J Psychiatry 49 (Suppl 35):47–55

Krausz M, Moritz S, Lambert M, Naber D (2000) Dosage of conventional neuroleptic medication and subjective cognitive functioning in schizophrenia. Int J Psychopharmacol 2:77–81

Lindström LH (1994) Long-term clinical and social outcome studies in schizophrenia in relation to the cognitive and emotional side effects of antipsychotic drugs. Acta Psychiatrica Scandinavica Supplementum 380:74–76

Naber D, Holzbach R, Perro C, Hippius H (1992) Clinical management of clozapine patients in relation to efficacy and side-effects. Br J Psychiatry 160 (Suppl 17):54–59

Naber D (1995) A self-rating to measure subjective effects of neuroleptic drugs, relationships to objective psychopathology, quality of life, compliance and other clinical variables. International Clinical Psychopharmacology 10 (Suppl 3):133–138

Naber D, Moritz S, Lambert M, Pajonk F, Holzbach R, Mass R, Andresen B (in Druck) Improvement of schizophrenic patients' subjective well-being under atypical antipsychotic drugs. Schizophrenia Research

Tuynman-Qua H, de Roos V, Duivenvoorden H, van Meer R (1999) Subjective experience of patients on olanzapine in comparison to other antipsychotics, an open naturalistic study. XI. World Congress of Psychiatry, Hamburg

Voruganti LNP, Cortese L, Malla A, Ouyeumi L, Awad A (in Druck) Comparative evaluation of conventional and newer antipsychotics drugs with reference to their subjective tolerability, side-effects and impact on quality of life

Zerssen Dv, Koehler DM, Rey ER (1970) Die Befindlichkeitsskala (Bf-S) – ein einfaches Instrument zur Objektivierung von Befindlichkeitsstörungen, insbesondere im Rahmen von Längsschnittuntersuchungen. Arzneimittelforschung 20:915–918

KAPITEL 13

# Gewichtsveränderungen unter Neuroleptika: Epidemiologie, Regulationsmechanismen und klinische Aspekte

F. THEISEN, A. LINDEN, C. SOMMERLAD, J.-C. KRIEG, H. REMSCHMIDT, und J. HEBEBRAND

## Einleitung

Gewichtszunahmen unter neuroleptischer Therapie sind ein bekanntes klinisches Phänomen. Vor dem Hintergrund einer so schwerwiegenden Grunderkrankung wie einer schizophrenen Psychose werden die Gewichtsveränderungen allerdings anfänglich kaum bemerkt oder als eher „harmlose" Nebenwirkung in Kauf genommen. Nach einigen Monaten jedoch kann die Gewichtszunahme 20 Kilogramm und mehr betragen, und der Patient trägt neben seiner Grunderkrankung die Last einer pharmakologisch induzierten Adipositas.

Der Nervenarzt in Klinik und Praxis ist mit einer Vielzahl von Fragen konfrontiert: Inwieweit unterscheiden sich verschiedene Neuroleptika im Hinblick auf diese Nebenwirkung? Ist sie gefährlich, vermeidbar, beeinflussbar, reversibel? Wie stellt sich die aktuelle Gewichtsentwicklung vor dem bisherigen Gewichtsverlauf des Patienten dar? Welchen Einfluss hat eine Gewichtszunahme bzw. Adipositas auf die Compliance und den Gesamtverlauf der psychischen Erkrankung?

Über die zugrunde liegenden Mechanismen der Gewichtszunahme unter neuroleptischer Therapie ist bisher wenig bekannt. Ein Ausdruck dafür, dass diese Nebenwirkung zunehmend registriert wird, ist die Zahl an Veröffentlichungen zu neuroleptisch induzierten Gewichtszunahmen einschließlich ihrer assoziierten metabolischen Veränderungen, die in jüngster Zeit drastisch zugenommen hat. Während sich bei der Behandlung mit klassischen Neuroleptika besonders die extrapyramidal-motorischen Nebenwirkungen limitierend auf den Gesamterfolg der Therapie auswirkten, stellt die Gewichtszunahme eine der häufigsten unerwünschten Wirkungen der atypischen Neuroleptika dar und wird aufgrund des vermehrten Einsatzes dieser neuen Substanzen und der rezenten gesundheitspolitischen Fokussierung auf Adipositas zunehmend an Bedeutung gewinnen. Im Folgenden sollen daher neben einigen Aspekten, auf die bereits ausführlicher eingegangen wurde (Brömel et al. 1999), insbesondere neuere Befunde zu den atypischen Neuroleptika aufgeführt werden. Bei den Ergebnissen aus klinischer Forschung sowie präklinischer Grundlagenforschung steht das Clozapin als die am häufigsten untersuchte Substanz im Vordergrund.

## Epidemiologische Einordnung des Körpergewichts

Die Interpretation von Körpergewichtsveränderungen, die sich im Rahmen einer psychischen Grunderkrankung oder ihrer Therapie einstellen, wird erleichtert, wenn der behandelnde Arzt die Gewichtsdaten aus Anamnese und regelmäßigen Gewichtskontrollen epidemiologisch einordnen kann. Dazu müssen die Variablen Körperlänge, Alter und Geschlecht beachtet werden (Bray 1989). Zur Berücksichtigung der Körperlänge hat sich der *Body Mass Index* (BMI, kg/m$^2$) bewährt, der eine hohe Korrelation zum Körpergewicht und eine niedrige zur Körperlänge aufweist. Bei der Einteilung verschiedener *Gewichtsklassen* nach Garrow u. Webster [1985; Untergewicht (BMI <20 kg/m$^2$), Normalgewicht (20–25 kg/m$^2$), Übergewicht (25–30 kg/m$^2$), Adipositas ($\geq$30 kg/m$^2$) und massive Adipositas ($\geq$40 kg/m$^2$)] bleibt jedoch das Geschlecht unberücksichtigt und die Tatsache, dass das Körpergewicht mit zunehmendem Alter ansteigt (Weigle 1994). Diese beiden Faktoren können jedoch mit *BMI-Perzentilenkurven* dargestellt werden, wie sie im Rahmen einer repräsentativen Studie an über 20 000 Bundesbürgern (Nationale Verzehrstudie) für beide Geschlechter ermittelt wurden (Hebebrand et al. 1994). Die Perzentilenkurven erlauben dem behandelnden Arzt, das beim Patienten registrierte Körpergewicht epidemiologisch einzuordnen und eignen sich insbesondere, das Ausmaß und die Dynamik des Prozesses in Abhängigkeit von der Pharmakotherapie im zeitlichen Verlauf darzustellen (Brömel et al. 1999). In einer kürzlich erschienenen epidemiologischen Untersuchung konnten Allison et al. (1999a) unter Heranziehung großer Stichproben aufzeigen, dass besonders die weiblichen Patienten mit Schizophrenie einen signifikant höheren BMI aufwiesen als die nichtschizophrenen Kontrollpersonen. Die Autoren machen hierfür maßgeblich die (in dieser Untersuchung allerdings nicht erfasste) neuroleptische Medikation verantwortlich.

## Häufigkeit und Ausprägung der neuroleptisch induzierten Gewichtszunahmen

Gewichtszunahmen unter der Therapie mit klassischen und atypischen Neuroleptika sind in zahlreichen Publikationen beschrieben worden (Übersichtsarbeiten: Baptista 1999; Bernstein 1988; Stanton 1995). Es wird geschätzt, dass bis zu 50% der chronisch mit Neuroleptika behandelten Patienten von einer ausgeprägten Gewichtszunahme betroffen sind (Baptista 1999). Die Unterschiede in Häufigkeit und Ausprägung der Gewichtsveränderungen lassen sich auf Substanzunterschiede, die interindividuelle Verschiedenheit der Patienten sowie die unterschiedliche Methodik und Beobachtungsdauer der Untersuchungen zurückführen. Letzteres dürfte maßgeblich für die sehr unterschiedlichen Ergebnisse zu Clozapin verantwortlich sein (Brömel et al. 1999). Ziel der kürzlich publizierten Metaanalyse von Allison et al. (1999b) war es, durch Betrachtung eines standardisierten Beobachtungszeitraums (10 Wochen) eine möglichst hohe Vergleichbarkeit der *Kurzzeitbefunde* zu verschie-

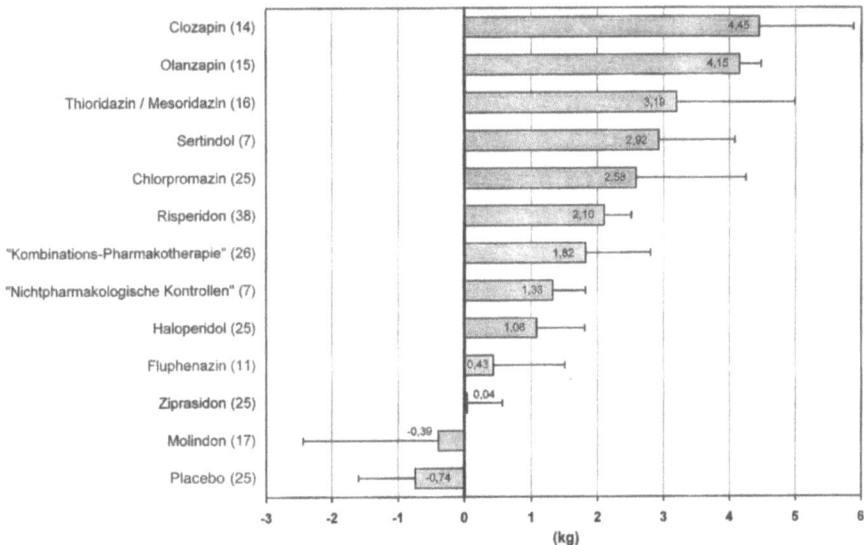

**Abb. 13.1.** Metaanalyse von Allison et al. (1999b): Mittelwerte und 95%-Konfidenzintervalle der Gewichtsveränderungen (in Kilogramm) nach 10 Wochen Behandlung mit Standarddosen verschiedener Neuroleptika. Die Zahlen in Klammern geben die Anzahl der für die jeweilige Substanz eingeflossenen Mittelwerte aus insgesamt 81 Untersuchungen an. Das seit Februar 2000 in Deutschland zugelassene Quetiapine konnte aufgrund unzureichender Daten in der Analyse nicht berücksichtigt werden; Sertindol, Molindon und Ziprasidon sind gegenwärtig in Deutschland nicht zugelassen (Stand: November 2000)

denen Neuroleptika herzustellen (Abb. 13.1). Unter den atypischen Neuroleptika verursachten Clozapin und Olanzapin die höchsten Gewichtszunahmen, unter den klassischen Neuroleptika waren es Thioridazin bzw. Mesoridazin und Chlorpromazin.

Das Potenzial von Clozapin und Olanzapin, besonders hohe Gewichtszunahmen zu induzieren, wurde auch in *Langzeituntersuchungen* aufgezeigt (z.B. Beasley et al. 1997; Umbricht et al. 1994), wobei ein Vergleich der verschiedenen Neuroleptika auch hier durch Unterschiede in Methodik und Beobachtungsdauer erschwert wird. Als *Risikopersonen* für eine größere Gewichtszunahme gelten eher die jüngeren, nichtadipösen bzw. untergewichtigen und vorher nicht behandelten Patienten (Beasley et al. 1997; Green 1999; Wetterling u. Müssigbrodt 1999). Da aber bereits übergewichtige Patienten ebenfalls drastisch an Gewicht zunehmen können (z.B. Lamberti et al. 1992; Umbricht et al. 1994) muss sorgfältig abgewogen werden, inwieweit man diese Patienten dem Risiko einer weiteren Gewichtszunahme aussetzen kann.

## Regulatorische Aspekte der Gewichtszunahme unter Neuroleptika-Therapie

Die *Setpoint-Theorie* stellt einen Versuch dar, die bei Erwachsenen häufig beobachtete Langzeitstabilität des Körpergewichts zu erklären (Cabanac et al. 1971; Nisbett 1972), bei der sich Energieaufnahme und Energieverbrauch weitgehend im Gleichgewicht befinden. Ein Ungleichgewicht der Energiebalance kann sich im Rahmen einer Schizophrenie durch zahlreiche medikamentenunabhängige Faktoren einstellen (Brömel et al. 1999). Im Rahmen einer neuroleptischen Therapie tragen besonders Appetitsteigerungen, Verminderungen des Sättigungsgefühls und der Konsum hochkalorischer Nahrungsmittel bzw. Getränke zu einer erhöhten Energieaufnahme bei (Brömel et al. 1998; Frankenburg et al. 1998; Jalenques et al. 1996; Leadbetter et al. 1992). Hingegen wurden neuroleptisch induzierte Effekte auf den Energieverbrauch (Grundumsatz, Thermogenese, physikalische Aktivität) bislang kaum untersucht. Leadbetter et al. (1992) berichteten über eine erhöhte körperliche Aktivität insbesondere bei den Patienten, die unter Clozapin an Gewicht zunahmen. Die Sedation, ein in der Initialphase häufig erwünschter Effekt unter Clozapin, dürfte sich negativ auf den Energieverbrauch auswirken.

Die unter Neuroleptika auftretenden Gewichtszunahmen könnten in dem Sinne interpretiert werden, dass die entsprechenden Substanzen einen „höheren" Setpoint bei bestimmten „Risikopersonen" induzieren, die so lange an Gewicht zunehmen, bis sich ein erneutes Gleichgewicht bzw. ein neuer Setpoint eingestellt hat. Jede Gewichtszunahme geht mit der Zunahme an fettfreier Masse einher, die ihrerseits den höchsten Energieverbrauch verursacht, sodass jede Gewichtszunahme einmal zum Stillstand („Gewichtsplateau") kommt. Brömel et al. (1998) konnten zeigen, dass die Zunahme der Fettmasse unter Clozapin-Therapie nur etwa 50% der registrierten Gewichtszunahme ausmachte.

Die regulatorischen Überlegungen zum Setpoint werden von der Beobachtung gestützt, dass neuroleptikainduzierte Gewichtszunahmen häufig eine *Reversibilität* aufweisen (Amidsen 1964; Brömel et al. 1998; Gordon u. Groth 1964; Sletten u. Gershon 1966; Singh et al. 1970), indem sich nach dem Absetzen der Medikation wieder das ursprüngliche Ausgangsgewicht einstellt. Eigene kasuistische Beobachtungen von mit Clozapin behandelten Patienten zeigten zudem, dass bei einer wiederholten Gabe der Substanz die erneute Gewichtszunahme in gleichem Umfang und vergleichbarer Zeitspanne auftreten und damit *intra*individuell „reproduzierbar" sein kann (unveröffentlichte Daten).

Daneben legt insbesondere die Tatsache der breiten *inter*individuellen Variabilität der Gewichtszunahme unter neuroleptischer Therapie die Beteiligung *genetischer Faktoren* nahe. Es wurden bereits molekulargenetische Untersuchungen durchgeführt, die aufgezeigten, dass die Gewichtszunahme unter Clozapin nicht mit spezifischen Allelvarianten des Dopamin-D4-Rezeptorgens (Rietschel et al. 1996) bzw. des Serotonin-5-HT$_{2C}$-Rezeptorgens (Rietschel et al. 1997) assoziiert war. Während kasuistische Zwillingsbefunde bereits auf den Einfluss von genetischen Faktoren bei der Response auf Clozapin hinwiesen (Vojvoda et al. 1996), wurden formalgenetische Befunde für

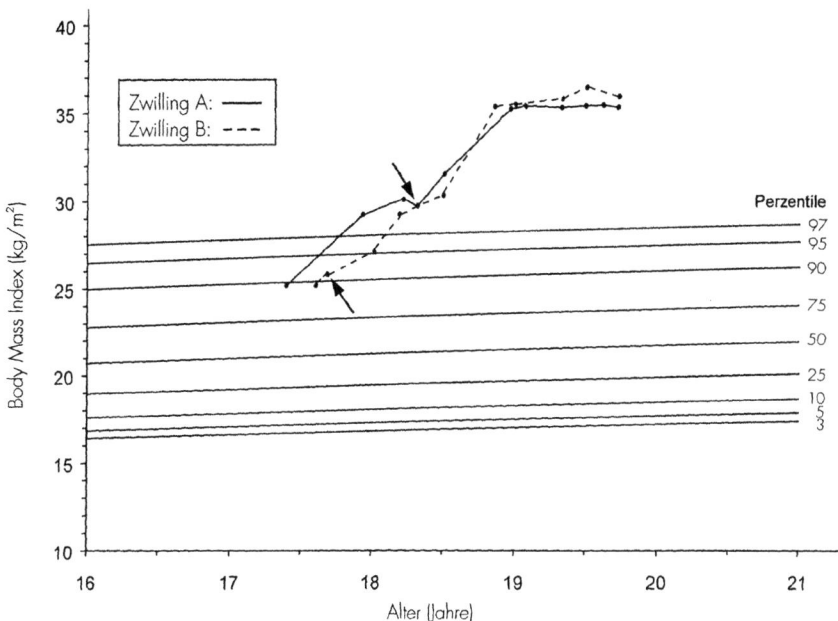

**Abb. 13.2.** Gewichtsverlauf bei eineiigen männlichen Zwillingen, die vor Behandlungsbeginn (erster Messzeitpunkt) einen BMI von 25,2 kg/m$^2$ (Zwilling A: 93 kg/192 cm; Zwilling B: 92 kg/191 cm) aufwiesen. Zwilling A (Zwilling B) wurde im Alter von 17,4 (17,6) Jahren erstmals psychopharmakologisch mit Risperidon (klassischen Neuroleptika) behandelt, worunter er 17 kg in 11 (2 kg in 2) Monaten zunahm. Beide wurden wegen mangelnder Response auf Clozapin umgestellt (*Pfeile*). Hierunter nahm Zwilling A ca. 20 kg in 9 Monaten, Zwilling B fast 40 kg in 14 Monaten zu. Beide erreichten ein Gewicht von ca. 132 kg mit einem über mehr als 6 Monate stabilen Gewichtsplateau. Zuletzt wog Zwilling A 131 kg (35,5 kg/m$^2$), Zwilling B 132 kg (36,2 kg/m$^2$). Beide berichteten eine Abnahme des Sättigungsgefühls sowie eine Appetitzunahme bis hin zu Essattacken, die die Diagnosekriterien einer „binge eating"-Störung (DSM-IV) erfüllten. Das Ausmaß der Gewichtszunahme wird durch den Vergleich zu den BMI-Perzentilenkurven verdeutlicht

die Nebenwirkung der Gewichtszunahme unter Neuroleptika bislang nicht berichtet. Kürzlich gelang es jedoch, eineiige Zwillinge zu identifizieren, die konkordant für den paranoiden Subtyp der Schizophrenie waren und die unter Clozapin ca. 40 kg an Gewicht zugenommen hatten (Theisen et al. im Druck). Die hohe Übereinstimmung in der Dynamik der Gewichtszunahme und insbesondere in der Stabilität des neuen Gewichtsplateaus sprechen stark für den Einfluss von genetischen Faktoren (Abb. 13.2).

Pharmakogenetische Einflüsse dürften ebenfalls eine Rolle spielen bei der Frage, inwieweit neuroleptisch induzierte Gewichtszunahmen einem *Dosiseffekt* unterliegen. Einige klinische Untersuchungen beschreiben eine dosisabhängige Induktion von Gewichtszunahmen und/oder Appetitsteigerungen unter Phenothiazinen (Amidsen 1964; Robinson et al. 1975), Clozapin (Frankenburg et al. 1998; Jalenques et al. 1996), Olanzapin (Beasley et al. 1997; Green 1999) und Risperidon (Hoyberg et al. 1993), während andere Untersuchen diesen Effekt unter Clozapin nicht ermitteln konnten (Hummer et al.

1995; Umbricht et al. 1994). Klinische Beobachtungen, wonach Patienten bereits unter den geringsten Dosierungen mit einer ausgeprägten Appetitsteigerung und Gewichtsanstiegen reagieren, deuten auf einen Schwelleneffekt im niedrigen Dosisbereich bei Personen mit einer besonderen (genetischen) Prädisposition hin. Demgegenüber stehen offenbar „geschützte" Patienten, die auch nach jahrelanger Clozapin-Einnahme unter höheren Dosierungen ein praktisch stabiles Körpergewicht aufweisen.

Es ist jedoch nicht geklärt, über welche der zahlreichen zentralnervös exprimierten *Rezeptoren* die Appetit- und Gewichtsregulation beeinflusst wird. Vor dem Hintergrund des Rezeptorbindungsprofils von Clozapin (Brunello et al. 1995) und anderen antipsychotisch wirksamen Substanzen werden dopaminerge, serotonerge und histaminerge Mechanismen besonders diskutiert (Baptista 1999; Stahl 1999). In einer neueren vergleichenden Längsschnittstudie zu Körpergewichtsveränderungen unter der Therapie mit Clozapin, Olanzapin, Risperidon, Sertindol und Haloperidol konnte unter Berücksichtigung der Rezeptorbindungsprofile dieser Substanzen ein exponentieller Zusammenhang zwischen der Histamin-$H_1$-Rezeptor-Affinität und der bei den Patienten beobachteten Gewichtszunahme festgestellt werden (Wirshing et al. 1999). Zum Serotonin-5-$HT_{2C}$-Rezeptor, einem ebenfalls plausiblen Kandidaten für diese Nebenwirkung (Sargent et al. 1997), konnte jedoch keine Verbindung hergestellt werden.

Zentralnervöse und/oder periphere Mechanismen, über die die Gewichtseffekte der Neuroleptika vermittelt werden könnten, sind Gegenstand der molekularen Gewichtsforschung, die über die voranschreitende Identifizierung von Peptiden, Hormonen und Rezeptoren zunehmend Einblick in neue *Regulationskreise* gewährt. Das von Zhang et al. (1994) entdeckte Hormon Leptin beispielsweise wird von Adipozyten produziert, in die Blutbahn sezerniert und wirkt über den im Hypothalamus exprimierten Leptinrezeptor (Tartaglia et al. 1995). Funktionell stellt es ein afferentes Signal einer regulatorischen Schleife dar: Bei Zunahme der Fettmasse, aber auch bei kurzfristiger Überernährung (Kolaczynski et al. 1996), steigen die Serumleptinspiegel an und beeinflussen Energieaufnahme (negativ) und Energieverbrauch (positiv), um das ursprüngliche Niveau wiederherzustellen. Eigene Untersuchungen zu mit Clozapin behandelten Patienten hatten gezeigt, dass die Serumleptinspiegel in fast allen Fällen innerhalb der ersten beiden Behandlungswochen drastisch und dosisunabhängig anstiegen (Brömel et al. 1998). Diese Befunde wurden inzwischen von Kraus et al. (1999) bestätigt, die in ihrer Untersuchung erstmals auch unter der Therapie mit Olanzapin vergleichbare Anstiege der Leptinspiegel beschrieben, während es unter Haloperidol nicht zu signifikanten Veränderungen der Leptinspiegel kam. Vor dem Hintergrund der neuroleptikainduzierten Appetitsteigerung könnte die erhöhte Leptinsekretion als körpereigene Gegenregulation aufgefasst werden, die eine erniedrigte Energieaufnahme und/oder einen erhöhten Energieverbrauch anstrebt und somit einen Versuch des Organismus darstellt, das ursprüngliche Körpergewicht beizubehalten.

Die von Pollmächer et al. (1996) unter Clozapin-Therapie beschriebenen Anstiege der Plasmaspiegel verschiedener Zytokine sind insofern von besonderem Interesse, da Leptin selbst eine strukturelle Ähnlichkeit zu helikalen

Zytokinen aufweist (Madej et al. 1995) und neue Befunde aufzeigen, dass Leptin seine zentralen Wirkungen auf Appetit und Körpertemperatur über Interleukin-1 (IL-1) vermittelt (Luheshi et al. 1999). Kürzlich konnte gezeigt werden, dass durch eine Kombination mit Fluvoxamin der Clozapin-induzierte Anstieg von Tumor-Nekrose-Faktor (TNF-$\alpha$) sowie löslicher Tumor-Nekrose-Faktor-Rezeptoren (TNFR p55, TNFR p75) im Plasma verzögert und abgeschwächt, der Anstieg der Leptinspiegel hingegen beschleunigt und verstärkt wurde. Diese Veränderungen hatten jedoch keinen signifikanten Einfluss auf die beobachtete Gewichtszunahme (Hinze-Selch et al. 2000). Aufgrund der im Tierversuch gezeigten stressmindernden Effekte des Leptins (Heiman et al. 1997) ist zudem die Frage zu diskutieren, ob die bei den Patienten beobachteten Erhöhungen der Serumleptinspiegel eine geringere Stressanfälligkeit bedingen könnten.

## Klinische Implikationen der neuroleptikainduzierten Gewichtszunahme

### Mortalität, (Ko-) Morbidität

Unter den verschiedenen unerwünschten Wirkungen einer neuroleptischen Therapie ist die Adipositas mit einer Anzahl an parallelen oder Folgeeffekten bzw. -erkrankungen assoziiert. Zu den gravierenden gesundheitlichen Konsequenzen eines über längere Zeit bestehenden Übergewichts zählen vor allem das erhöhte Risiko für die Entwicklung koronarer Erkrankungen, Hypertonie, Diabetes mellitus Typ II, Schlaganfall und orthopädische Probleme sowie das Risiko, bestimmte Krebsformen zu entwickeln (WHO 1998). Epidemiologische Daten belegen, dass bei Patienten mit Schizophrenie die kardiovaskuläre Mortalität gegenüber der Normalbevölkerung erhöht ist (Newman u. Bland 1991). Bei chronisch behandelten psychiatrischen Patienten wurde eine deutlich erhöhte Prävalenz der Adipositas festgestellt (Gopalaswamy u. Morgan 1985). Besonders ein vorwiegend „abdominelles" Fettverteilungsmuster, das bei psychopharmakologisch behandelten Frauen (Stedman u. Welham 1993) und unter der Therapie mit Clozapin (Frankenburg et al. 1998) beobachtet wurde, geht mit einer erhöhten Morbidität und Mortalität einher (WHO 1998). Eine positive Familienanamnese für Erkrankungen des metabolischen Syndroms erhöht das Risiko für mit Übergewicht assoziierte Erkrankungen (Wannamethee et al. 1998). Ob die mit Gewichtsschwankungen assoziierte erhöhte Mortalitätsrate (Atkinson u. Stern 1998) auch für die durch Umstellen bzw. wiederholtes Ab- und Ansetzen der Medikation(en) verursachten (Gewichts-)Veränderungen gilt, ist unbekannt. Hingewiesen werden muss auch auf die neuroleptisch induzierte Appetitsteigerung bis hin zu Heißhunger- und Essattacken, die die Diagnosekriterien einer „binge eating"-Störung (DSM-IV) erfüllen können (siehe Legende Abb. 13.2). Über Häufigkeit, Ausprägung und Persistenz dieser alltagsrelevanten Nebenwirkung liegen bislang keine systematischen Untersuchungen vor.

## Metabolische Veränderungen

Einige mit Adipositas assoziierte metabolische Veränderungen können sich auch unabhängig von der Gewichtszunahme bzw. bereits vor dieser einstellen. Nachdem Kamran et al. (1994) sowie Popli et al. (1997) auf schwere Hyperglykämien bzw. einen neu einsetzenden Diabetes mellitus unter Clozapin-Therapie hingewiesen hatten, wurden diese Befunde kürzlich wiederholt bestätigt (Hagg et al. 1998; Henderson et al. 2000; Wirshing et al. 1998) sowie Vermutungen über einen Einfluss von Clozapin auf die Insulinsekretion geäußert (Melkersson et al. 1999). Ähnliche Veränderungen bis hin zur diabetischen Ketoazidose (Gatta et al. 1999; Lindenmayer u. Patel 1999) wurden inzwischen auch unter der Therapie mit Olanzapin beschrieben (Fertig et al. 1998; Goldstein et al. 1999; Ober et al. 1999; Wirshing et al. 1998). Verschiedene Untersuchungen zu Veränderungen der Serumlipide ergaben zudem, dass unter Clozapin ein signifikanter Anstieg der Triglyzeride, nicht aber des Cholesterins auftrat (Dursun et al. 1999; Gaulin et al. 1999; Spivak et al. 1998), ein Befund, der auch unter der Therapie mit Olanzapin beobachtet wurde (Osser et al. 1999; Sheitman et al. 1999). Hypertriglyzeridämien können einen Diabets mellitus verstärken (Grundy 1998). Interessanterweise wurde von 4 Fällen berichtet, bei denen die unter Clozapin beobachteten Hypertriglyzeridämien nach Umstellung auf Risperidon wieder abfielen (Ghaeli u. Dufresne 1999). Die neuen Ergebnisse unterstreichen die Notwendigkeit von weiteren Untersuchungen dieser zum metabolischen Syndrom zählenden Stoffwechselanomalien bei neuroleptisch behandelten Patienten. Für den Kliniker erscheint die routinemäßige Erfassung von Glucose- und Lipidstoffwechselparametern sowie von weiteren kardiovaskulären Risikofaktoren sinnvoll.

## Psychosoziale Konsequenzen

Die psychosozialen Konsequenzen einer neuroleptikainduzierten Adipositas sind vielfältig. Besonders bei Frauen geht Übergewicht mit einer erniedrigten Heiratsrate, einem geringeren Einkommen und einer schlechteren beruflichen Qualifikation einher (Gortmarker et al. 1993). Die Doppelbelastung, die sich bei adipös gewordenen Patienten mit Schizophrenie ergibt, betrifft besonders Jugendliche und junge Erwachsene, die sich in der Phase des Aufbaus partnerschaftlicher und beruflicher Bindungen befinden. Die Prognose von bereits in der Präpubertät oder der Adoleszenz beginnenden Schizophrenien ist ohnehin besonders ungünstig (Schulz et al. 1994). Wird das neuroleptikainduzierte Übergewicht, insbesondere nach frustran verlaufenden Diätversuchen, vom Patienten dauerhaft als inakzeptabel empfunden, können sich *Compliance-Probleme* einstellen, die zur eigenmächtigen Reduktion oder zum Absetzen der ansonsten hilfreichen Medikation führen. Dadurch können Krankheitsrezidive verursacht werden, die neben der Beeinträchtigung der sozialen (Re)Integration auch über wiederholte Rehospitalisierungen den Langzeitverlauf der Psychose selbst beeinflussen.

## Lebensqualität

In neuerer Zeit wendet sich die Aufmerksamkeit auch vermehrt der Lebensqualität und der *subjektiven Befindlichkeit* zu (Franz et al. 1997; Naber 1995), die ebenfalls von neuroleptikainduziertem Übergewicht und/oder einem gestörten Essverhalten beeinträchtigt werden dürften, da diese Faktoren einer subjektiven „Normalisierung" der Vitalgefühle und des Allgemeinzustandes entgegenstehen.

Abschließend sei auf die Diskussion hingewiesen, inwieweit gerade eine Gewichtszunahme die *Psychopathologie* günstig beeinflussen kann. Während einige Untersuchungen einen Zusammenhang zwischen der Nebenwirkung einer Gewichtszunahme und der parallel auftretenden psychopathologischen Besserung zeigten (Jalenques et al. 1996; Lamberti et al. 1992; Lawson u. Karson 1994; Leadbetter et al. 1992), konnten andere Untersucher dies nicht bestätigen (Hummer et al. 1995; Umbricht et al. 1994). Hierbei muss bedacht werden, dass ein Zusammenhang zwischen Gewichtszunahme und Remission bereits in der präneuroleptischen Zeit beobachtet worden war (Bleuler 1930; Kraepelin 1893; Krypsin-Exner 1947) und damit auf medikamentenunabhängige Einflussfaktoren hindeutet.

## Therapeutische Ansätze

Über die Prävention bzw. Intervention bei neuroleptisch induzierten Gewichtsanstiegen existieren in der Literatur zahlreiche Angaben, die jedoch wissenschaftlich kaum gesichert sind.

### Nichtpharmakologische Intervention

Die Erfolgsaussichten und Grenzen einer *Diät* wurden anhand von widersprüchlichen Kasuistiken kontrovers diskutiert (Aquila u. Emanuel 1999; Horrigan u. Sikich 1998; Masand 1999a, 1999b; Wiebe 1993). Klinischen Beobachtungen zufolge ist eine Clozapin-induzierte Gewichtszunahme häufig auch trotz einer im stationären Setting durchgeführten Diät nicht aufzuhalten. Vor dem Hintergrund einer erhöhten genetischen Vulnerabilität können die Patienten nicht primär dafür verantwortlich gemacht werden, dass sie die teils massiven medikamenteninduzierten Veränderungen besonders in der Initialphase der Therapie nicht aufhalten können. Dennoch dürfte das Ausmaß der Gewichtszunahme beeinflussbar sein. Durchführung und Erfolg einer Diät und/oder *körperlicher Betätigung* hängen maßgeblich vom psychischen Zustand des Patienten ab. Umgekehrt können alle gewichtsreduzierenden Maßnahmen einen Stressfaktor und damit das Risiko einer psychopathologischen Verschlechterung darstellen. Daher sollten alle entsprechenden Versuche, das Gewicht zu reduzieren und/oder stabil zu halten, ausgewogen sein und unter regelmäßiger nervenärztlicher Kontrolle stehen. In diesem

Zusammenhang ist anzumerken, dass schon „geringe" Gewichtsabnahmen von beispielsweise 5–10% des Körpergewichts das kardiovaskuläre Risiko vermindern können (Blackburn 2000; Goldstein 1992).

Aufgrund der widersprüchlichen Befunde (s. oben.) kann über mutmaßlich positive Effekte einer *Dosisreduktion* auf die Nebenwirkung Gewichtszunahme keine Aussage getroffen werden. Auch wenn in diesem Zusammenhang das Einstellen auf eine möglichst niedrige Dosis schon seit langem empfohlen wird (Rockwell 1983), ist dies – allerdings an der Response orientiert – ohnehin gängige Praxis.

### Pharmakologische Intervention, Komedikation

Während die Entwicklung nebenwirkungsarmer Neuroleptika ein bedeutendes Ziel darstellt, wäre es vom pragmatischen Standpunkt aus bereits wünschenswert, wenn eine Komedikation verfügbar wäre, die, analog zu den bei Tachykardien eingesetzten $\beta$-Blockern, die Nebenwirkung Gewichtszunahme spezifisch blockiert, ohne dabei die Wirksamkeit des Neuroleptikums zu beeinträchtigen. In kontrollierten, randomisierten Untersuchungen konnte nachgewiesen werden, dass der *selektive Serotoninwiederaufnahmehemmer (SSRI)* Fluoxetin bei adipösen, ansonsten gesunden Individuen Gewichtsabnahmen induziert (Darga et al. 1991; Pijl et al. 1991; Stinson et al. 1992). Der Einsatz dieser Substanz in den USA bei massiver Appetitsteigerung und Gewichtszunahme unter Neuroleptika wurde berichtet (Gaebel et al. 1994). Nach klinischen Beobachtungen scheint die Begleitwirkung der SSRI auf diese Nebenwirkung aber eher gering zu sein. Untersuchungen zur Kombinationsbehandlung von Clozapin mit Paroxetin (Anghelescu et al. 1998) sowie mit Fluvoxamin (Hinze-Selch et al. 2000; Szegedi et al. 1999) zeigten zumindest im Beobachtungszeitraum von 6 Wochen keinen signifikanten Einfluss auf die neuroleptisch induzierte Gewichtszunahme. Es gibt bislang auch nur kasuistische Hinweise darauf, dass SSRI die Nebenwirkung „Überessen" positiv beeinflussen können (Svacina et al. 1998). Hingewiesen werden muss auf die pharmakokinetischen Interaktionen verschiedener SSRI mit Clozapin, die zu erhöhten Clozapin-Serumspiegeln führen können (Baumann 1996; Wetzel et al. 1998). Für den in Deutschland für die Adipositastherapie zugelassenen Serotonin-Noradrenalin-Wiederaufnahmehemmer Sibutramin, über den bislang nur Befunde zu nichtpharmakologisch behandelten Patienten vorliegen (Hanotin et al. 1998), ist von analogen Interaktionen mit Clozapin auszugehen (Luque u. Rey 1999).

Eine weitere Substanz, die in jüngster Zeit mit Interesse verfolgt wird, ist *Topiramat*, ein neueres Antiepileptikum, unter dem Abnahmen des Körpergewichts beobachtet wurden (Jones 1998) und das über stimmungsstabilisierende Eigenschaften verfügt (Gordon u. Price 1999; Marcotte 1998). Es wurde kürzlich bei einem schizophrenen Patienten erfolgreich gegen eine Clozapininduzierte Gewichtszunahme von 45,5 kg eingesetzt, indem es innerhalb von 5 Monaten zu einer Gewichtsabnahme von 21 kg führte (Dursun u. Devarajan 2000). Wenn sich bei einem adipösen Patienten unter neuroleptischer Therapie gleichzeitig die Notwendigkeit einer Stimmungsstabilisierung ergibt, könnte der Einsatz dieser Substanz erwogen werden. Aufgrund der Möglichkeit, kognitive Nebenwirkungen zu entfalten (Ketter et al. 1999) sowie psychotische Symptome auszulösen (Khan et al. 1999) ist die Anwendung von Topiramat bei krankheitsbedingt ohnehin kognitiv eingeschränkten Patienten mit Schizophrenie zunächst vorsichtig zu bewerten.

Es muss darauf hingewiesen werden, dass der Einsatz der oben aufgeführten Substanzen für die Nebenwirkung Gewichtszunahme aufgrund mangelnder systematischer Untersuchungen nicht als Kombinationsempfehlung gelten kann. Hier besteht weiterer Forschungsbedarf. Bei ersten Versuchen, die im Rattenmodell unter Sulpirid beobachtete Gewichtszunahme und Hyperphagie zu antagonisieren, konnten Baptista et al. eine Wirksamkeit von Bromocriptin (1987), Amantadin (1997a) und Tamoxifen (1997b), nicht jedoch von Naltrexon (2000) aufzeigen.

## Zusammenfassung

Besonders einige der in zunehmendem Maße eingesetzten atypischen Neuroleptika induzieren Gewichtszunahmen, die aufgrund ihrer gesundheitlichen und psychosozialen Folgen hohe klinische Relevanz besitzen. Adipositas und ihre negativen Konsequenzen auf das subjektive Wohlbefinden und die Compliance bedeuten bei einem psychopathologisch erfolgreich behandelten Patienten ein therapeutisches Dilemma. Bereits vor Therapiebeginn mit Neuroleptika sollte auf die Möglichkeit einer Gewichtszunahme hingewiesen werden. Unter der Therapie ist neben regelmäßigen Gewichtskontrollen, die mit BMI-Perzentilenkurven epidemiologisch eingeordnet werden können, die routinemäßige Erfassung kardiovaskulärer Risikofaktoren sinnvoll. Es besteht weiterer Forschungsbedarf, um die zugrunde liegenden gewichtsregulatorischen Mechanismen genauer aufzuschlüsseln. Es wäre wünschenswert, wenn diese Forschung auch prädiktive Aussagen über die optimale Wirkung sowie minimale Nebenwirkungen eines Neuroleptikums erlauben würde. Wirksamkeit und Risiken von gewichtsreduzierenden Maßnahmen, wie z.B. Diäten, insbesondere aber auch die pharmakologischen Interventionsmöglichkeiten mit z.B. SSRIs oder Topiramat, müssen näher untersucht werden. Wird die Kombination von Neuroleptika mit anderen Substanzen erwogen, sollte dies in voller Kenntnis möglicher Interaktionen und nach Abwägung des Nutzen-/Risikoverhältnisses – soweit möglich und vertretbar gemeinsam mit dem Patienten – nur unter strenger Therapiekontrolle erfolgen. Ebenso sorgfältig sollte abgewogen werden, ob man einen – ansonsten erfolgreich therapierten – Patienten mit einer neuroleptisch induzierten Adipositas auf ein anderes Neuroleptikum umstellt*.

---

* Danksagung: Die Deutsche Forschungsgemeinschaft (DFG) unterstützt großzügig die Klinische Forschergruppe „Genetische Mechanismen der Gewichtsregulation". F. Theisen wird im Rahmen des Stipendiums „Klinische, biochemische und molekular genetische Untersuchungen zur Gewichtsregulation bei schizophrenen Psychosen" (Th 707/1-1) von der DFG gefördert.

## Literatur

Allison DB, Fontaine KR, Heo M, Mentore JL, Cappelleri JC, Chandler LP, Weiden PJ, Cheskin LJ (1999a) The distribution of body mass index among individuals with and without schizophrenia. J Clin Psychiatry 60:215-220

Allison DB, Mentore JL, Heo M, Chandler LP, Cappelleri JC, Infante MC, Weiden PJ (1999b) Antipsychotic-induced weight gain: a comprehensive research synthesis. Am J Psychiatry 156:1686-1696

Amidsen A (1964) Drug-produced obesity – Experiences with chlorpromazine, perphenazine and clopenthixol. Dan Med Bull 11:182-189

Anghelescu I, Szegedi A, Schlegel S, Weigmann H, Hiemke C, Wetzel H (1998) Combination treatment with clozapine and paroxetine in schizophrenia: safety and tolerability data from a prospective open clinical trial. Eur Neuropsychopharmacol 8:315-320

Aquila R, Emanuel M (1999) Weight gain and antipsychotic medications. J Clin Psychiatry 60:336

Atkinson RL, Stern JS (1998) Weight cycling. In: Bray GA, Bouchard C, James WPT (eds) Handbook of obesity. Marcel Dekker, New York, pp 791-804

Baptista T, Parada M, Hernandez L (1987) Long term administration of some antipsychotic drugs increases body weight and feeding in rats. Are D2 dopamine receptors involved? Pharmacol Biochem Behav 27:399-405

Baptista T, Lopez ME, Teneud L et al. (1997a) Amantadine in the treatment of neuroleptic-induced obesity in rats: behavioral, endocrine and neurochemical correlates. Pharmacopsychiatry 30:43-54

Baptista T, de Baptista EA, Hernandez L, Altemus M, Weiss SR (1997b) Tamoxifen prevents sulpiride-induced weight gain in female rats. Pharmacol Biochem Behav 57:215-222

Baptista T (1999) Body weight gain induced by antipsychotic drugs: Mechanisms and management. Acta Psychiatr Scand 100:3-16

Baptista T, Lacruz A, Acosta A, Colasante C, de Quijada M, de Mendoza S, Mendoza JM, Hernandez L (2000) Naltrexone does not prevent the weight gain and hyperphagia induced by the antipsychotic drug sulpiride in rats. Appetite 34:77-86

Baumann P (1996) Pharmacokinetic-pharmacodynamic relationship of the selective serotonin reuptake inhibitors. Clin Pharmacokinet 31:444-469

Beasley CM Jr, Hamilton SH, Crawford AM, Dellva MA, Tollefson GD, Tran PV, Blin O, Beuzen JN (1997) Olanzapine versus haloperidol: acute phase results of the international double-blind olanzapine trial. Eur Neuropsychopharmacol 7:125-137

Bernstein JG (1988) Psychotic drug induced weight gain: mechanismus and managment. Clin Neuropharmacol 11:194-206

Blackburn GL (2000) Weight gain and antipsychotic medication. J Clin Psychiatry 61 (Suppl 8):36-41

Bleuler E (1930) Textbook of Psychiatry. Mac-Millan, New York

Bray GA (1989) Classification and evaluation of the obesities. Med Clin N Am 73:161-184

Brömel T, Blum WF, Ziegler A, Schulz E, Bender M, Fleischhaker C, Remschmidt H, Krieg JC, Hebebrand J (1998) Serum leptin levels increase rapidly after initiation of clozapine therapy. Mol Psychiatry 3:76-80

Brömel T, Hinney A, Schulz E, Theisen F, Remschmidt H, Krieg J-C, Hebebrand J (1999) Das Körpergewicht im Rahmen der Schizophrenie unter besonderer Berücksichtigung der Clozapin-induzierten Gewichtszunahme und dem damit einhergehenden Anstieg der Leptinsekretion. In: Naber D, Müller-Spahn F (Hrsg) Leponex. Pharmakologie und Klinik eines atypischen Neuroleptikums. Springer, Berlin, Heidelberg, S 63-78

Brunello N, Masotto C, Steardo L, Markstein R, Racagni G (1995) New insights into the biology of schizophrenia through the mechanism of action of clozapine. Neuropsychopharmacology 13:177-213

Cabanac M, Duclaux R, Spector NH (1971) Sensory feedback in regulation of body weight: is there a ponderostat? Nature 229:125-127

Darga LL, Carroll-Michals L, Botsford SJ, Lucas CP (1991) Fluoxetine's effect on weight loss in obese subjects. Am J Clin Nutr 54:321-325

American Psychiatric Association (1994) DSM-IV. Diagnostic and statistical manual of mental disorders, 4th edn. American Psychiatric Association, Washington, DC

Dursun SM, Devarajan S (2000) Clozapine weight gain, plus topiramate weight loss. Can J Psychiatry 45:198

Dursun SM, Szemis A, Andrews H, Reveley MA (1999) The effects of clozapine on levels of total cholesterol and related lipids in serum of patients with schizophrenia: a prospective study. J Psychiatry Neurosci 24:453–455

Fertig MK, Brooks VG, Shelton PS, English CW (1998) Hyperglycemia associated with olanzapine. J Clin Psychiatry 59:687–689

Frankenburg FR, Zanarini MC, Kando J, Centorrino F (1998) Clozapine and body mass change. Biol Psychiatry 43:520–524

Franz M, Lis S, Pluddemann K, Gallhofer B (1997) Conventional versus atypical neuroleptics: subjective quality of life in schizophrenic patients. Br J Psychiatry 170:422–425

Gaebel W, Klimke A, Klieser E (1994) Kombination von Clozapin mit anderen Psychopharmaka. In: Naber D, Müller-Spahn F (Hrsg) Clozapin. Pharmakologie und Klinik eines atypischen Neuroleptikums. Neuere Aspekte der klinischen Praxis. Springer, Berlin Heidelberg, S 53

Garrow JS, Webster J (1985) Quetelet's index ($W/H^2$) as a measure of fatness. Int J Obes 9:147–153

Gatta B, Rigalleau V, Gin H (1999) Diabetic ketoacidosis with olanzapine treatment. Diabetes Care 22:1002–1003

Gaulin BD, Markowitz JS, Caley CF, Nesbitt LA, Dufresne RL (1999) Clozapine-associated elevation in serum triglycerides. Am J Psychiatry 156:1270–1272

Ghaeli P, Dufresne RL (1999) Elevated serum triglycerides with clozapine resolved with risperidone in four patients. Pharmacotherapy 19:1099–1101

Goldstein DJ (1992) Beneficial health effects of modest weight loss. Int J Obes Relat Metab Disord 16:397–415

Goldstein LE, Sporn J, Brown S, Kim H, Finkelstein J, Gaffey GK, Sachs G, Stern TA (1999) New-onset diabetes mellitus and diabetic ketoacidosis associated with olanzapine treatment. Psychosomatics 40:438–443

Gopalaswamy AK, Morgan R (1985) Too many chronic mentally disabled patients are too fat. Acta Psychiatr Scand 72:254–258

Gordon A, Price LH (1999) Mood stabilization and weight loss with topiramate. Am J Psychiatry 156:968–969

Gordon HL, Groth C (1964) Weight change during and after hospital treatment. Arch Gen Psychiatry 10:115–119

Gortmaker SL, Must A, Perrin JM, Sobol AM, Dietz WH (1993) Social and economic consequences of overweight in adolescence and young adulthood. N Engl J Med 329:1008–1012

Green B (1999) Focus on olanzapine. Curr Med Res Opin 15:79–85

Grundy SM (1998) Hypertriglyceridemia, atherogenic dyslipidemia, and the metabolic syndrom. Am J Cardiol 81:18B–25B

Hagg S, Joelsson L, Mjorndal T, Spigset O, Oja G, Dahlqvist R (1998) Prevalence of diabetes and impaired glucose tolerance in patients treated with clozapine compared with patients treated with conventional depot neuroleptic medications. J Clin Psychiatry 59:294–299

Hanotin C, Thomas F, Jones SP, Leutenegger E, Drouin P (1998) A comparison of sibutramine and dexfenfluramine in the treatment of obesity. Obes Res 6:285–291

Hebebrand J, Heseker H, Himmelmann W, Schäfer H, Remschmidt (1994) Altersperzentilen für den Body-Mass-Index aus Daten der Nationalen Verzehrstudie eischließlich einer Übersicht zu relevanten Einflußfaktoren. Akt Ernähr Med 19:259–265

Heiman ML, Ahima RS, Craft LS, Schoner B, Stephens TW, Flier JS (1997) Leptin inhibition of the hypothalamic-pituitary-adrenal axis in response to stress. Endocrinology 138:3859–3863

Henderson DC, Cagliero E, Gray C, Nasrallah RA, Hayden DL, Schoenfeld DA, Goff DC (2000) Clozapine, diabetes mellitus, weight gain, and lipid abnormalities: A five-year naturalistic study. Am J Psychiatry 157:975–981

Hinze-Selch D, Deuschle M, Weber B, Heuser I, Pollmächer T (2000) Effect of coadministration of clozapine and fluvoxamine versus clozapine monotherapy on blood cell counts, plasma levels of cytokines and body weight. Psychopharmacology 149:163–169

Horrigan JP, Sikich L (1998) Diet and the atypical neuroleptics. J Am Acad Child Adolesc Psychiatry 37:1126–1127

Hoyberg OJ, Fensbo C, Remvig J, Lingjaerde O, Sloth-Nielsen M, Salvesen I (1993) Risperidone versus perphenazine in the treatment of chronic schizophrenic patients with acute exacerbations. Acta Psychiatr Scand 88:395–402

Hummer M, Kemmler G, Kurz M, Kurzthaler I, Oberbauer H, Fleischhacker WW (1995) Weight gain induced by clozapine. Eur Neuropsychopharmacol 5:437–440

Jalenques I, Tauvron I, Albuisson E, Audy V, Fleury-Duhamel N, Coudert A-J (1996) Weight gain as a predictor of long term clozapine efficacy. Clin Drug Invest 12:16–25

Jones MW (1998) Topiramate – safety and tolerability. Can J Neurol Sci 25:S13–15

Kamran A, Doraiswamy PM, Jane JL, Hammett EB, Dunn L (1994) Severe hyperglycemia associated with high doses of clozapine. Am J Psychiatry 151:1395

Ketter TA, Post RM, Theodore WH (1999) Positive and negative psychiatric effects of antiepileptic drugs in patients with seizure disorders. Neurology 53(Suppl 2):53–67

Khan A, Faught E, Gilliam F, Kuzniecky R (1999) Acute psychotic symptoms induced by topiramate. Seizure 8:235–237

Kolaczynski JW, Ohannesian JP, Considine RV, Marco CC, Caro JF (1996) Response of leptin to short-term and prolonged overfeeding in humans. J Clin Endocrinol Metab 81:4162–4165

Kraepelin E (1893) Psychiatrie – Ein kurzes Lehrbuch für Studirende und Aerzte. 4. Auflage. Verlag von Ambr. Abel, Leipzig, S 154–155

Kraus T, Haack M, Schuld A, Hinze-Selch D, Kuhn M, Uhr M, Pollmächer T (1999) Body weight and leptin plasma levels during treatment with antipsychotic drugs. Am J Psychiatry 156:312–314

Krypsin-Exner W (1947) Beiträge zum Verlauf des Körpergewichtes bei Psychosen. Wiener Klin Wschr 59:531–534

Lamberti JS, Bellnier T, Schwarzkopf SB (1992) Weight gain among schizophrenic patients treated with clozapine. Am J Psychiarty 149:689–690

Lawson WB, Karson CN (1994) Clinical correlates of body weight changes in schizophrenia. J Neuropsychiatry Clin Neurosci 6:187–188

Leadbetter R, Shutty M, Pavalonis D, Vieweg V, Higgins P, Downs M (1992) Clozapine-induced weight gain: prevalence and clinical relevance. Am J Psychiatry 149:68–72

Lindenmayer JP, Patel R (1999) Olanzapine-induced ketoacidosis with diabetes mellitus. Am J Psychiatry 156:1471

Luheshi GN, Gardner JD, Rushforth DA, Loudon AS, Rothwell NJ (1999) Leptin actions on food intake and body temperature are mediated by IL-1. Proc Natl Acad Sci USA 96:7047–7052

Luque CA, Rey JA (1999) Sibutramine: a serotonin-norepinephrine reuptake-inhibitor for the treatment of obesity. Ann Pharmacother 33:968–978

Madej T, Boguski MS, Bryant SH (1995) Threading analysis suggests that the obese gene product may be a helical cytokine. FEBS Letters 373:13–18

Marcotte D (1998) Use of topiramate, a new anti-epileptic as a mood stabilizer. J Affect Disord 50:245–251

Masand PS (1999a) Weight gain and antipsychotic medications. J Clin Psychiatry JCP Visuals

Masand PS (1999b) Dr. Masand replies. J Clin Psychiatry 60:336–337

Melkersson KI, Hulting AL, Brismar KE (1999) Different influences of classical antipsychotics and clozapine on glucose-insulin homeostasis in patients with schizophrenia or related psychoses. J Clin Psychiatry 60:783–791

Naber D (1995) A self-rating to measure subjective effects of neuroleptic drugs, relationships to objective psychopathology, quality of life, compliance and other clinical variables. Int Clin Psychopharmacol 10 (Suppl 3):133–138

Newman SC, Bland RC (1991) Mortality in a cohort of patients with schizophrenia: a record linkage study. Can J Psychiatry 36:239–245

Nisbett RE (1972) Hunger, obesity, and the ventromedial hypothalamus. Psychol Rev 79:433–453

Ober SK, Hudak R, Rusterholtz A (1999) Hyperglycemia and olanzapine. Am J Psychiatry 156:970

Osser DN, Najarian DM, Dufresne RL (1999) Olanzapine increases weight and serum triglyceride levels. J Clin Psychiatry 60:767–770

Pijl H, Koppeschaar HP, Willekens FL, Op de Kamp I, Veldhuis HD, Meinders AE (1991) Effect of serotonin re-uptake inhibition by fluoxetine on body weight and spontaneous food choice in obesity. Int J Obes 15:237–242

Pollmächer T, Hinze-Selch D, Mullington J (1996) Effects of clozapine on plasma cytokine and soluble cytokine receptor levels. J Clin Psychopharm 16:403–409

Popli AP, Konicki PE, Jurjus GJ, Fuller MA, Jaskiw GE (1997) Clozapine and associated diabetes mellitus. J Clin Psychiatry 58:108–111

Rietschel M, Naber D, Oberländer H, Holzbach R, Fimmers R, Eggermann K, Möller HJ, Propping P, Nöthen MM (1996) Efficacy and side-effects of clozapine: testing for associa-

tion with allelic variation in the dopamine D4 receptor gene. Neuropsychopharmacology 15:491-496
Rietschel M, Naber D, Fimmers R, Möller HJ, Propping P, Nöthen M (1997) Efficacy and side-effects of clozapine not associated with variation in the 5-HT$_{2C}$ receptor. NeuroReport 8:1999-2003
Robinson RG, McHugh PR, Folstein MF (1975) Measurement of appetite disturbances in psychiatric disorders. J Psychiatr Res 12:59-68
Rockwell WJK, Ellinwood EH, Troder DW (1983) Psychtropic drugs promoting weight gain: health risks and treatment implications. South Med J 76:1407-1412
Sargent PA, Sharpley AL, Williams C, Goodall EM, Cowen PJ (1997) 5-HT$_{2C}$ receptor activation decreases appetite and body weight in obese subjects. Psychopharmacology 133:309-312
Schulz E, Remschmidt H, Martin M (1994) Clozapin in der Kinder- und Jugendpsychiatrie. In: Naber D, Müller-Spahn F (Hrsg) Clozapin. Pharmakologie und Klinik eines atypischen Neuroleptikums. Neuere Aspekte der klinischen Praxis. Springer, Berlin Heidelberg, S 23-37
Sheitman BB, Bird PM, Binz W, Akinli L, Sanchez C (1999) Olanzapine-induced elevation of plasma triglyceride levels. Am J Psychiatry 156:1471-1472
Singh MM, DeDios LV, Kline NS (1970) Weight as a correlate of clinical response to psychotropic drugs. Psychosomatics 11:562-570
Sletten IW, Gershon S (1966) The effect of chlorpromazine on water and electrolyte balance. J Nerv Ment Dis 142:25-31
Spivak B, Lamschtein C, Talmon Y, Guy N, Mester R, Feinberg I, Kotler M, Weizman A (1999) The impact of clozapine treatment on serum lipids in chronic schizophrenic patients. Clin Neuropharmacol 22:98-101
Stahl SM (1999) Neuropharmacology of obesity: my receptors made me eat it. J Clin Psychiatry 59:447-448
Stanton JM (1995) Weight gain associated with neuroleptic medication: a review. Schizophr Bull 21:463-472
Stedman T, Welham J (1993) The distribution of adipose tissue in female in-patients receiving psychotropic drugs. Br J Psychiatry 162:249-250
Stinson JC, Murphy CM, Andrews JF, Tomkin GH (1992) An assessment of the thermogenic effects of fluoxetine in obese subjects. Int J Obes Relat Metab Disord 16:391-395
Svacina S, Sonka J, Marek J (1998) Dexfenfluramine in psychotic patients. Int J Eat Disord 24:335-338
Szegedi A, Anghelescu I, Wiesner J, Schlegel S, Weigmann H, Hartter S, Hiemke C, Wetzel H (1999) Addition of low-dose fluvoxamine to low-dose clozapine monotherapy in schizophrenia: drug monitoring and tolerability data from a prospective clinical trial. Pharmacopsychiatry 32:148-153
Tartaglia LA, Dembski M, Weng X et al. (1995) Identification and expression cloning of a leptin receptor, OB-R. Cell 83:1263-1271
Theisen FM, Cichon S, Linden A, Martin M, Remschmidt H, Hebebrand J. Clozapine treatment results in similar weight gain in a pair of monozygotic twins. Am J Psychiatry, im Druck
Umbricht DS, Pollack S, Kane JM (1994) Clozapine and weight gain. J Clin Psychiatry 55 (Suppl B):157-160
Vojvoda D, Grimmell K, Sernyak M, Mazure CM (1996) Monozygotic twins concordant for response to clozapine. Lancet 347(8993):61
Wannamethee SG, Shaper AG, Durrington PN, Perry IJ (1998) Hypertension, serum insulin, obesity and the metabolic syndrome. J Hum Hypertens 12:735-741
Weigle DS (1994) Appetite and regulation of body coposition. The FASEB Journal 8:302-310
Wetterling T, Müssigbrodt HE (1999) Weight gain: side effect of atypical neuroleptics? J Clin Psychopharmacol 19:316-321
Wetzel H, Anghelescu I, Szegedi A, Wiesner J, Weigmann H, Harter S, Hiemke C (1998) Pharmacokinetic interactions of clozapine with selective serotonin reuptake inhibitors: differential effects of fluvoxamine and paroxetine in a prospective study. J Clin Psychopharmacol 18:2-9
Wiebe EJ (1993) Weight gain with clozapine treatment. Can J Psychiatry 38:70
Wirshing DA, Spellberg BJ, Erhart SM, Marder SR, Wirshing WC (1998) Novel antipsychotics and new onset diabetes. Biol Psychiatry 44:778-783
Wirshing DA, Wirshing WC, Kysar L, Berisford MA, Goldstein D, Pashdag J, Mintz J, Marder SR (1999) Novel antipsychotics: comparison of weight gain liabilities. J Clin Psychiatry 60:358-363

World Health Organization (1998) Obesity: Preventing and managing the global epidemic. Report of a WHO Consultation on Obesity. World Health Organization, Geneva, pp 58–60

Zhang Y, Proenca R, Maffei M, Barone M, Leopold L, Friedman JM (1994) Positional cloning of the mouse obese gene and its human homologue. Nature 372:425–432

## Kapitel 14

# Leponex – Hohe Dosierungen und Plasmaspiegel

H.-M. Schuchardt

Clozapin hat seit Jahren einen besonderen Stellenwert in der Behandlung schizophrener Psychosen bei Patienten mit chronischem Krankheitsverlauf und Therapieresistenz.

Die Bestimmung des Clozapin-Plasmaspiegels ist heute ohne großen Aufwand möglich. Die Untergrenze des Referenzbereiches für die Clozapin-Plasmaspiegel (ca. 300 ng/ml) ist gut untersucht. Die Obergrenze der Plasmaspiegel wurde jedoch relativ empirisch festgelegt.

In der Literatur finden sich Angaben, wonach Clozapin-Plasmaspiegel ≥300 ng/ml Befindlichkeitsstörungen auslösten. Es wurde mehrfach über Fälle berichtet, bei denen aufgrund hoher Plasmaspiegel und ohne Auftreten von *unerwünschten* Wirkungen die orale Dosis nur wegen der Plasmaspiegel reduziert wurde und anschließend Rückfälle auftraten.

In unserer psychiatrischen Gemeinschaftspraxis werden Patienten mit einer schizophrenen Psychose in großer Zahl und über sehr lange Zeiträume mit Clozapin behandelt. Bei schweren Krankheitsbildern hat sich eine Verabreichung von Clozapin-Dosierungen im Bereich von 350–600 mg/Tag bewährt. In einzelnen Fällen werden auch höhere Dosierungen verabreicht, durch die kein vermehrtes Auftreten von Befindlichkeitsstörungen oder unerwünschten Wirkungen festgestellt werden konnte.

Da ein Zusammenhang zwischen oraler Dosis und Plasmaspiegel angenommen wird, ergibt sich ein Widerspruch zwischen Ergebnissen veröffentlichter Studien und unserer klinischen Erfahrung.

Dies war für uns Anlass, in einer Pilotstudie den Plasmaspiegel von Patienten, die mit Dosierungen über 350 mg/Tag behandelt werden, über einen längeren Zeitraum zu bestimmen. Gleichzeitig wurde bei den regelmäßigen klinischen Visiten besonders auf möglicherweise auftretende Befindlichkeitsstörungen oder klinische Veränderungen geachtet.

## Patienten und Methoden

In die Studie aufgenommen wurden neun Patienten im Alter zwischen 23 und 42 Jahren, davon sieben männlich und zwei weiblich.

**Tabelle 14.1.** Patientenangaben zur Komedikation

| Patient | Alter | Geschlecht | Clozapin-Dosis | Raucher | Komedikation |
|---|---|---|---|---|---|
| R. A. | 34 | m | 400 | J | 400 mg/Tag Sulpirid |
| E. B. | 31 | m | 800 | J | 2 mg/Tag Lorazepam, 50 mg/Tag Nipolept |
| F. F. | 30 | m | 400 | J | – |
| R. G. | 35 | m | 350 | J | 15 mg/Tag Chlorproth. |
| E. T. | 42 | w | 500 | J | – |
| S. R. | 23 | m | 400 | J | 2 mg Lorazepam |
| D. K. | 34 | m | 350 | J | – |
| R. J. | 26 | m | 450 | N | 25 mg Promethazin |
| A. J. | 36 | w | 450 | J | – |

Bei allen neun Patienten wurde eine schizophrene Psychose mit chronischem Verlauf diagnostiziert (zugrunde gelegt wurde die ICD-10, die Diagnoseschlüssel lauten F20.01, F20.02, F20.04 und F20.00).

Die Patienten erhielten Clozapin-Dosierungen zwischen 350 und 800 mg/Tag. Die Dosierungen blieben während des Beobachtungszeitraumes konstant, die Komedikation musste nicht verändert werden (Tabelle 14.1).

Die Blutabnahme erfolgte im Abstand von vier Wochen. Der zeitliche Abstand zwischen der letzten Einnahme der Clozapin-Dosis und der Blutabnahme betrug mindestens 8 und höchstens 12 Stunden.

Die Serumspiegel von Clozapin und seinem Metaboliten wurden im Labor der Rheinschen Landesklinik Viersen hochdruckflüssig-chromatografisch (HPLC – „high performance liquid chromatography") analysiert.

## Ergebnis

Die regelmäßige Einnahme der Medikation war weitgehend sichergestellt, da sich die Patienten zum Zeitpunkt der Studie in einem Wohnheim für psychisch Kranke befanden. Die Einnahme der Medikamente wird vom Personal kontrolliert.

Alle Patienten nahmen an wenigstens zwei Blutabnahmen teil.

Bei unterschiedlicher oraler Dosierung konnten sowohl intra- als auch interindividuell äußerst unterschiedliche Plasmaspiegel beobachtet werden. Solche Schwankungen konnten – insbesondere im Zusammenhang mit dem langen Verordnungszeitraum (>6 Monate) – nicht erwartet werden (Tabelle 14.2).

Dies deckt sich mit unserer klinischen Erfahrung und dem Ergebnis anderer Studien, in denen Clozapin-Plasmaspiegel unter Kombinationstherapie mit Clozapin und Fluvoxamin ermittelt wurden (s. zusammenfassende Darstellung: Stevens et al. 1999).

Das Auftreten unterschiedlich hoher Plasmaspiegel lässt sich wahrscheinlich nicht auf *eine* Ursache zurückführen. In Frage kommende Faktoren sind:

**Tabelle 14.2.** Dosishöhe und jeweilige Blutspiegelwerte

| Patient | Dosis | Blutspiegel 1 | | Blutspiegel 2 | | Blutspiegel 3 | | Blutspiegel 4 | |
|---|---|---|---|---|---|---|---|---|---|
| R. A. | 400 | 458 | 274 | 363 | 258 | – | – | – | – |
| E. B. | 800 | 602 | 489 | 805 | 683 | 994 | 697 | 968 | 874 |
| F. F. | 400 | 1190 | 649 | 583 | 351 | 625 | 374 | – | – |
| R. G. | 350 | 150 | 147 | 297 | 310 | 197 | 181 | – | – |
| E. T. | 500 | 176 | 175 | 360 | 474 | 455 | 570 | – | – |
| S. R. | 400 | 739 | 390 | 691 | 334 | 632 | 349 | – | – |
| D. K. | 350 | 162 | 127 | 171 | 197 | 266 | 160 | – | – |
| R. J. | 450 | 696 | 305 | 840 | 320 | – | – | – | – |
| A. J. | 450 | 698 | 591 | 1203 | 972 | 1095 | 883 | – | – |

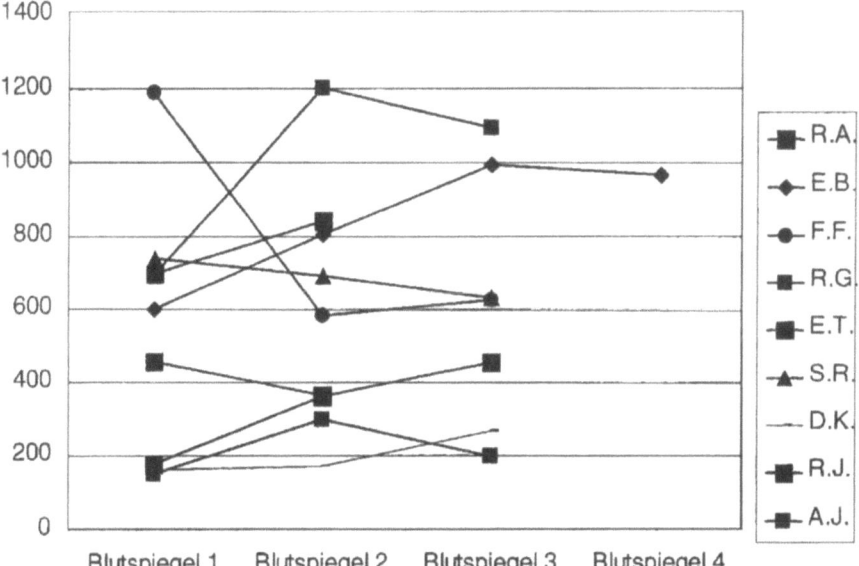

**Abb. 14.1.** Plasmawerte zu unterschiedlichen Zeitpunkten bei konstanter Medikation

- unterschiedliche Komedikation,
- unterschiedliches Körpergewicht,
- Raucher/Nichtraucher,
- zeitlicher Abstand zwischen letzer Einnahme und Blutabnahme,
- Geschlecht.

Wegen der bisher in der Literatur vertretenen Ansicht, hohe Plasmaspiegel könnten zum vermehrten Auftreten von Befindlichkeitsstörungen und unerwünschten Wirkungen führen, ist eine weitere Untersuchung der Plasmaspiegel wünschenswert. Dies gilt insbesondere hinsichtlich der extremen Unterschiede unabhängig von der Höhe der oralen Dosierung (Abb. 14.1).

Bei allen an der Studie beteiligten Patienten ergab sich kein Zusammenhang zwischen der Höhe des Plasmaspiegels und möglicher Häufung von Befindlichkeitsstörungen. Ungeachtet der intraindividuellen Schwankungen und der zum Teil sehr hohen Plasmaspiegel (> 1000 ng/ml) traten keine gleichzeitigen Veränderungen im subjektiven und objektiven Befinden auf bzw. konnten nicht beobachtet werden.

Unsere Ergebnisse könnten darauf hindeuten, dass die Plasmaspiegel wesentlich mehr variieren als bisher angenommen und dass auch bei höheren Konzentrationen nicht unbedingt mit dem Auftreten von unerwünschten Wirkungen zu rechnen ist.

Die extrem intraindividuellen Schwankungen des Plasmaspiegels können nicht mit der Höhe der oralen Dosierung erklärt werden.

Im Rahmen der klinischen Beobachtung wurde sichergestellt, dass die Spiegelabweichungen nicht mit geändertem Einnahmeverhalten oder veränderten Lebensgewohnheiten zusammenhängen.

## Literatur

Stevens I et al. (1999) Bedeutung des therapeutischen Drug Monitoring im Rahmen der Rezidiv-Prophylaxe mit Clozapin. In: Naber D, Müller-Spahn F (Hrsg) Leponex. Pharmakologie und Klinik eines atypischen Neuroleptikums, Springer, Berlin, S 79ff

KAPITEL 15

# Kann der pharmakologisch aktive N-demethylierte Metabolit von Clozapin die Blut-Hirn-Schranke durchdringen?

H. WEIGMANN, S. HÄRTTER, V. FISCHER, N. DAHMEN und C. HIEMKE

## Einleitung

Desmethylclozapin ist der Hauptmetabolit von Clozapin, der im Serum erwachsener Patienten im Steady-state durchschnittlich 69% (46–108%) der Konzentrationen erreicht, die Clozapin selbst aufweist (Weigmann u. Hiemke 1992). Kuoppamaki et al. (1993) berichten, dass Desmethylclozapin in vitro ein dem Clozapin sehr ähnliches Wirkprofil mit etwas höheren Affinitäten zu $5HT_{1C}$-, $5HT_2$- und $D_2$-Rezeptoren und einer etwas geringeren Affinität zum $D_1$-Rezeptor aufweist. Clozapin-N-oxid, ein weiterer Hauptmetabolit von Clozapin, gilt als pharmakologisch inaktiv (Kuoppamaki et al. 1993).

Durch eine tierexperimentelle Untersuchung wurde der Frage nachgegangen, inwieweit Desmethylclozapin in der Lage ist, die Blut-Hirn-Schranke zu durchdringen und somit zu therapeutischen Effekten oder Nebenwirkungen beizutragen.

## Material und Methoden

### Versuchstiere

Sechzehn männliche, etwa 4 Wochen alte Sprague-Dawley-Ratten erhielten, um Steady-state-Bedingungen zu erreichen, 5-mal 20 mg/kg Clozapin oral im Abstand von 1,5 Stunden (entsprechend der Halbwertzeit von Clozapin in Ratten; Baldessarini et al. 1993). 0,5, 1, 2, und 5 Stunden nach der letzten Gabe wurden jeweils 4 Tiere dekapitiert und Serum gewonnen. Die Gehirne der Tiere wurden unmittelbar nach der Entnahme in flüssigem Stickstoff eingefroren.

### Probenvorbereitung und Analytik

Jeweils ca. 100–200 mg Gehirngewebe (Feuchtgewicht) wurden im vierfachen Volumen Methanol-homogenisiert und anschließend zentrifugiert (10 000 g). Der Überstand wurde direkt mit einer vollautomatisierten HPLC und Säulenschaltung (Weigmann et al. 1997) analysiert und die Konzentrationen von Clozapin, Desmethylclozapin und Clozapin-N-oxid bestimmt. Die Nachweisgrenze lag bei etwa 10 ng/ml für Clozapin und Desmethylclozapin und bei etwa 20 ng/ml für Clozapin-N-oxid. Die Interassay-Variationskoeffizienten betrugen weniger als 10%.

## Ergebnisse

Die Serum und Hirnkonzentrationen von Clozapin und Desmethylclozapin in Ratten nach der Gabe von fünf oralen Dosen Clozapin 20 mg/kg, die im Abstand von fünf Stunden verabreicht worden waren, sind in Abb. 15.1 dargestellt. Ein und zwei Stunden nach der letzten Gabe betrugen die Serumkonzentrationen von Clozapin 320 bzw. 440 ng/ml. Im Gehirn lagen die Konzentrationen von Clozapin und Desmethylclozapin stets über den entsprechenden Konzentrationen im Serum. Der Vergleich der Flächen unter den Kurven (AUC: „area under the curve") zeigt eine 15,8-fache Anreicherung von Clozapin im Hirngewebe gegenüber einer lediglich 2,7-fachen Anreicherung von Desmethylclozapin. Maximale Konzentrationen der beiden Substanzen waren im Serum wie auch im Gehirn der Ratten innerhalb der ersten Stunde nach der letzten Applikation erreicht. Fünf Stunden nach der letzten Applikation waren die Hirngewebekonzentrationen von Clozapin und Des-

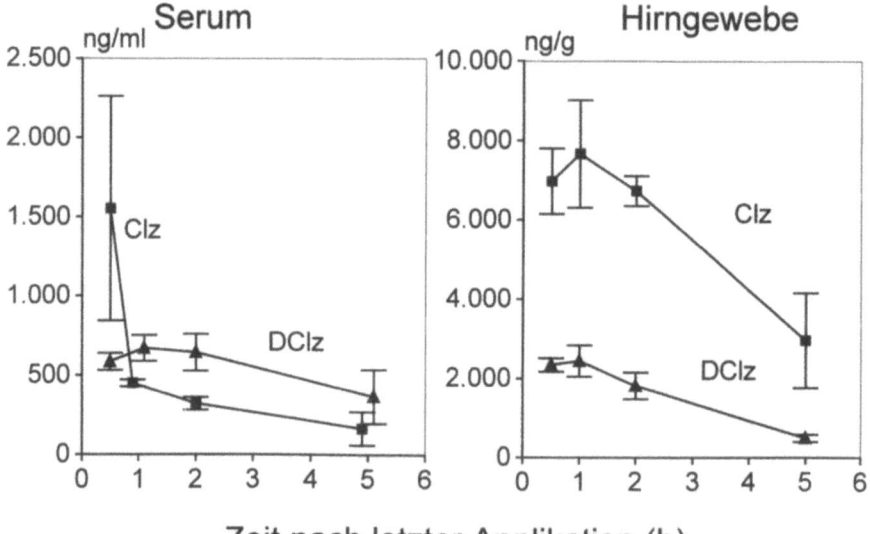

**Abb. 15.1.** Serum- und Hirngewebekonzentrationen von Clozapin (Clz) und Desmethylclozapin (DClz) in der Ratte. Jeder *Punkt* repräsentiert den Mittelwert der Messungen an vier verschiedenen Tieren, die jeweils fünf orale Gaben von Clozapin (20 mg/kg) im Abstand von 1,5 Stunden erhalten hatten. Die Fehlerbalken repräsentieren die mittlere Standardabweichung

methylclozapin im Mittel auf 44 bzw. 27% des Zwei-Stunden-Wertes gefallen, während im Serum fünf Stunden nach der letzten Applikation im Mittel noch 52 bzw. 57% des jeweiligen Zwei-Stunden-Wertes vorhanden waren. Clozapin-N-oxid, ein weiterer Hauptmetabolit von Clozapin, konnte im Gehirn der Ratte nicht nachgewiesen werden.

## Diskussion

Clozapin wurde nach chronischen oralen Gaben im Rattengehirn gegenüber Serum 15,8-fach angereichert. Unerwartet dagegen akkumulierte der demethylierte in vitro pharmakologisch aktive Metabolit des Clozapins mit einem Anreicherungsfaktor von 2,7 kaum im Hirngewebe. Desmethylclozapin scheint somit schlecht ins Gehirn einzudringen und damit trotz seiner mit der Muttersubstanz vergleichbaren pharmakologischen Potenz wahrscheinlich nur unwesentlich zur Wirkung beizutragen (Weigmann et al. 1999). Diese Beobachtung deckt sich gut mit den Ergebnissen von Perry et al. (1991) und Spina et al. (2000), die keine zusätzliche Information über therapeutisch relevante Serumkonzentrationen in schizophrenen Patienten beobachten konnten, wenn die jeweiligen Werte der Serumkonzentrationen von Desmethylclozapin zur Auswertung herangezogen wurden.

Clozapin-N-oxid, ein weiterer Hauptmetabolit von Clozapin, der in vitro pharmakologisch inaktiv ist (Kuoppamaki et al. 1993) kann die Blut-Hirn-Schranke scheinbar nicht überwinden.

Es bleibt die Frage zu klären, ob diese an Ratten gewonnenen Ergebnisse sich auf den Menschen übertragen lassen. Der Vergleich von Studien, die sich mit Hirnkonzentrationen von Psychopharmaka (Haloperidol, Fluoxetin, Diazepam) im menschlichen Gehirn beschäftigt haben (Friedman u. Cooper 1983; Karson et al. 1993; Kornhuber et al. 1999) mit Versuchen in der Ratte (Caccia et al. 1990; Friedman et al. 1986; Tsuneizumi et al. 1992) zeigte sehr ähnliche Ergebnisse für Ratte und Mensch. Eine Übertragbarkeit der Ergebnisse von der Ratte auf den Menschen scheint daher gerechtfertigt.

Aus den vorliegenden Ergebnissen lässt sich schlussfolgern, dass die Verteilung von Clozapin und Desmethylclozapin in Serum und Hirngewebe unterschiedlich ist. Die Akkumulation von Desmethylclozapin im Hirngewebe war im Vergleich zu Clozapin gering. Da sich die Blut-Hirn-Schranke von Ratte und Mensch ähnlich verhalten, scheint für die zerebral vermittelten Wirkungen im Wesentlichen die Muttersubstanz Clozapin verantwortlich zu sein. Die Bestimmung von Clozapin-Serumkonzentrationen alleine ist dabei für therapeutisches Drug Monitoring ausreichend.

## Literatur

Baldessarini RJ, Centorrino F, Flood JG, Volpicelli SA, Huston Lyons D, Cohen BM (1993) Tissue concentrations of clozapine and its metabolites in the rat. Neuropsychopharmacology 9:117–124

Caccia S, Cappi M, Fracasso C, Garattini S (1990) Influence of dose and route of administration on the kinetics of fluoxetine and its metabolite norfluoxetine in the rat. Psychopharmacology Berl 100:509–514

Friedman E, Cooper TB (1983) Pharmacokinetics of chlorimipramine and its demethylated metabolite in blood and brain regions of rats treated acutely and chronically with chlorimipramine. J Pharmacol Exp Ther 225:387–390

Friedman H, Abernethy DR, Greenblatt DJ, Shader RI (1986) The pharmacokinetics of diazepam and desmethyldiazepam in rat brain and plasma. Psychopharmacology Berl 88:267–270

Karson CN, Newton JE, Livingston R et al. (1993) Human brain fluoxetine concentrations. J Neuropsychiatry Clin Neurosci 5:322–329

Kornhuber J, Schultz A, Wiltfang J et al. (1999) Persistence of haloperidol in human brain tissue. Am J Psychiatry 156:885–890

Kuoppamäki M, Syvalahti E, Hietala J (1993) Clozapine and N-desmethylclozapine are potent 5-HT1C receptor antagonists. Eur J Pharmacol 245:179–182

Perry PJ, Miller DD, Arndt SV, Cadoret RJ (1991) Clozapine and norclozapine plasma concentrations and clinical response of treatment-refractory schizophrenic patients [see comments]. Am J Psychiatry 148:231–235

Spina E, Avenoso A, Facciola G et al. (2000) Relationship between plasma concentrations of clozapine and norclozapine and therapeutic response in patients with schizophrenia resistant to conventional neuroleptics. Psychopharmacology 148:83–89

Tsuneizumi T, Babb SM, Cohen BM (1992) Drug distribution between blood and brain as a determinant of antipsychotic drug effects. Biol Psychiatry 32:817–824

Weigmann H, Bierbrauer J, Härtter S, Hiemke C (1997) Automated determination of clozapine and major metabolites in serum and urine. Ther Drug Monit 19:480–488

Weigmann H, Härtter S, Fischer V, Dahmen N, Hiemke C (1999) Distribution of clozapine and desmethylclozapine between blood and brain in rats. Eur Neuropsychopharmacol 9:253–256

Weigmann H, Hiemke C (1992) Determination of clozapine and its major metabolites in human serum using automated solid-phase extraction and subsequent isocratic high-performance liquid chromatography with ultraviolet detection. J Chromatogr 583:209–216

KAPITEL 16

# Regulation serotonerger Parameter durch Clozapin und seine Metaboliten in hippokampalen HT22-Zellen

P. Heiser, H. Remschmidt, J.-C. Krieg und H. Vedder

## Einleitung

Das atypische Neuroleptikum Clozapin induziert Veränderungen im serotonergen System. Es hat eine hohe Affinität zum $5\text{-}HT_{2A}$-Rezeptor und führt zu einer Erhöhung des Serotonin-(5-HT-)Spiegels (Schulz et al. 1997; Remschmidt et al. 1999). Eine wichtige Gehirnregion, bei der Veränderungen im Serotoninstoffwechsel bei Patienten mit schizophrenen Psychosen gefunden wurden, ist der Hippokampus: Dean et al. (1996) wiesen bei Patienten mit einer Schizophrenie eine Abnahme der Affinität des 5-HT-Transporters in hippokampalen Membranen nach. Die Transporterdichte war nicht signifikant verändert. In älteren Arbeiten konnten Winblad et al. (1979) einen verminderten Serotoninspiegel im Hippokampus schizophrener Patienten nachweisen, während Joseph et al. (1979) hier keine Unterschiede fanden. Es ist derzeit unklar, inwieweit diese Änderungen durch die Behandlung mit klassischen Neuroleptika induziert waren oder ob es sich hier um Änderungen aufgrund der Erkrankung handelte.

Um in diesem Zusammenhang die Effekte von Clozapin weiter zu charakterisieren, haben wir in dieser Studie die Wirkung von Clozapin und seinen Hauptmetaboliten auf serotonerge Parameter in immortalisierten hippokampalen HT22-Zellen der Maus untersucht.

## Methoden

### Aufarbeitung und Inkubation der HT22-Zellen

Die HT22-Zellen wurden in Dulbeccos modifiziertem Eagle-Medium (Gibco/BRL, Karlsruhe) aus Stockkulturen ausgesät. Bei einer Zelldichte von etwa 4 Millionen wurde das Medium gegen 10 ml Start-V-Medium (Biochrom, Berlin), ein volldefiniertes Medium zur Kultur von Nervenzellen, ausgetauscht. Die Zellen wurden dann mit Clozapin, Norclozapin (Clozapin-N-Desmethyl) und Clozapin-N-oxid in verschiedenen Konzentrationen (400/200 ng/ml) sowie den entsprechenden Lösungsmitteln in diesem Medium für 24 h behandelt. Die

Expositionskonzentrationen wurden während des Experimentes durch HPLC-Bestimmungen präzisiert (Schulz et al. 1997): Clozapin (400 = 433±30 ng/ml), Norclozapin (Clozapin-N-Desmethyl) (200 = 200±30 ng/ml) und Clozapin-N-oxid (200 = 208±27 ng/ml). Das reine Medium diente als Kontrolle. Danach wurden die Überstände abgenommen, die Zellen 2-mal mit Gaintner-Waschpuffer (s. Heiser et al. 1997) gewaschen und in Lysepuffer aufgenommen.

### Messung des Serotonins

Serotonin wurde aus dem Überstand mit einem Serotonin-ELISA (DRG Instruments, Marburg) direkt bestimmt.

### Messung des 5-HT-Transporters

Die Affinität ($K_D$) und die Anzahl ($B_{MAX}$) des 5-HT-Transporters wurden mit ($^3$H-)Paroxetin (NEN, Zaventem, Belgien) und Fluoxetin ermittelt. 25 µl von jeder Ligandenkonzentration wurden zu 500 µl HT22-Zellsuspension, nachdem diese gepottert und in Inkubationspuffer aufgenommen worden war, dazugegeben und bei 25 °C für 1 h inkubiert. Danach wurde filtriert, die Radio-

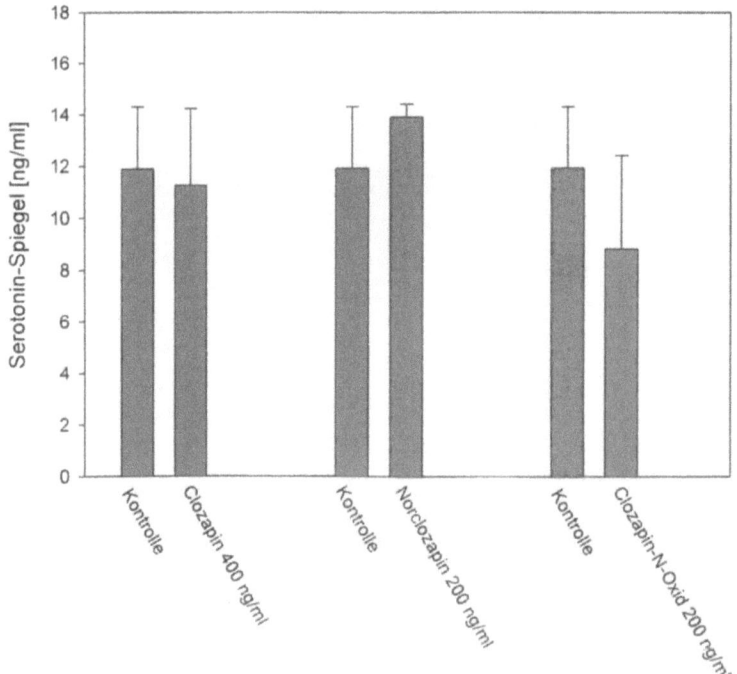

**Abb. 16.1.** Serotoninspiegel im Medium von HT22-Zellen nach Behandlung mit Clozapin und seinen Metaboliten

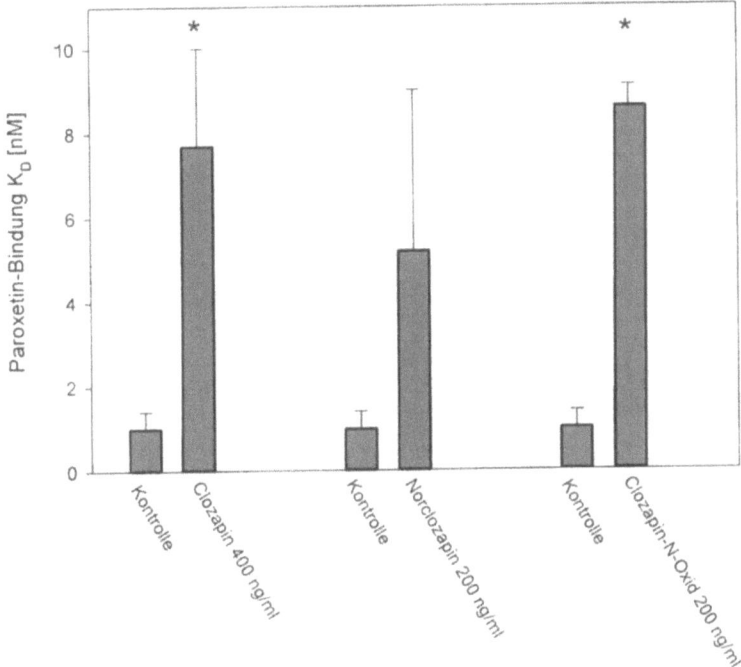

**Abb. 16.2.** 5-HT-Transporteraffinität ($K_D$) in HT22-Zellen nach Behandlung mit Clozapin und seinen Metaboliten

aktivität gemessen und aus den Daten die spezifische Bindung errechnet. Die Proteinkonzentration wurde mit dem BCA-Protein Kit (Pierce, Rockford, USA) gemessen.

### Messung der MAO-B

Die Enzymaffinität ($K_M$) und -aktivität ($V_{MAX}$) der MAO-B wurden mit ($^{14}C$-)Phenylethylamin (PEA; NEN) als Substrat gemessen. ($^{14}C$-)PEA wurde mit der HT22-Zellsuspension bei 37 °C für 30 min inkubiert. Danach wurde die Reaktion mit HCl beendet. Das Reaktionsprodukt Phenylacetylsäure wurde mit Ethylacetat extrahiert und gemessen.

### Statistik

Alle Daten werden als Mittelwerte ± Standardabweichung des Mittelwerts angegeben. Zur statistischen Absicherung der Ergebnisse wurde eine ANOVA mit SigmaStat (Jandel Scientific, Erkrath) durchgeführt (* = $p<0,05$).

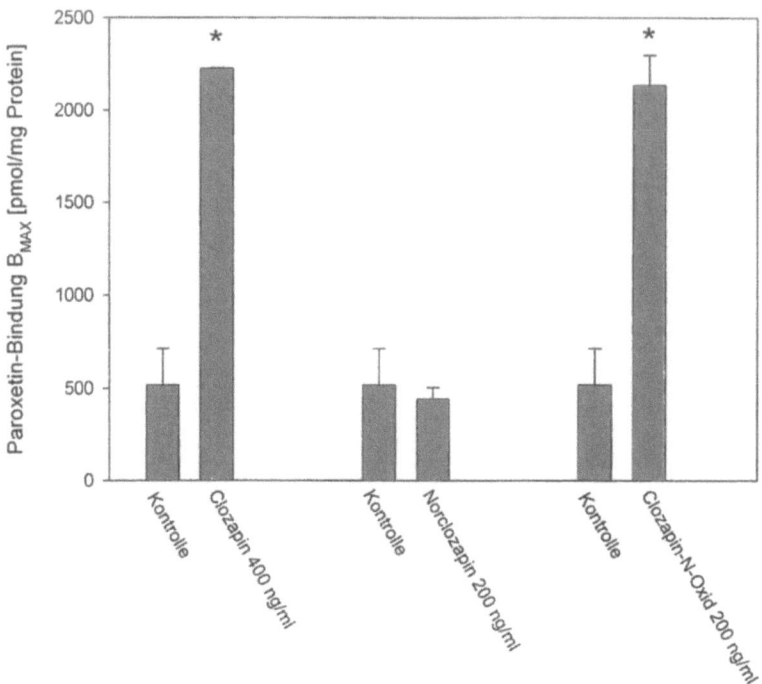

**Abb. 16.3.** 5-HT-Transporterdichte ($B_{MAX}$) in HT22-Zellen nach Behandlung mit Clozapin und seinen Metaboliten

## Ergebnisse

Die Serotoninspiegel in den Zellüberständen waren nach Behandlung im Vergleich zu den Kontrollbedingungen nicht signifikant verändert (Abb. 16.1).

Signifikante Unterschiede wurden für die 5-HT-Transporteraffinität ($K_D$) gefunden (Abb. 16. 2). Clozapin 400 ng/ml (7,7±2,3 nM; p=0,047) und Clozapin-N-oxid 200 ng/ml (8,6±0,5 nM; p<0,01) führten im Vergleich zur Kontrolle (1,0±0,4 nM) zu einer erniedrigten 5-HT-Transporteraffinität ($K_D \Uparrow$). Norclozapin führte ebenfalls zu einer erniedrigten Transporteraffinität; dieser Trend konnte jedoch statistisch nicht gesichert werden (s. Abb. 16.2).

Signifikante Unterschiede wurden für die 5-HT-Transporterdichte ($B_{MAX}$) gefunden (Abb. 16.3). Clozapin 400 ng/ml (2224±3,0 nM; p<0,01) und Clozapin-N-oxid 200 ng/ml (2135±160 pmol; p=0,01) führten im Vergleich zur Kontrolle (517±195 pmol) zu einer erhöhten 5-HT-Transporterfdichte ($B_{MAX} \Uparrow$; s. Abb. 16.3).

Die MAO-B-Affinität ($K_M$) und -Aktivität ($V_{MAX}$) waren nach Behandlung mit Clozapin und seinen Metaboliten nicht signifikant verändert (Abb. 16.4 a, b).

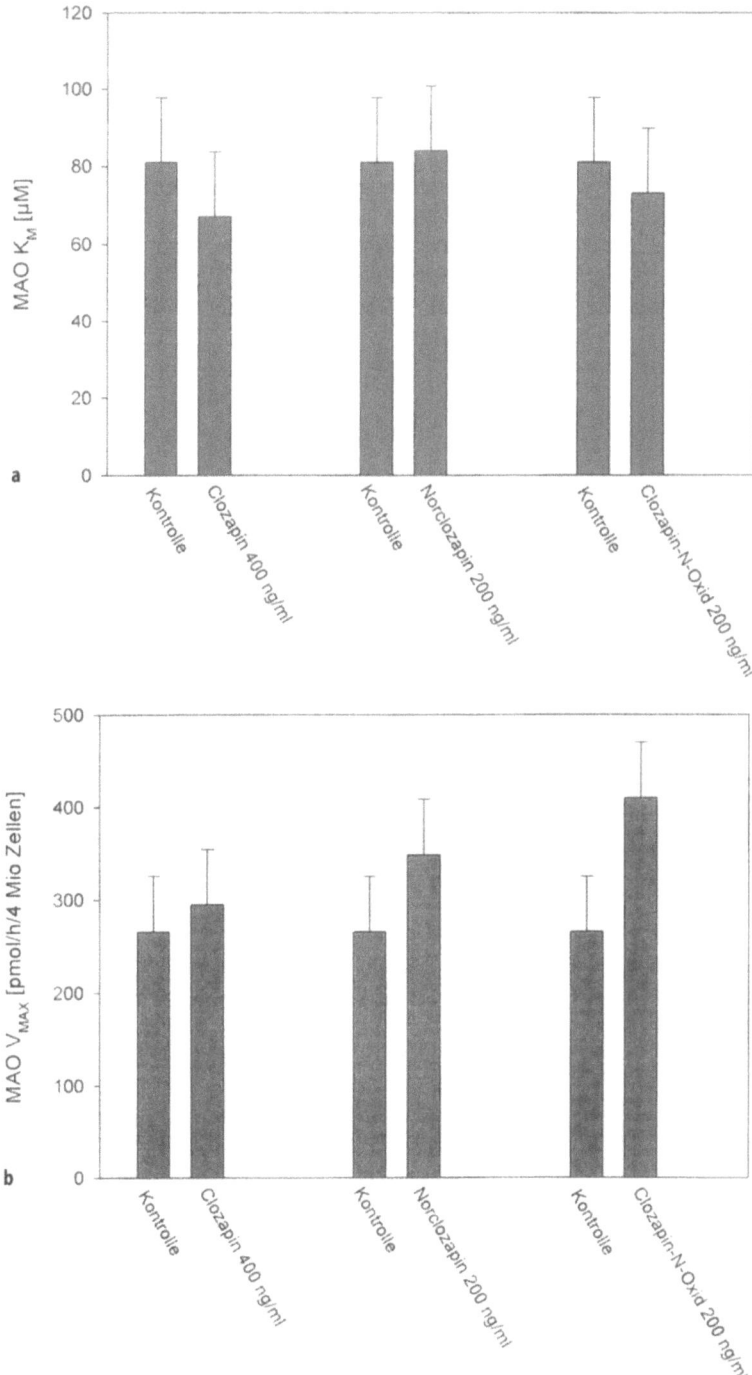

**Abb. 16.4 a, b.** MAO-B-Affinität ($K_M$) und -Aktivität ($V_{MAX}$) in HT22-Zellen nach Behandlung mit Clozapin und seinen Metaboliten

## Diskussion

Wir untersuchten hier in einem Modell für hippokampale Neurone die Effekte von Clozapin und seinen Metaboliten auf Parameter des serotonergen Systems. In der Literatur wurden unterschiedliche Veränderungen dieses Systems im Hippokampus von Patienten mit einer Schizophrenie (Winblad et al. 1979; Dean et al. 1996) nachgewiesen.

Unsere Daten zeigen, dass Clozapin und sein physiologischer Metabolit Clozapin-N-oxid unter In-vitro-Bedingungen den Serotonintransporter in hippokampalen HT22-Zellen beeinflussen. Dies unterstützt die Annahme eines direkten zellulären Angriffsmechanismus von Clozapin und Clozapin-N-oxid im Hippokampus.*

## Literatur

Dean B, Hayes W, Opeskin K, Naylor L, Pavey G, Hill C, Keks N, Copolov DL (1996) Serotonin-2-receptors and the serotonin transporter in the schizophrenic brain. Behav Brain Res 73:169–175

Heiser P, Dickhaus B, Opper C, Schreiber W, Clement HW, Hasse C, Hennig J, Krieg JC, Wesemann W (1997) Platelet serotonin and interleukin-1 beta after sleep deprivation and recovery sleep in humans. J Neural Transm 104:1049–1058.

Joseph MH, Baker HF, Crow TJ, Riley GJ, Risby D (1979) Brain tryptophan metabolism in schizophrenia: a post-mortem study of metabolites on the serotonin and kynurenine pathways in schizophrenia and control subjects. Psychopharmacology 62:279–285

Remschmidt H, Hennighausen K, Clement HW, Heiser P, Schulz E (2000) Atypische Neuroleptika in der Kinder- und Jugendpsychiatrie. Z Kinder-Jugendpsychiatr 28:45–57

Schulz E, Fleischhaker C, Clement HW, Remschmidt H (1997) Blood biogenic amines during clozapine treatment of early-onset schizophrenia. J Neural Transm 104:1077–1089

Winblad B, Bucht G, Gottfries CG, Ross BE (1979) Monoamines and monoamines metabolites in brains from demented schizophrenics. Acta Psychiatr Scand 60:17–28

---

* Danksagung: Wir bedanken uns herzlich bei Frau S. Finkenstein, Frau S. Fischer, Frau C. Hausmann, Frau E. Schulte, Frau R. Stöhr und Frau C. Würz für die exzellente technische Unterstützung der Arbeiten.

# KAPITEL 17

## Auftreten von Nebenwirkungen unter Clozapin-Fluvoxamin-Kombination

C. HIEMKE, J. HOEHN, H. WEIGMANN und W. OEHL

Clozapin wird über hepatische Enzyme der Zytochrom-P450- (CYP-)Familie abgebaut (Abb. 17.1), wobei die Bildung des Hauptmetaboliten Desmethylclozapin im Wesentlichen über CYP1A2 katalysiert wird (Chang et al. 1999; Eiermann et al. 1997; Olesen u. Linnet 2000; Schaber et al. 1998). Ein potenter Inhibitor von CYP1A2 ist Fluvoxamin (Baumann 1996; Buur-Rasmussen u. Brøsen 1999). Entsprechend erhöht dieser selektive Serotoninrückaufnahmehemmer (SSRI) die Bioverfügbarkeit und verlangsamt die Elimination von Clozapin (Hiemke et al. 1994; Jerling et al. 1994; Wetzel et al. 1998; Chang et al. 1999). Bei niedrigen Dosen von Clozapin und hohen von Fluvoxamin ist die Hemmung stark, umgekehrt ist sie bei hohen Dosen von Clozapin und niedrigen von Fluvoxamin gering ausgeprägt (Szegedi et al. 1999). Andere

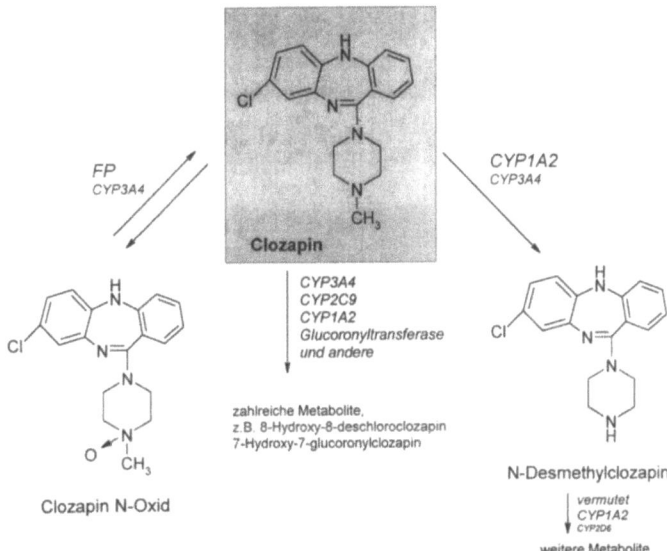

**Abb. 17.1.** Struktur von Clozapin, seinen beiden Hauptmetaboliten und der am Metabolismus wahrscheinlich beteiligten Enzyme, *CYP:* Zytochrom P450, *FP:* Flavoprotein. Clozapin-N-Oxid kann in Clozapin rückumgewandelt werden. Die am Abbau von Desmethylclozapin beteiligten Enzyme sind derzeit nicht bekannt, wahrscheinlich CYP1A2, evtl. auch CYP2D6

SSRI, wie Paroxetin oder Fluoxetin, wirken nur in hohen Dosen hemmend (Centorrino et al. 1996; Joos et al. 1997). Einen noch schwächeren Hemmeffekt, der ohne klinische Bedeutung zu sein scheint, besitzt Sertralin (Chong u. Remington 1998), von Citalopram ist keine pharmakokinetische Interaktion mit Clozapin zu erwarten.

Die Interaktion von Fluvoxamin mit Clozapin ist klinisch relevant. Denn eine Kombinationsbehandlung von Clozapin mit Fluvoxamin ist riskant, da die Blutspiegel von Clozapin bei klinisch üblichen Dosen toxische Konzentrationen erreichen können (Stevens u. Gärtner 1996). Allerdings gibt es auch Befunde, die positive Effekte der Kombinationstherapie zeigen (Silver et al. 1992; Szegedi et al. 1994). In der hier vorgestellten Arbeit wurde das Auftreten von Nebenwirkungen unter der Kombination von Clozapin mit Fluvoxamin retrospektiv untersucht.

## Patienten und Methoden

Für die Untersuchung wurden Krankenakten von 88 weiblichen und männlichen schizophrenen Patienten (ICD 10, F20.x) ausgewertet. 35 Patienten erhielten Clozapin in einer Dosierung zwischen 100 und 500 mg/d, und 53 Patienten wurde zusätzlich Fluvoxamin 12,5, 25 oder 50 mg/d verordnet. Die Dosierungen von Clozapin und Fluvoxamin wurden nach klinischem Bild gewählt, ebenso die Komedikationen. Die Pharmakotherapie wurde durch regelmäßige Kontrollen der Clozapinblutspiegel überwacht.

Nebenwirkungen wurden in Anlehnung an die UKU-Skala erhoben. Sie wurden als schwach eingestuft, wenn Nebenwirkungen in den Krankenakten vermerkt waren, jedoch keine Maßnahmen zur Änderung der Clozapintherapie vorgenommen wurden. Nebenwirkungen wurden als mittelschwer eingestuft, wenn deswegen die Dosis von Clozapin reduziert wurde, und als schwer, wenn sie den Grund für einen Therapieabbruch darstellten.

## Ergebnisse

Bei den schizophrenen Patienten, die entweder mit Clozapin alleine oder mit einer Kombination aus Clozapin und Fluvoxamin behandelt worden waren, wurden Nebenwirkungen relativ häufig mitgeteilt (Abb. 17.2). Als leichte Nebenwirkungen traten geringfügige EKG-Veränderungen und Gewichtszunahme am häufigsten auf, wobei eine größere Häufigkeit in der Gruppe der kombiniert behandelten Patienten beobachtet wurde. Als häufigste mittelschwere Nebenwirkungen wurden Hypersalivation, Sedierung bzw. Müdigkeit und Antriebsminderung beobachtet. Unter zusätzlicher Behandlung mit Fluvoxamin wurden sedative und antriebsmindernde Effekte seltener berichtet, als unter der Therapie ohne Fluvoxamin. Demgegenüber trat mittelschwere innere Unruhe unter der zusätzlichen Therapie mit Fluvoxamin häufiger auf als unter der Therapie ohne Fluvoxamin. Ein Abbruch der Kombinations-

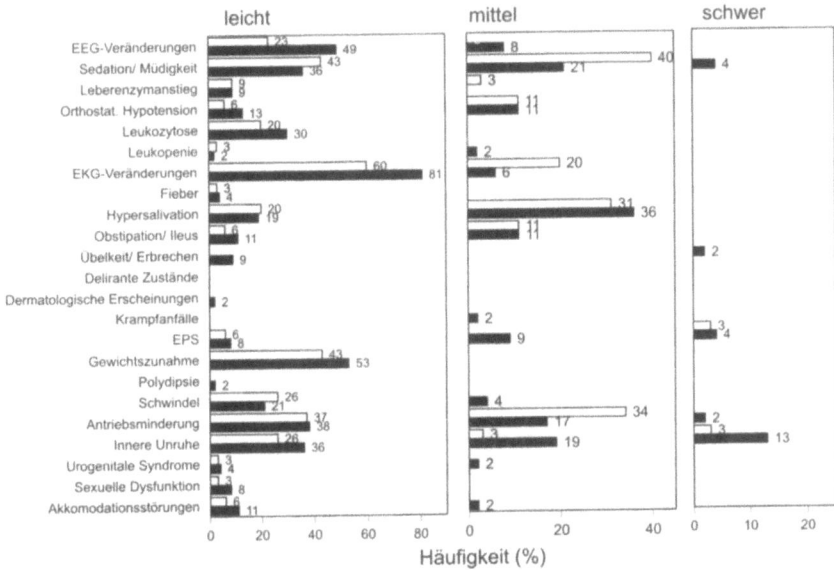

**Abb. 17.2.** Relative Häufigkeit des Auftretens von Nebenwirkungen in schizophrenen Patienten, die mit Clozapin (n = 35, *offene Balken*) oder kombiniert mit Clozapin und Fluvoxamin (n = 53, *schwarze Balken*) behandelt wurden

behandlung wurde wegen schwerer Nebenwirkungen, insbesondere aufgrund von innerer Unruhe, in der kombiniert behandelten Gruppe vorgenommen. Er war in der kombiniert behandelten Gruppe vierfach häufiger als ohne Fluvoxamin (s. Abb. 17.1).

## Diskussion

Die zahlreichen Einzelfallberichte der Literatur (Armstrong u. Stephans 1997; Bender u. Eap 1998; Chong et al. 1997; Dequatro u. Roberts 1996; DuMortier et al. 1996; Hiemke et al. 1994; Kuo et al. 1998; Markowitz et al. 1997; Stevens u. Gärtner 1996; Szegedi et al. 1994) dokumentieren sowohl positive als auch negative Erfahrungen mit der Kombination Clozapin plus Fluvoxamin. Bisherige Studien, die versucht haben, die Interaktionen klinisch zu bewerten, basieren auf kleinen Fallzahlen (Silver et al. 1995, 1996; Lammers et al. 1999; Szegedi et al. 1999; Spina et al. 2000). Dies liegt wahrscheinlich daran, dass nur ausgewählte Patienten für die Kombinationstherapie in Frage kommen. Die für die hier vorgestellte retrospektive Auswertung erfasste Zahl von 53 Patienten ist das größte Kollektiv, das bisher bezüglich Nebenwirkungen analysiert wurde.

Bei den untersuchten schizophrenen Patienten, die entweder mit Clozapin alleine oder kombiniert mit Fluvoxamin behandelt worden waren, traten häufig Nebenwirkungen auf, die so ausgeprägt waren, dass sie in den Krankenakten vermerkt wurden und oft sogar Anlass zu einer Änderung der Therapie gaben. Nach klinischer Erfahrung, wird von den Patienten die Sedierung, die sich in Müdigkeit und vermindertem Antrieb äußert, als besonders störend empfunden. Diese Nebenwirkung war seltener unter Kombination mit Fluvoxamin als ohne. Dies entspricht auch den Erfahrungen einer prospektiven Studie, die Clozapin-behandelte Patienten vor und nach einer Gabe von Fluvoxamin untersuchte (Szegedi et al. 1999). Therapieabbrüche waren jedoch in Kombination mit Fluvoxamin häufiger als ohne Fluvoxamin, meistens wegen gesteigerter innerer Unruhe. Andererseits belegt die Tatsache, dass die Kombinationstherapie bei den meisten Patienten beibehalten wurde, dass diese Patienten von der Kombination wahrscheinlich profitiert haben. Ähnliches wird auch von anderen Untersuchern berichtet (Silver et al. 1992; 1996; Lammers et al. 1999).

Wegen der mit der Kombinationsbehandlung verbundenen möglichen Risiken wäre es wünschenswert, die Patienten zu erkennen, die von einer Kombinationsbehandlung profitieren, um Patienten, die nicht profitieren, vor den potenziellen Risiken der Kombination zu bewahren. Nach derzeitigem Kenntnisstand scheint die Kombinationsbehandlung am ehesten für solche Patienten nützlich zu sein, die Clozapin rasch abbauen und hohe Dosen benötigen, um therapeutisch wirksame Blutspiegel einzustellen. Dies wurde an einem Patienten mit exzessivem Clozapin-Abbau von Bender u. Eap (1998) eindrucksvoll gezeigt. Der Patient respondierte nicht auf alleinige Clozapin-Behandlung. Bei Tagesdosen von 600 mg und Kontrolle der Compliance lagen die Blutspiegel von Clozapin unter 100 ng/ml und damit deutlich unter dem therapeutisch angestrebten Wert von 350 ng/ml. Nach Zugabe von 100 mg Fluvoxamin konnte mit 500 mg Clozapin ein gutes therapeutisches Ansprechen und Blutspiegel zwischen 350 und 500 ng/ml eingestellt werden.

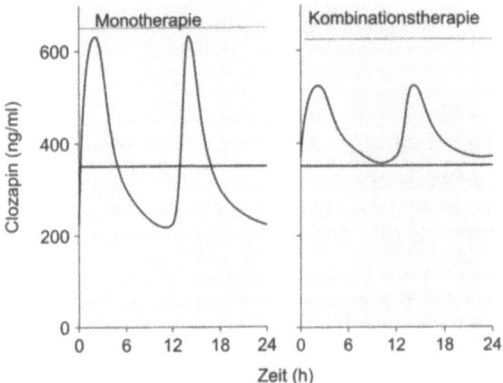

**Abb. 17.3.** Theoretischer zeitabhängiger Verlauf der Blutspiegel von Clozapin in einem Patienten, der unter Monotherapie mit einer Tagesdosis von 2-mal 400 mg unter Steady-state-Bedingungen wegen eines raschen Metabolismus von Clozapin subtherapeutische Minimalblutspiegel (<350 ng/ml, *horizontale Linie*) aufgebaut hat. Wird durch eine Kombination mit Fluvoxamin die Bioverfügbarkeit von Clozapin 50 auf 75% gesteigert, die Eliminationshalbwertszeit um das Dreifache verlängert (von 8 auf 24 Stunden) und die Clozapin-Dosis auf 2-mal 100 mg/Tag reduziert, dann resultiert für die Kombinationstherapie die dargestellte Kurve mit verminderten Spitzenspiegeln und erhöhten Minimalspiegeln von Clozapin

Patienten, die Clozapin sehr rasch abbauen, benötigen hohe Dosen von Clozapin. Daraus resultieren hohe Spitzenspiegel und entsprechende Nebenwirkungen. Bei diesen Patienten führt Fluvoxamin wahrscheinlich zu einer besseren Verträglichkeit von Clozapin, weil es die Maximalspiegel von Clozapin senkt und trotzdem therapeutisch wirksame Minimalspiegel erhalten bleiben. Die hypothetische Reduktion der Konzentrationsschwankungen von Clozapin ist in Abb. 17.3 dargestellt. Ob die daraus abgeleitete Vermutung, dass Patienten, die von einer Kombination mit Clozapin profitieren, diejenigen sind, die Clozapin zu rasch abbauen, muss allerdings an einer ausreichend großen Fallzahl überprüft werden.

## Zusammenfassung

Eine Kombinationsbehandlung von Clozapin mit Fluvoxamin ist aufgrund pharmakokinetischer Arzneimittelinteraktionen riskant, da die Clozapin-Blutspiegel erheblich ansteigen und Nebenwirkungen vermehrt bis hin zu Intoxikationen auftreten können. Bei retrospektiver Auswertung der Daten von 53 Patienten, die kombiniert mit Clozapin plus Fluvoxamin behandelt wurden, waren leichte Nebenwirkungen häufiger als bei 35 Patienten, die Clozapin ohne Fluvoxamin einnahmen. Seltener waren unter der Kombination sedierende und antriebsmindernde Effekte. Es scheint allerdings vereinzelte Patienten zu geben, wahrscheinlich solche, die Clozapin rasch abbauen, die von einer Kombinationsbehandlung profitieren können. Wegen der Risiken sollte die Kombinationstherapie von Clozapin mit Fluvoxamin auf Patienten beschränkt bleiben, die auf die alleinige Gabe von Clozapin unzureichend respondieren und/oder die Nebenwirkungen nicht tolerieren. Eine Kontrolle der Clozapin-Blutspiegel ist bei kombiniert behandelten Patienten obligat.

## Literatur

Armstrong SC, Stephans JR (1997) Blood clozapine levels elevated by fluvoxamine: potential for side effects and lower clozapine dosage. J Clin Psychiatry 58:499
Baumann P (1996) Pharmacokinetic-pharmacodynamic relationship of the selective serotonin re-uptake inhibitors. Clin Pharmacokinet 31:444–469
Bender S, Eap CB (1998) Very high cytochrome P4501A2 activity and nonresponse to clozapine. Arch Gen Psychiatry 55:1048–1050
Buur-Rasmussen B, Brøsen K (1999) Cytochrome P450 and therapeutic drug monitoring with respect to clozapine. Eur Neuropsychopharmacol 9:453–459
Centorrino F, Baldessarini RJ, Frankenburg FR, Kando J, Volpicelli SA, Flood JG (1996) Serum levels of clozapine and norclozapine in patients treated with selective serotonin reuptake inhibitors. Am J Psychiatry 153:820–822
Chang WH, Augustin B, Lane HY, ZumBrunnen T, Liu HC, Kazmi Y, Jann MW (1999) In-vitro and in-vivo evaluation of the drug-drug interaction between fluvoxamine and clozapine. Psychopharmacology Berl 145:91–98
Chong SA, Tan CH, Lee HS (1997) Worsening of psychosis with clozapine and selective serotonin reuptake inhibitor combination: two case reports. J Clin Psychopharmacol 17:68–69
Chong SA, Remington G (1998) Sertraline-clozapine interaction. Can J Psychiatry 43:856–857

Dequardo JR, Roberts M (1996) Elevated clozapine levels after fluvoxamine initiation. Am J Psychiatry 153:840–841

DuMortier G, Lochu A, Colen de Melo P, Ghribi O, Roche-Rabreau D, DeGrassat K, Desce JM (1996) Elevated clozapine plasma concentrations after fluvoxamine initiation. Am J Psychiatry 153:738–739

Eiermann B, Engel G, Johansson I, Zanger UM, Bertilsson L (1997) The involvement of CYP1A2 and CYP3A4 in the metabolism of clozapine. Br J Clin Pharmacol 44:439–446

Hiemke C, Weigmann H, Härtter S, Dahmen N, Wetzel H, Muller H (1994) Elevated levels of clozapine in serum after addition of fluvoxamine. J Clin Psychopharmacol 14:279–281

Jerling M, Lindstrom L, Bondesson U, Bertilsson L (1995) Fluvoxamine inhibition and carbamazepine induction of the metabolism of clozapine: evidence from a therapeutic drug monitoring service. J Clin Psychopharmacol 15:141–143

Joos AA, König F, Frank UG, Kaschka WP, Morike KE, Ewald R (1997) Dose-dependent pharmacokinetic interaction of clozapine and paroxetine in an extensive metabolizer. Pharmacopsychiatry 30:266–270

Kuo FJ, Lane HY, Chang WH (1998) Extrapyramidal symptoms after addition of fluvoxamine to clozapine. J Clin Psychopharmacol 18:483–484

Lammers CH, Deuschle M, Weigmann H, Härtter S, Hiemke C, Heese C, Heuser I (1999) Coadministration of clozapine and fluvoxamine in psychotic patients – clinical experience. Pharmacopsychiatry 32:76–77

Markowitz JS (1997) Clozapine-fluvoxamine interaction. Clin Neuropharmacol 20:281–282

Olesen OV, Linnet K (2000) Fluvoxamine-clozapine drug interaction: inhibition in vitro of five cytochrome P450 isoforms involved in clozapine metabolism. J Clin Psychopharmacol 20:35–42

Schaber G, Stevens I, Gärtner HJ, Dietz K, Breyer-Pfaff U (1998) Pharmacokinetics of clozapine and its metabolites in psychiatric patients: plasma protein binding and renal clearance. Br J Clin Pharmacol 46:453–459

Silver H, Kaplan A, Jahjah N (1995) Fluvoxamine augmentation for clozapine-resistant schizophrenia. Am J Psychiatry 152:1098

Silver H, Kushnir M, Kaplan A (1996) Fluvoxamine augmentation in clozapine-resistant schizophrenia: an open pilot study. Biol Psychiatry 40:671–674

Silver H, Nassar A (1992) Fluvoxamine improves negative symptoms in treated chronic schizophrenia: an add-on double-blind, placebo-controlled study. Biol Psychiatry 37:698–704

Spina E, Avenoso A, Facciola G, Scordo MG, Ancione M, Madia AG, Ventimiglia A, Perucca E (2000) Relationship between plasma concentrations of clozapine and norclozapine and therapeutic response in patients with schizophrenia resistant to conventional neuroleptics. Psychopharmacology 148:83–89

Stevens I, Gärtner HJ (1996) Plasma level measurement in a patient with clozapine intoxication J Clin Psychopharmacol 16:86–87

Szegedi A, Anghelescu I, Wiesner J, Schlegel S, Weigmann H, Härtter S, Hiemke C, Wetzel H (1999) Addition of low-dose fluvoxamine to low-dose clozapine monotherapy in schizophrenia: drug monitoring and tolerability data from a prospective clinical trial. Pharmacopsychiatry 32:148–153

Szegedi A, Wiesner J, Hiemke C (1994) Improved efficacy and fewer side effects under clozapine treatment after addition of fluvoxamine. Ther Drug Monit 16:368–374

Wetzel H, Anghelescu I, Szegedi A, Wiesner J, Weigmann H, Härtter S, Hiemke C (1998) Pharmacokinetic interactions of clozapine with selective serotonin reuptake inhibitors: differential effects of fluvoxamine and paroxetine in a prospective study. J Clin Psychopharmacol 18:2–9

KAPITEL 18

# Nutzen und Risiken der kombinierten Anwendung von Clozapin und Elektrokrampftherapie (EKT)
## Aktueller Kenntnisstand und Perspektiven

H. ULLRICH, M.W. AGELINK, W. LEMMER, T. POSTERT und E. KLIESER

## Einleitung

Etwa 25% der Patienten, bei denen die Diagnose einer Schizophrenie gestellt wurde, leiden trotz neuroleptischer Behandlung weiterhin unter quälenden Symptomen ihrer Psychose (Christinson et al. 1991). Häufig gelingt eine psychische Besserung durch Gabe des atypischen Neuroleptikums Clozapin; durch eine 6-wöchige Behandlung mit Clozapin konnten bei ca. 30% der Patienten mit therapierefraktärer Schizophrenie Verbesserungen erzielt werden (Kane et al. 1988). Allerdings scheinen etwa 40% der Patienten mit therapierefraktärer Schizophrenie auf eine Behandlung mit Clozapin allein nicht ausreichend zu respondieren (Meltzer 1992). Der praktisch tätige Klinikpsychiater kennt die zwingende Notwendigkeit, gerade für diese Patienten, bei denen sämtliche bislang zur Verfügung stehenden pharmakologischen, verhaltenstherapeutischen und soziotherapeutischen Maßnahmen nicht zu einer Besserung der Symptome und sozialen Kompetenzen führen, nach alternativen Behandlungsmöglichkeiten zu suchen. Im Zuge der Suche nach alternativen Verfahren wurde 1991 erstmals über die kombinierte Anwendung von Clozapin mit Elektrokrampftherapie (EKT) berichtet; seitdem wurden mehrere Fallberichte publiziert (Beale et al. 1994; Benatov et al. 1996; Bhatia et al. 1998; Bloch et al. 1996; Cardwell u. Nakai 1995; Frankenburg et al. 1993; Husni et al. 1999; James u. Gray 1999; Kales et al. 1999; Klapheke 1991; Landy 1991; Lurie 1996; Masiar u. Johns 1991; Safferman u. Munne 1992), die eine therapeutisch nutzbare, synergistische Wirkung dieser beiden Behandlungsformen vermuten lassen. Als mögliche, dieser synergistischen Wirkung zugrunde liegenden Mechanismen werden eine verbesserte Anflutung von Clozapin in bestimmten Hirnarealen aufgrund von EKT-induzierten Änderungen der Blut-Hirn-Schranke und die Wirkungen von EKT und Clozapin auf die hirnelektrische Aktivität (EEG) diskutiert (Zusammenfassung in Fink 1998).

Ziele dieser Arbeit waren es, einen Überblick zu geben über die bislang zur kombinierten Anwendung von Clozapin und EKT vorliegenden Daten, neue Perspektiven für zukünftige Untersuchungen zu diesem Thema aufzuzeigen und so zu einer sachlichen und kritischen Auseinandersetzung mit diesem Therapieregime beizutragen.

## Methodik

In einer eigenen, retrospektiven Untersuchung wurden Krankenakten von Patienten, die mit einer Kombination aus Clozapin und EKT behandelt worden waren, bezüglich demografischer Daten, psychiatrischer Diagnosen, Begleiterkrankungen, Krankheitsverlauf und selektierter EKT-Parameter (z.B. Stimulationstechnik, Elektrodenlokalisation, Anästhetika, Begleitmedikation) ausgewertet. Zur Durchführung der EKT wurden sowohl der Konvulsator 2077-S der Firma Siemens (Sinusstrom) als auch das Thymatron DG (Rechteckimpulse) verwendet. Das Anfallsmonitoring erfolgte in einigen Fällen mittels EEG (Elektroden entsprechend dem 10/20-System: Fp1, Fp2; Referenz: Mastoid), in anderen Fällen mittels der „Cuff-Methode". Die EKT wurde zumeist unilateral begonnen; in einigen Fällen mit besonders schweren Symptomen wurde direkt bifrontotemporal stimuliert. Als Anästhetika dienten in 17 Fällen Etomidat und in den übrigen 5 Fällen Propofol, als Relaxanzien wurden Succinylcholin und Vecuroniumbromid verwendet.

Auf der Grundlage von Aufzeichnungen und Befunden in den Krankenakten und einer gemeinsamen Beurteilung der behandelnden Ärzte wurde der Behandlungserfolg der EKT zusammenfassend als gut (++), ausreichend (+) oder unzureichend (+/−) klassifiziert (Agelink et al. 1998a). Des Weiteren wurden alle im Zusammenhang mit EKT beobachteten Komplikationen dem Schweregrad und den Auswirkungen auf das weitere therapeutische Vorgehen entsprechend erfasst und mit einem K-Score von I bis V bewertet; dazu verwendeten wir eine modifizierte Fassung der an klinischen Kriterien orientierten Skala von Rice et al. (1994). Der Schweregrad der Komplikationen war wie folgt definiert (Agelink et al. 1998a): I: keine Komplikationen; II: Komplikationen beobachtet, jedoch ohne Konsequenzen für die weitere Behandlung; III: Komplikationen beobachtet, gefolgt von weiteren Untersuchungen und/oder Änderungen der pharmakologischen Therapie; IV: Komplikationen begründen Abbruch der EKT; V: bleibender Organschaden oder Tod.

Darüber hinaus war es Ziel dieser Arbeit, eine Zusammenfassung über die bislang zur kombinierten Anwendung von Clozapin und EKT publizierte Literatur (Medline; Zeitraum 1991–1999) zu erstellen. Soweit es anhand des publizierten Datenmaterials möglich war, versuchten wir auch für diese Fälle (n = 44) Therapieerfolg und Komplikationen entsprechend den o.g. Kriterien retrospektiv zu reanalysieren.

## Ergebnisse

Tabelle 18.1 zeigt Daten unserer Patienten. Zweiundzwanzig Schizophrene (6 männlich, 16 weiblich; Alter 39,0 ± 13,7 Jahre) waren mit der Kombination aus Clozapin und EKT behandelt worden. Vom ersten Zeitpunkt der stationären Krankenhausbehandlung an gerechnet betrug die durchschnittliche Erkrankungsdauer 7,8 Jahre. In allen Fällen war es unter Behandlung mit einer Vielzahl von klassischen Neuroleptika (u.a. Haloperidol, Benperidol, Fluphe-

**Tabelle 18.1.** Gemeinsame Anwendung von Clozapin und Elektrokrampftherapie (retrospektiv erhobene, eigene Daten)

| Diagnosen (ICD 9) | Patienten Anzahl | Alter in Jahren | Clozapin mg/d | EKT-Regime[a] | Mind. ausreichender Therapieerfolg[b] |
|---|---|---|---|---|---|
| 295,1 | n = 1 | 26 | 600 | 21 (U) | in 1/1 Fällen |
| 295,2 | n = 10 | 19–61 | 150–450 | 13–26 (U+B) | in 9/10 Fällen |
| 295,3 | n = 6 | 19–54 | 300–500 | 1–18 (U) | in 5/6 Fällen |
| 295,7 | n = 5 | 40–61 | 300–600 | 12–46 (U+B) | in 2/5 Fällen |

[a] EKT-Stimulation: U unilaterale Stimulation, B bilaterale Stimulation;
[b] die Beurteilung der Zustandsänderung bezieht sich auf eine Zeitspanne von 3 Monaten nach Beginn der ersten EKT

nazin, Perazin, Thioridazin, Chlorprothixen, Zuclopenthixol) nicht zu einer durchgreifenden Besserung der Schizophrenie gekommen. Auch unter einer 6-wöchigen Clozapintherapie (Dosisspanne in Abhängigkeit von Compliance und individueller Verträglichkeit 150–900 mg/d) war es zu keiner ausreichenden Besserung der Psychopathologie und der sozialen Kompetenzen gekommen. Die mittlere Clozapindosis während der EKT betrug 393,2 ± 106,1 mg/d (150–600 mg/d). Außer Clozapin wurden in 16 Fällen Lorazepam, in 11 Fällen Flunitrazepam und in je einem Fall Benperidol oder Clonidin verabreicht. Es wurden insgesamt 380 EKT (durchschnittlich 17,3 ± 8,9) appliziert, in mehr als 80% der Fälle mit unilateraler Stimulation. Bei über 75% unserer Patienten wurde der Therapieerfolg retrospektiv als mindestens ausreichend bewertet. Bei Patienten mit schizoaffektiver Psychose war er in 3/5 Fällen (60%) unzureichend. Interessanterweise hatten Patienten mit mindestens ausreichendem Therapieerfolg im Vergleich zu Patienten mit unzureichendem Therapieerfolg eine tendenziell höhere Clozapindosis während der EKT erhalten (405,6 ± 109,7 vs. 337,5 ± 75,0 mg/d; Mann-Whitney-Test p = 0,1).

Folgende Komplikationen wurden beobachtet: Sieben Patienten hatten eine verlängerte Aufwachzeit nach der Kurznarkose (in allen Fällen wurde Etomidat verwendet); bei einem dieser Patienten wurde daraufhin das Anästhetikum gewechselt. Ein Patient entwickelte im Anschluss an die erste EKT eine etwa 1-minütige Asystolie, weswegen er Atropin erhielt; in einem anderen Fall war aufgrund von Blutdruckspitzen (systolisch ≥260 mmHg) die Gabe von Clonidin erforderlich. Bei einer 46-jährigen Patientin wurde die EKT-Serie wegen eines wenige Stunden nach der EKT-Erstapplikation radiologisch diagnostizierten Hirnödems abgebrochen; die Patientin wurde passager in eine neurologische Fachklinik verlegt. Letztlich konnte die Genese des Hirnödems dort nicht geklärt werden. Innerhalb der folgenden Wochen bildete sich das Hirnödem zurück; es persistierte allerdings eine eindrucksvolle klinische Besserung der psychotischen Symptomatik nach dieser ersten und einzigen EKT.

Zusammenfassend ergaben sich bei unseren Patienten folgende Komplikationsscores (s. Methodik): I: n = 10 (45,5%); II: n = 8 (36,4%); III: n = 3 (13,6%); IV: n = 1 (4,5%).

Eine Literaturübersicht wird in Tabelle 18.2 gegeben. In über 85% der berichteten Fälle wurde ein mindestens ausreichender Behandlungserfolg

**Tabelle 18.2.** Gemeinsame Anwendung von Clozapin und Elektrokrampftherapie (Literaturübersicht)

| Literatur | Patienten Anzahl | Alter in Jahren | Clozapin mg/d | EKT-Regime[a] | Anästhetika[b] | Komplikationen ggf. auch deren Behandlung | K-Score[c] | Outcome[d] |
|---|---|---|---|---|---|---|---|---|
| Klapheke 1991 | n=1 | 26 | 600 | 14 (B) | M, T | Tachykardie | I | ++ |
| Landy 1991 | n=2 | 28, 34 | 400 | 14, 11 (B) | M, E | Tachykardie behandelt mit Atenolol und Labetolol | III | + |
| Masier u. Johns 1991 | n=1 | 26 | 800 | 1 (B) | n.b. | Grand mal am 4. bzw. 6. Tag nach EKT | IV | +/- |
| Saffermann u. Munne 1992 | n=1 | 33 | 400 | 8 (B) | M | Tachykardie u. RR-Anstieg behandelt mit Esmolol | III | ++ |
| Frankenburg et al. 1993 | n=12 | 29–50 | 75–550 | 3–20 (U+B) | M, P | Verlängerte Aufwachzeiten (Änderung der Anästhetika) | I: (10/12); III: (2/12) | ++/+ (8/12); +/- (4/12) |
| Beale et al. 1994 | n=1 | 66 | 300 | 14 (B) | M | Supraventrikuläre Tachykardie u. ventrikuläre Rhythmusstörungen, Tod 3 Wo. nach 14. EKT | III-V | +/- |
| Cardwell u. Nakai 1995 | n=7 | 36–45 | 300–800 | 12–31 (n.b.) | n.b. | Keine | I | + |
| Bloch et al. 1996 | n=1 | 18 | 50 | 12 (n.b.) | n.b. | Anfallsdauer ≥6 Minuten; beendet mit Diazepam | IV | + |
| Lurie 1996 | n=1 | 47 | 200 | n.b. | n.b. | Keine | I | + |
| Benatov et al. 1996 | n=4 | 24–47 | 50–800 | 9–20 (n.b.) | M | Keine | I | ++ |
| Bhatia et al. 1998 | n=1 | 35 | bis 800 | 19 (B) | M | Keine | I | ++ |
| Husni et al. 1999 | n=1 | 25 | 500 | 20 (n.b.) | n.b. | Keine | I | + |
| Kales et al. 1999 | n=5 | 36–66 | 200–900 | 5–18 (B) | M | Keine | I | +/++ |
| James u. Gray 1999[e] | n=6 | 22–42 | bis 300 | 12 (B) | n.b. | Keine | I | + |

*n.b.* nicht benannt; [a] EKT-Stimulation: *U* unilaterale Stimulation, *B* bilaterale Stimulation; [b] Abkürzungen der Anästhetika; *M* Methohexital, *T* Thiopental, *E* Etomidat, *P* Propofol; [c] Komplikationen bewertet nach einem modifizierten Score nach Rice et al. (1994); [d] Therapieerfolg: ++ sehr gut, + gut, +/- nicht ausreichend; [e] erste Studie mit prospektivem Ansatz testiert; in 84% aller Fälle wurden keine Komplikationen berichtet. Offenbar wurde lediglich in zwei Fällen (4,5%) die Fortsetzung der EKT wegen Komplikationen abgebrochen.

## Diskussion

Die bislang vorliegenden Daten zur kombinierten Anwendung von Clozapin und EKT weisen übereinstimmend darauf hin, dass dieses Therapieregime
1) eine hohen therapeutischen Nutzen haben könnte (bei ca. 80% der so behandelten Patienten wurde eine klinische Besserung testiert) und
2) dass es sich um eine m. E. ausreichend verträgliche Kombinationsbehandlung handeln könnte.

Die therapeutischen Erfolge sind gleichermaßen bemerkenswert und erstaunlich, da fast ausschließlich Patienten mit besonders schweren und therapieresistenten Symptomen behandelt wurden. Die bislang ermutigenden Ergebnisse sollten deshalb Anlass sein, Nutzen und Risiken der kombinierten Anwendung von Clozapin mit EKT prospektiv kritisch zu untersuchen. In den letzten Jahren konnte die Sicherheit der EKT durch zahlreiche technische Neuerungen und Definition von Richtlinien zur Qualitätssicherung deutlich verbessert werden (DGPPN 1996; Fink 1994; Folkerts 1995). Bezüglich der Sicherheit der kombinierten Anwendung von EKT mit Clozapin gilt es jetzt, mögliche spezifische Risiken dieses Behandlungsregimes zu erfassen und ein speziell auf diese Risiken ausgerichtetes Management zu erarbeiten. Die folgenden Beispiele mögen dies illustrieren:

Bhatia et al. (1998) postulieren einen Zusammenhang zwischen der applizierten Energiedosis und der beobachteten Anfallsdauer, derweil andere dies nicht bestätigen (James u. Gray 1999). Auf das Risiko einer verlängerten Anfallsdauer nach EKT wurde hingewiesen (Bloch et al. 1996). Bekanntermaßen senkt Clozapin die Krampfschwelle und kann dadurch selbst ein Anfallsereignis auslösen (Klimke u. Klieser 1995). Zukünftig gilt es, verlässliche Daten über den Zusammenhang zwischen Anfallsdauer, Clozapin-Plasmaspiegel und EKT-Stimulationstechnik (Energiemenge, Elektrodenlokalisation) zu gewinnen.

Die Behandlung mit Clozapin geht mit einer signifikanten Erhöhung der Katecholamin-Plasmaspiegel einher (Breier 1994). Darüber hinaus hat Clozapin in vivo eine sehr starke anticholinerge Wirkung (Agelink et al. 1998b; Rechlin et al. 1998). In der Literatur finden sich Berichte über unerwünschte kardiovaskuläre Wirkungen (vornehmlich Hypertonie und Tachykardie) der kombinierten Anwendung von Clozapin und EKT (Landy 1991; Safferman u. Munne 1992). Auch wir beobachteten gelegentlich exzessive Blutdrucksteigerungen unter dieser Therapie. Zu klären bleibt, wie diese unerwünschten Effekte der Kombinationsbehandlung therapeutisch am besten zu beherrschen sind (z. B. durch Gabe von Clonidin, Nitraten, Kalziumantagonisten, Betablockern u. a.). Aufgrund der starken anticholinergen Wirkung des Clozapins ist zu diskutieren, ob die Gabe von Atropin vor Einleitung der Kurznarkose sinnvoll ist. In vielen Fällen wurde über verlängerte Aufwachzeiten berichtet; Frankenburg et al. (1993) beschreiben einen konsekutiven Wechsel der verwendeten Anästhetika. Zukünftig ist zu klären, welches Anästhetikum speziell bei der Kombination von Clozapin und EKT das günstigste Wirkprofil hat.

Ein weiterer, in zukünftigen Studien zu klärender Aspekt betrifft die Indikation der kombinierten Behandlung von Clozapin und EKT: Es muss konkretisiert werden, unter welchen Voraussetzungen dieses Therapieregime zu empfehlen ist. Die Literatur gibt Beispiele für die Ergänzung einer bestehenden Clozapin-Medikation mit EKT bei Patienten mit einer Schizophrenie (Benatov et al. 1996; Frankenburg et al. 1993; Safferman u. Munne 1992), Depression und Manie (Frankenburg et al. 1993) und bei Patienten mit schizoaffektiver Psychose (Cardwell u. Nakai 1995; Frankenburg et al. 1993; Klapheke 1991); darüber hinaus finden sich Beispiele für den Behandlungsbeginn mit EKT und erst spätere Addition von Clozapin bei Patienten mit psychotischer Depression (Landy 1991), bipolarer Psychose (Lurie 1996), akuter Psychose (Benatov et al. 1996) oder schizoaffektiven Störungen (Cardwell u. Nakai 1995). Zukünftige Studien sollten den therapeutischen Erfolg insbesondere unter Berücksichtigung der Diagnosen und einer detaillierten Beschreibung der therapieinduzierten Änderungen des psychopathologischen Befundes bewerten und eine rationale, einheitliche Vorgehensweise erarbeiten.

## Literatur

Agelink MW, Dammers S, Malessa R et al. (1998a) Benefits and risks of electroconvulsive therapy (ECT) in elderly patients with medical illness. Nervenarzt 69:70–75

Agelink MW, Malessa R, Kamcili E et al. (1998b) Cardiovascular autonomic reactivity in schizophrenics under neuroleptic treatment: a potential predictor of short-term outcome? Neuropsychobiology 38:19–24

Beale MD, Pritchett JT, Kellner CH (1994) Supraventricular tachycardia in a patient receiving ECT, clozapine, and caffeine. Convulsive Ther 10:228–231

Benatov R, Sirota P, Megged S (1996) Neuroleptic-resistant schizophrenia treated with clozapine and ECT. Convulsive Ther 12:117–121

Bhatia SC, Bhatia SK, Gupta S (1998) Concurrent administration of clozapine and ECT: A successful therapeutic strategy for a patient with treatment-resistant schizophrenia. J ECT 14:280–283

Bloch Y, Pollack M, Mor I (1996) Should the administration of ECT during clozapine therapy be contraindicated? Br J Psychiatry 169:253–254

Breier A (1994) Clozapine and noradrenergic function: Support for a novel hypothesis for superior efficacy. J Clin Psychiatry 55 (Suppl B):122–125

Cardwell BA, Nakai B (1995) Seizure activity in combined clozapine and ECT: a retrospective view. Convulsive Ther 11:110–113

Christinson GW, Kirch G, Wyatt RJ (1991) When symptoms persist: choosing among alternative somatic treatments for schizophrenia. Schizophrenia Bull 17:217–245

DGPPN (Arbeitsgruppe EKT) (1996) Entwurf einer Stellungnahme der DGPPN zur Elektrokrampftherapie. Nervenarzt 67:509–514

Fink M (1994) Optimizing ECT. Encephale 20:297–302

Fink M (1998) Editorial: ECT and clozapine in schizophrenia. J ECT 14:223–226

Folkerts H (1995) Elektrokrampftherapie: „Schocktherapie" oder differenziertes Behandlungsverfahren? Dtsch Ärztebl 92:264–269

Frankenburg F, Suppes T, McLean P (1993) Combined clozapine and electroconvulsive therapy. Convulsive Ther 9:176–180

Husni M, Haggarty J, Peat C (1999) Clozapine does not increase ECT seizure-duration. Can J Psychiatry 44:190–191

James DV, Gray NS (1999) Elective combined electroconvulsive and clozapine therapy. Int Clin Psychopharmacol 14:69–72

Kales HC, Dequardo JR, Tandon R (1999) Combined electroconvulsive therapy and clozapine in treatment resistant schizophrenia. Prog Neuro-Psychopharmacol & Biol Psychiat 23:547–556

Kane J, Honingfeld G, Singer J et al. (1988) Clozapine for the treatment resistant schizophrenic: a double-blind comparison with chlorpromazine. Arch Gen Psychiatry 45:789–796

Klapheke MM (1991) Clozapine, ECT and schizoaffective disorder, bipolar type. Convulsive Ther 7:36–39

Klimke A, Klieser E (1995) Das atypische Neuroleptikum Clozapin (Leponex). Aktueller Kenntnisstand und neuere klinische Aspekte. Fortschr Neurol Psychiat 63:173–193

Landy DA (1991) Combined use of clozapine and electroconvulsive therapy. Convulsive Ther 7:218–221

Lurie SN (1996) Combined use of ECT and clozapine. J Clin Psychiatry 57:94–95

Masiar SJ, Johns CA (1991) ECT following clozapine. Br J Psychiatry 158:135–136

Meltzer HY (1992) Dimensions of outcome with clozapine. Br J Psychiatry 160: 46–53

Rechlin T, Beck G, Weis M et al. (1998) Correlation between plasma clozapine concentration and heart rate variability in schizophrenic patients. Psychopharmacology (Berl) 135:338–341

Rice EH, Sombrotto LB, Markowitz JC et al. (1994) Cardiovascular morbidity in high-risk patients during ECT. Am J Psychiatry 151:1637–1641

Safferman AZ, Munne R (1992) Combining clozapine with ECT. Convulsive Ther 9:141–143

# Kapitel 19

## Schützt Clozapin vor extrapyramidal-motorischen Nebenwirkungen klassischer Neuroleptika?

M. Riedel, U. Schäfer, K. Krampe, H.-J. Möller und N. Müller

### Einleitung

Extrapyramidal-motorische Nebenwirkungen (EPS) sind häufig der limitierende Faktor für die Therapie mit klassischen Neuroleptika und führen nicht selten zu erheblichen Compliance-Problemen. Ein wesentlicher Vorteil der atypischen Neuroleptika ist die geringere Rate von EPS (Möller u. Müller 1999). In Hinblick auf EPS gilt Clozapin nach wie vor als Standard, der bisher nicht erreicht wurde. Die EPS-wirksame Dosis liegt für Clozapin (im Tiermodell) bei ca. 5000 mg/Tag, also weit oberhalb des klinisch üblichen Dosisbereichs (Casey 1996). Darüber hinaus gibt es Hinweise darauf, dass Clozapin tardive Dyskinesien günstig beeinflusst (Walters et al. 1997). Neben der sehr geringen Rate akut auftretender EPS (Frühdyskinesie, Akathesie, Parkinsonoid) wird auch diskutiert, ob Clozapin möglicherweise einen protektiven Effekt für das Auftreten solcher EPS unter der Therapie mit klassischen Neuroleptika hat. Erklärungsansätze wären die intrinsische anticholinerge Aktivität von Clozapin, aber auch die 5-HT-Rezeptorblockade. Klinische Untersuchungen zu dieser Fragestellung liegen bisher nicht vor. Deshalb überprüften wir die Hypothese, ob Clozapin vor dem Auftreten von EPS unter der Therapie mit klassischen hochpotenten Neuroleptika schützt.

### Patienten und Methodik

In einer retrospektiv durchgeführten Studie wurden insgesamt 64 Patienten untersucht und in zwei Gruppen unterteilt: Gruppe 1 erhielt eine Monotherapie mit klassischen Neuroleptika, Gruppe 2 eine Kombinationstherapie von Clozapin und denselben klassischen Neuroleptika. Als Indikator für Auftreten und Ausprägungsgrad der EPS galt die Zusatzgabe von Biperiden zu den klassischen Neuroleptika: Je höher der Biperiden-Verbrauch, desto ausgeprägter die EPS. Die Dosis der klassischen Neuroleptika wurde zur Vereinheitlichung in Chlorpromazin-Einheiten umgerechnet. Aus der Dosis von Biperiden und von den klassischen Neuroleptika wurde ein Quotient (Biperiden-/Chlorpromazin-Einheiten) gebildet. Dieser Quotient wurde zwischen den beiden Gruppen (Monotherapie mit klassischen Neuroleptika vs. Kombinations-

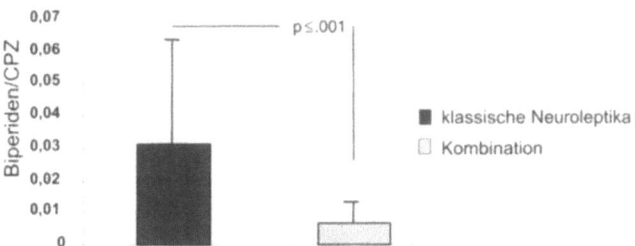

**Abb. 19.1.** Quotient aus Biperiden-Dosis und Chlorpromazin-Einheiten

therapie von Clozapin und klassischen Neuroleptika) verglichen und mittels des unverbundenen t-Tests (zweiseitig) verglichen.

- *Gruppe 1:* 31 Patienten (19 w/22 m): Monotherapie mit klassischen Neuroleptika (Haloperidol, Pimozid, Flupentixol, Fluspirilen, Benperidol); Behandlungsdauer (Mittelwert): 15,1±12 Tage, CPZ: 343,8±293 mg
- *Gruppe 2:* 33 Patienten (13 w/20 m): Kombinationsbehandlung mit Clozapin (263±167 mg) und den oben genannten klassischen Neuroleptika; Behandlungsdauer (Mittelwert): 13,8±8,3 Tage, CPZ (klassische NL): 357,4±378 mg

## Ergebnis

Wie aus Abb. 19.1 ersichtlich, war der Biperiden-/Chlorpromazin-Einheitenquotient zwischen beiden Gruppen signifikant unterschiedlich ($p \leq 0{,}001$). Der Biperiden-Verbrauch war in der Gruppe, die klassische Neuroleptika und Clozapin erhielt, signifikant niedriger.

## Diskussion

In dieser Untersuchung konnte gezeigt werden, dass der Biperiden-Verbrauch pro Chlorpromazin-Einheit in der Patientengruppe mit einer Kombinationsbehandlung aus Clozapin und klassischem Neuroleptikum signifikant niedriger lag als in der Gruppe mit einer reinen Monotherapie mit klassischen Neuroleptika. Auch wenn die Aussagekraft einer solchen retrospektiven Studie aus methodischen Gründen beschränkt ist und eine Reihe intervenierender Variablen nicht kontrolliert werden kann (z.B. stärkere Zurückhaltung in der Komedikation von Clozapin und Biperiden wegen der Gefahr eines pharmakogenen Delirs), kann das Ergebnis der Untersuchung als ein weiterer Hinweis darauf gelten, dass Clozapin einen protektiven Effekt vor dem Auftreten von durch klassische Neuroleptika induzierten EPS hat. Allerdings sind weitere, vor allem prospektive Untersuchungen, erforderlich, um dies wissenschaftlich exakt zu sichern.

## Literatur

Casey DE (1996) Behavioral effects of sertindole, risperidone, clozapine and haloperidol in Cebus monkeys. Psychopharmacology 124:134–140

Möller H-J, Müller N (1999) Atypische Neuroleptika. Steinkopff, Darmstadt

Walters VL, Tognolini RZ, Rueda HM, Torres RG (1997) New strategies for old problems: tardive dyskinesia (TD). Review and report on severe TD cases treated with clozapine, with 12, 8 and 5 years of video follow-up. Schizophr Res 28:231–246

KAPITEL 20

# Clozapin in der Gerontopsychiatrie
## 1. Depressive Störungen mit akathisieformem Syndrom – 2 Kasuistiken
## 2. Anwendungsmuster von Clozapin in bayerischen Fachkrankenhäusern für Psychiatrie

B. IBACH

## Einleitung

Die formalen Indikationen für das atypische Neuroleptikum Clozapin sind akute und chronische Formen schizophrener Psychosen, wenn der Patient auf andere vergleichbare Medikamente nicht anspricht oder diese nicht verträgt. Außerdem wird vorausgesetzt, dass ein normaler Leukozytenbefund vorliegt und regelmäßig Kontrollen der Leukozytenzahl durchgeführt werden (Leponex Fachinformation 1997).

In der Gerontopsychiatrie wurde der Einsatz von Clozapin bei schizophrenen Erkrankungen und, im Sinne einer erweiterten Indikationsstellung, bei paranoiden Syndromen, psychotischer Symptomatik und Agitiertheit im Rahmen von Demenz- und anderen hirnorganischen Erkrankungen in Form von Kasuistiken oder retrospektiven Untersuchungen beschrieben (Retz et al. 1997; Nacasch et al. 1998; Oberholzer et al. 1992). Unter den neurologischen Erkrankungen kommt Clozapin in der Behandlung von psychotischen Symptomen bei der Parkinson-Krankheit eine besondere Bedeutung zu (Musser u. Akil 1996). Gelegentlich wird Clozapin auch zur Tremorbehandlung eingesetzt.

Problematisch ist die Behandlung von gerontopsychiatrischen Patienten mit therapieresistenten affektiven Störungen und einem depressiv-agitierten Syndrom. Diese Patientengruppe zeichnet sich durch ein unzureichendes Ansprechen auf gängige Therapiestandards, quälende Unruhezustände und ein hohes Suizidrisiko aus.

Im folgenden ersten Teil dieses Beitrages werden die Kasuistiken von zwei Patientinnen mit der Diagnose einer rezidivierenden depressiven Störung beschrieben, die von einer schweren therapieresistenten akathisieformen Symptomatik dominiert wurde.

Anhand von Daten aus der Arzneimittelüberwachung in der Psychiatrie Bayerns wird im zweiten Teil das diagnosespezifische Verordnungsverhalten in der Gerontopsychiatrie für Clozapin in den bayerischen Fachkrankenhäusern von den Jahren 1995 bis 1998 analysiert.

## Kasuistiken

### Fall 1

**Diagnose und Klinik.** Es handelte sich um eine 61-jährige Patientin mit folgenden psychiatrischen Diagnosen: rezidivierende depressive Störung, zuletzt schwere Episode (ICD10: F33.2; Dilling et al. 1994); leichte kognitive Störung (ICD10: F07.8); zusätzlich bestand eine Störung durch Sedativa (ICD10: 13.24) im Sinne einer 27 Jahre anhaltenden Benzodiazepin-Abhängigkeit.

**Aufnahmeumstände.** 14 Tage vor Aufnahme waren eine PTCA (perkutane transluminale koronare Angioplastie) und STENT-Implantation bei koronarer Herzerkrankung durchgeführt worden; zuhause entwickelte die Patientin eine Antriebslosigkeit mit Rückzug ins Bett. Zunächst erfolgte eine Wiederaufnahme in der internistischen Klinik wegen einer tiefen Bein-/Beckenvenenthrombose; nach einem psychiatrischen Konsil wurde sie zur stationär-psychiatrischen Behandlung in das Bezirksklinikum Regensburg übernommen. Befund: depressives Syndrom mit kognitiven Defiziten.

**Fremdanamnese.** Kontinuierliche Einnahme von Lorazepam (bis zu 15 mg/d) seit 27 Jahren (die Rezeptierung war seit Jahren durch einen niedergelassenen Nervenarzt erfolgt). Ursprüngliche Indikation: depressive Stimmung, Unruhe, Angst, Schlaflosigkeit. Die Symptomatik rezidivierte in größeren zeitlichen Abständen jeweils für einige Wochen anhaltend.

**Verlauf.** Das ausschleichende Absetzen der Benzodiazepin-Medikation unter einer Kombination von Diazepam-Tropfen (Valiquid) in absteigender Dosierung und Doxepin über 7 Wochen hinweg verlief zunächst komplikationslos. Danach erfolgte wegen anticholinerger Nebenwirkungen in Form von Mundtrockenheit und einem Harnverhalt unter Doxepin eine medikamentöse Umstellung auf Citalopram. Wenige Tage nach Absetzen der Medikation mit Valiquid trat in der Entzugsphase folgende Symptomatik auf: vermehrte Transpiration, innere Getriebenheit, Unruhe und Kribbeln in den Beinen und im Bauch mit permanentem Tippeln, schwere Ein- und Durchschlafstörungen, „Zwang umherzugehen". Die Patientin beklagte starke passive Todeswünsche. Für ca. 4 Monate konnte unter der Therapie mit verschiedenen niedrig- und hochpotenten sowie atypischen Neuroleptika (Thioridazin, Melperon, Pipamperon, Promethazin, Haloperidol, Risperidon, Olanzapin), Antidepressiva (Doxepin, Amitriptylin, Maprotilin, Nefazodon, Citalopram), Levodopa/Benserazid, Biperiden und Buspiron zunächst keine wesentliche Befundverbesserung erzielt werden. Unter Einsatz von niedrigdosiertem Clozapin (12,5–62,5 mg/d) zusätzlich zur zuletzt laufenden Therapie mit Nortriptylin (100 mg/d, Trizyklika-Serumspiegel 96 µg/ml) und Lithiumcarbonat (675 mg/d, Serumspiegel 0,52 mval/l) kam es innerhalb weniger Tage zunächst zu einer anhaltenden Remission der akathisieformen Symptomatik mit Besserung des Nachtschlafes, dann zu einer befriedigenden Rückbildung des depressiven Syndroms. Nach zwei weiteren Monaten konnte Clozapin[1] unter dann tagesklinischen Therapiebedingungen komplikationslos ausgeschlichen werden. Bei Entlassung war die ursprünglich testpsychologisch gesicherte, leichte kognitve Beeinträchtigung nicht mehr nachweisbar. Während bei Therapiebeginn noch ein stark medikamentenbeeinflusstes EEG ($\beta$-EEG) nachweisbar war, kam es unter der Behandlung mit Clozapin im weiteren Verlauf zu einer Besserung im Sinne eines $\alpha$-EEG-Grundrhythmus mit eingestreuten $\nu$- und $\delta$-Dysrhythmien.

**Fall 2**

**Diagnose und Klinik.** Bei der 73-jährigen Patientin wurden folgende Diagnosen gestellt: rezidivierende depressive Störung, zuletzt schwere Episode (ICD10: F33.2); leichte kognitive Störung (ICD10: F07.8). Anamnestisch hatte bis drei Jahre zuvor eine Störung durch Sedativa (ICD10: F13) in Form einer zwölfjährigen Benzodiazepin-Abhängigkeit bestanden.

Die wiederholte stationäre Aufnahme im BKR erfolgte wegen eines ängstlich-agitierten, depressiven Syndroms, Ein- und Durchschlafstörungen und nächtlichen szenischen Halluzinationen, von denen sie distanziert war. Sie waren erstmals unter der Medikation mit Doxepin (bis 75 mg/d; Trizyklika-Serumspiegel bei Aufnahme 41 µg/ml) im Rahmen eines ambulanten Therapieversuches aufgetreten. Die Patientin klagte über eine quälende, beinbetonte innere Unruhe, der „Zwang sich zu bewegen" führte zu drängenden Suizidgedanken. Das Drogenscreening verlief negativ.

**Fremdanamnese.** Seit der 5 Jahre zurückliegenden Benzodiazepin-Entzugsbehandlung habe sie keine suchterzeugenden Substanzen mehr eingenommen. Die ursprüngliche niedrigdosierte ambulante Dauerbehandlung mit Doxepin sei einige Zeit zuvor bereits abgesetzt worden.

**Verlauf.** Unter der Therapie mit Antidepressiva (Reboxetin, Paroxetin, Doxepin, Nefazodon), verschiedenen hoch-, niederpotenten sowie atypischen Neuroleptika (Promethazin, Melperon, Pipamperon, Levomepromethazin, Haloperidol, Olanzapin), Biperiden und Propanolol (Tremor) kam es 10 Wochen lang zu keiner nennenswerten klinischen Befundbesserung.

Die kombinierte Behandlung mit Lithiumacetat (675 mg/d; Serumspiegel 1,02 mval/l) und Nortriptylin (125 mg/d, Trizyklika-Serumspiegel 133 µg/ml) führte schließlich zu einer anhaltenden Stimmungsverbesserung, ohne dass allerdings eine Komplettremission erzielt werden konnte. Schlafstörungen und innere Unruhe persistierten zunächst unvermindert. Erst unter der zusätzlichen Gabe von Clozapin[1] (37,5 mg/d) kam es zur vollständigen Rückbildung der Schlafstörungen und der akathisieformen Beschwerden (zuletzt lag die Dosis bei 6,25 mg Clozapin zur Nacht).

---

[1] Der Einsatz von Clozapin erfolgte jeweils nach Aufklärung und mit schriftlichem Einverständnis der Patientinnen („informed consent")

In den durchgeführten EEG-Untersuchungen konnte konstant ein $\alpha$-Grundrhythmus mit gelegentlicher Unterlagerung durch $\nu$- und $\delta$-Wellen gemessen werden.

## Diskussion

Psychopathologisch dominierte neben der depressiven Symptomatik in Fall 1 seit dem Benzodiazepin-Entzug, in Fall 2 seit ca. 4 Wochen vor Aufnahme ein quälend erlebtes, ängstlich-getriebenes Syndrom mit einem unstillbaren Bewegungsbedürfnis, schweren Ein- und Durchschlafstörungen und Suizidalität, das sich lange Zeit als therapieresistent erwies. Der Ursprung der Bewegungsunruhe wurde in den Beinen und im Bauch lokalisiert. Eine Differenzierung zwischen Körperstamm und Extremität, wie sie von manchen Autoren als differentialdiagnostisches Kriterium zur neuroleptikainduzierten Akathisie beschrieben wird, war nicht möglich. Natürlich muss davon ausgegangen werden, dass die Symptomatik des klinisch außergewöhnlich schwer verlaufenden Falles 1 durch die Benzodiazepin-Gabe zunächst maskiert und andererseits durch den nachfolgenden Benzodiazepin-Entzug aggraviert worden war.

Das klinische Bild und die subjektiven Empfindungen der Patientinnen entsprachen dem einer typischen neuroleptikainduzierten Akathisie mit Sitzunruhe (Tasikinese; Naber et al. 1999). Keine Patientin war zuvor mit Neuroleptika behandelt worden. Ein periodischer Beinmyoklonus konnte in beiden Fällen ausgeschlossen werden (Schlafmedizinisches Zentrum, Bezirksklinikum Regensburg).

Diese Beobachtungen sprechen dafür, dass es zwischen der so genannten Agitiertheit bei depressiven Störungen einerseits und der neuroleptikainduzierten Akathisie und Tasikinese andererseits zu syndromalen Überschneidungen kommen kann, die sich klinisch nicht mehr ausreichend differenziert einordnen lassen. Inwieweit diesen phänotypisch mehr oder weniger mit einer Akathisie und Tasikinese identischen Befunden analoge vergleichbare pathophysiologische oder molekularbiologische Mechanismen zugrunde liegen, ist ungeklärt.

Aus pharmakodynamischer Sicht könnten bezüglich der guten Wirksamkeit von Clozapin im vorliegenden Kontext folgende Überlegungen weiterführen: Die Substanz hat eine hohe Affinität zum Muskarinrezeptor (Hemmkonstante $K_i = 15$ nmol/l). Es handelt sich daher um eine wirkungsbestimmende Affinität. Wirkungsbestimmend sind noch die Affinitäten zum $D_4$- ($K_i = 9$ nmol/l) und zum 5-$HT_{2a}$-Rezeptor ($K_i = 13$ nmol/l). Für den $D_2$-Rezeptor liegt sie bei 60 nmol/l und ist damit nicht mehr wirkungsbestimmend (Forth et al. 1996). Der durch den starken Muskarinantagonismus verursachte sedierende Effekt könnte also die Wirksamkeit von Clozapin mit erklären.

Sollte dem beschriebenen klinischen Syndrom auf der Transmitterebene ein vergleichbarer Pathomechanismus zugrunde liegen wie der neuroleptikainduzierten Akathisie und Tasikinese, so könnte der Therapieerfolg außerdem mit dem atypischen Dopaminrezeptorprofil zusammenhängen. Der $D_4$-

Rezeptorantagonismus ($K_i = 9$ nmol/l) von Clozapin ist im Unterschied zu anderen Neuroleptika erheblich ausgeprägter als die $D_2$-Rezeptorblockade ($K_i = 60$ nmol/l; Forth et al. 1996). Desweiteren ist bekannt, dass serotonerge, noradrenerge, und dopaminerge Mechanismen eine Rolle bei depressiven Störungen spielen (Ebert u. Lammers 1997). In den Basalganglien wird der weitaus größte Anteil von Dopamin synthetisiert. Sie sind das Ziel primärer serotonerger Projektionen aus dem Nucleus raphe dorsalis des Hirnstamms. Tierexperimentell konnte ein enger Zusammenhang zwischen der serotonergen Aktivität dieses Hirnstammareals und repetitiver motorischer Aktivität gezeigt werden (Jacobs u. Fornal 1993). Pathophysiologisch scheinen bei depressiven Patienten Projektionen zwischen Kortex, Thalamus und den Basalganglien ein wichtige Rolle zuspielen, bei deren Störungen es zu Veränderungen der willkürlichen und unwillkürlichen Bewegungsabläufe kommt (Lemke 1999). Letztendlich sind die Ursachen und etwaige Zusammenhänge zwischen motorischen Symptomen depressiver Störungen und den Pathomechanismen der extrapyramidal-motorischen Nebenwirkungen von Neuroleptika noch zu wenig geklärt, um über das Maß von hypothetischen Überlegungen hinausgehen zu können.

Festgehalten werden darf, dass Clozapin sich in diesem Kontext im Gegensatz zu einer erheblichen Zahl von anderen eingesetzten psychotropen Substanzen bei gerontopsychiatrischen Patienten als wirksam erwies zur Therapie von depressiven Störungen mit therapieresistenter schwerer Agitation, die klinisch identisch war mit dem Bild einer neuroleptikainduzierten Akathisie und Tasikinese. Außerdem wird den in diesem Kontext eingesetzten trizyklischen Antidepressiva eine prädiktive Wirksamkeit bei Depressionen mit motorischen Symptomen zugeschrieben (Joyce u. Paxel 1989; Downing u. Rickels 1972).

## Anwendungsmuster von Clozapin in bayerischen Fachkrankenhäusern für Psychiatrie

### Arzneimittelüberwachung in der Psychiatrie Bayerns (AMÜP-Bayern)

Die Arzneimittelüberwachung in der Psychiatrie Bayerns (AMÜP-Bayern) ist ein System zur Spontanerfassung von unerwünschten Arzneimittelwirkungen (UAW) und wird als Verbund der Bayerischen Fachkliniken für Psychiatrie geführt (Haen et al. 1999). Derzeit sind 20 Kliniken an AMÜP-Bayern beteiligt. Folgende Daten werden innerhalb der AMÜP-Bayerns erfasst: unerwünschte Arzneimittelwirkungen (seit 1990), Suizide und Suizidversuche (seit 1993), Intensivüberwachung neuer Wirkstoffe (seit 1996), Arzneimittelmissbrauch und Sucht (seit 1993). Bei der Stichtagserhebung (seit 1994) wird halbjährlich in den beteiligten Kliniken an einem bestimmten Datum die Hauptdiagnose, das Geschlecht, das Geburtsjahr und die Art sowie Tagesdosis der eingesetzten Medikamente dokumentiert (Lippert et al. 1996). Aus diesen Daten ergeben sich später Hinweise über das Verordnungsverhalten von Psychopharmaka in den bayerischen Fachkrankenhäusern für Psychiatrie.

Im Folgenden wird ausschließlich auf Daten eingegangen, die im Rahmen der Stichtagserhebungen erfasst wurden. Während des ausgewerteten Zeitraums kam es zu einer kontinuierlichen Erweiterung der beteiligten Kliniken. Inwiefern sich dieser Umstand, abgesehen von der Erhöhung der Anzahl überwachter Betten, auf die Diagnosestellung und -verteilung sowie das Verordnungsverhalten auswirkte, kann nicht gesagt werden. Wenngleich diese Parameter keine erheblichen Unterschiede zwischen den einzelnen Kliniken erwarten ließen, muss dieser Umstand bei der kritischen Würdigung der folgenden Daten prinzipiell berücksichtigt werden.

Die Daten beruhen auf insgesamt 22 449 Patienten, die von 1995–1998 in den an der AMÜP Bayern beteiligten Kliniken behandelt wurden. 4544 (20,3%) Patienten waren über 60 Jahre alt und wurden damit arbiträr der Gerontopsychiatrie zugeordnet. Der relative Anteil der über 60-Jährigen nahm zwischen 1995 und 1998 von 18,6% auf 21,3% der erfassten Patienten zu, das heißt um 14,5% (Abb. 20.1). Mit Neuroleptika wurden 62,4% aller Patienten behandelt, 21,7% der Neuroleptika-Patienten (n = 3038) in der Gerontopsychiatrie. Die relative Zunahme der mit Neuroleptika behandelten über 60-Jährigen lag bei 19,9% (Abb. 20.1). Während 1995 6,2% (n = 26) der neuroleptikabehandelten Patienten mit Clozapin mediziert wurden, lag deren Anteil 1998 bei 9,5% (n = 46; der Durchschnittswert über alle 4 Jahre liegt bei 7,3%), das entspicht einer relativen Zunahme von 53%.

Betrachtet man das diagnosebezogene Verordnungsverhalten bei gerontopsychiatrischen Patienten, so fällt auf, dass Neuroleptika in allen Subgruppen häufig bis sehr häufig eingesetzt werden (Abb. 20.2), am seltensten zur Behandlung von Abhängigkeitserkrankungen (28,3%). Clozapinbehandlungen hingegen wurden bei Abhängigkeitserkrankungen, Oligophrenien, somatischen Diagnosen und sonstigen psychiatrischen Störungen überhaupt keine registriert. Hierbei ist zu berücksichtigen, dass komorbide Patienten mit Oligophrenien und der Diagnose einer Schizophrenie durchaus mit Clozapin behandelt werden, sie dann allerdings unter der Erstdiagnose Schizophrenie

**Tabelle 20.1.** Dynamik des Verordnungsverhaltens von Clozapin in bayerischen Fachkrankenhäusern für Psychiatrie 1995–1998

|  | 1995 | 1998 |
|---|---|---|
| A. Altersverteilung der Clozapin-Patienten [%] | | |
|  | (n = 418) | (n = 486) |
| Pat. <60 Jahre | 93,8 | 90,5 |
| Pat. ≥60 Jahre | 6,2 | 9,5 |
| B. Anteil von Clozapin bei neuroleptikabehandelten Patienten [%] | | |
|  | (n = 2847) | (n = 4308) |
| Pat. <60 Jahre | 13,7 | 10,2 |
| Pat. ≥60 Jahre | 0,9 | 1,1 |
| C. Anteil von Clozapin an allen Neuroleptikaverordnungen [%] | | |
|  | <60 Jahre (n = 3542); ≥60 Jahre (n = 778) | <60 Jahre (n = 4972); ≥60 Jahre (n = 1372) |
| Pat. <60 Jahre | 9 | 6,9 |
| Pat. ≥60 Jahre | 0,6 | 0,7 |

# Clozapin in der Gerontopsychiatrie

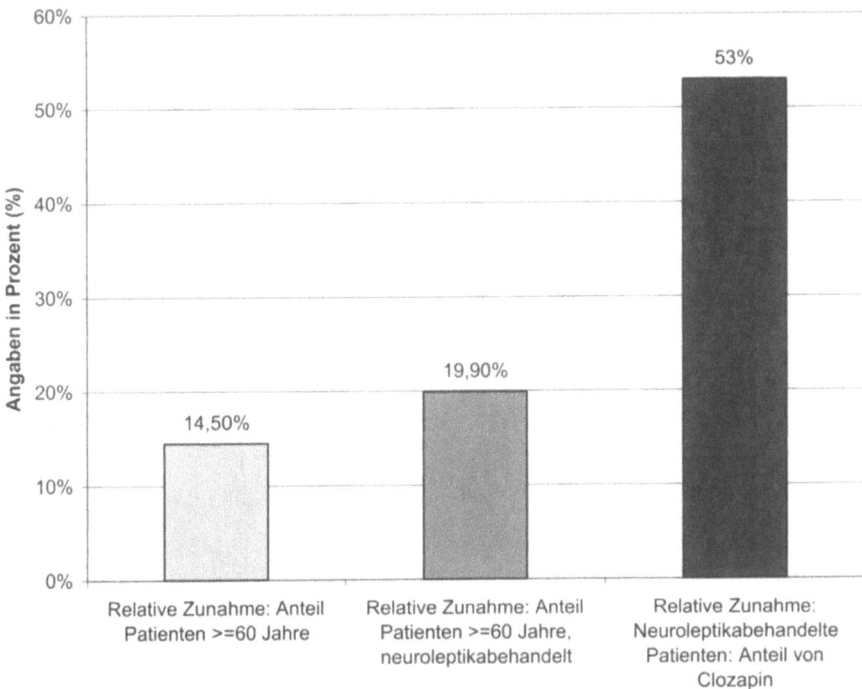

**Abb. 20.1.** Entwicklung von Patientenzahlen – Neuroleptikaverordnungen – Clozapinanteil in der Gerontopsychiatrie 1995–1998

eingeordnet werden. Höchst selten wird die Behandlungsindikation für Clozapin bei organischen und depressiven Störungen gestellt, für „neurotische" Störungsbilder ist lediglich ein Fall bekannt.

Vergleicht man die Tagesdosierungen von Clozapin jüngerer Erwachsener mit gerontopsychiatrischen Patienten, so erhält man das folgende Bild: Die Maximaldosierungen bei unter 60-Jährigen (Datengrundlage n = 1688) liegen bei bis zu 1000 mg/Tag und damit erheblich über denen der ≥60-Jährigen (Datengrundlage n = 132), die 600 mg/Tag nie überschreiten (Abb. 20.3). Median und Durchschnitt liegen in jeder Gruppe eng zusammen, ältere Erwachsene bei 200 mg/Tag, junge Erwachsene hingegen bei 300 mg/Tag und damit um 50% höher (s. Abb. 20.3).

Die Tagesdosierungen mit Clozapin unterscheiden sich bei älteren Patienten in Abhängigkeit von der jeweiligen Diagnosegruppe erheblich. Wie bei jüngeren Erwachsenen wird bei schizophrenen und manischen Störungen am höchsten, bei depressiven Störungen am niedrigsten dosiert. Das Dosierungsspektrum ist bei allen Indikationen erheblich und beginnt in der Regel niedrigstdosiert mit 6,25 bis 12,5 mg/Tag. Eine Ausnahme machen manische Zustände, bei denen initial wegen des in diesen Fällen erwünschten sedierenden Effektes von Clozapin höher dosiert wird (Abb. 20.4).

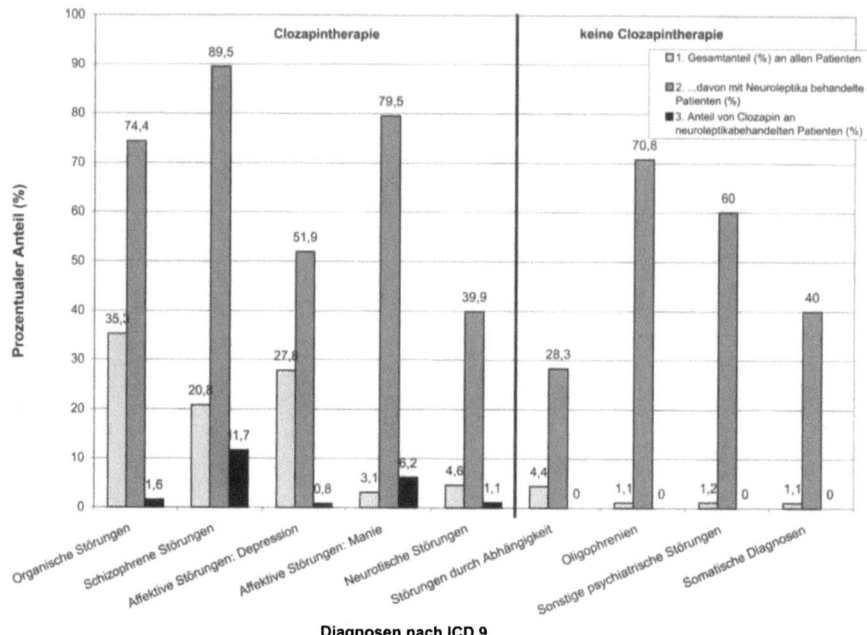

**Abb. 20.2.** Diagnosespezifisches Verordnungsverhalten 1995–1998 bei 1688 Patienten ≥60 Jahre; Diagnosegruppen (*hellgrau*), davon neuroleptikabehandelt (*grau*), davon Clozapin-Anteil (*schwarz*)

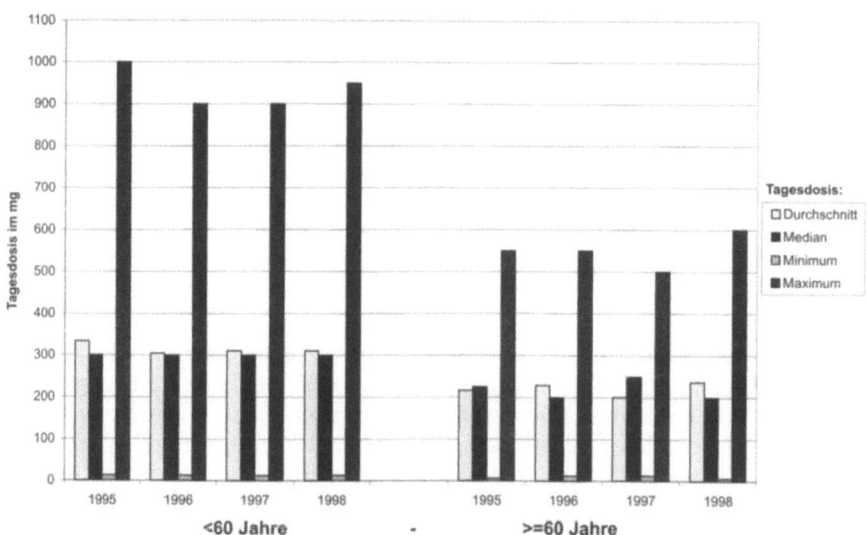

**Abb. 20.3.** Vergleich der Clozapin-Tagesdosen 1995–1998: jüngere Erwachsene (<60 Jahre; n = 1688) vs. gerontopsychiatrische Patienten (≥60 Jahre; n = 132)

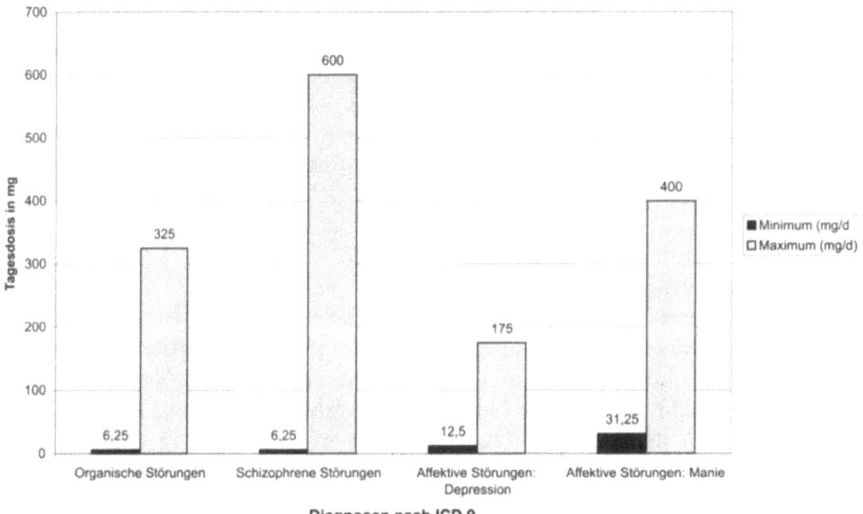

**Abb. 20.4.** Clozapin-Tagesdosierung bei Patienten ≥60 Jahre (n=132) nach Diagnosegruppen geordnet

## Zusammenfassung der AMÜP-Daten

Die vorgestellten Daten aus der AMÜP-Bayern zeigen, dass die Indikation zur Clozapin-Behandlung bei gerontopsychiatrischen Patienten erheblich seltener gestellt wird, als bei jüngeren Patienten (Tabelle 20.1). Hierfür kommen sehr unterschiedliche Faktoren in Frage.

Zunächst unterscheidet sich die diagnostische Zusammensetzung gerontopsychiatrischer Patientenkollektive qualitativ und quantitativ ganz erheblich von jüngeren Patienten. So machen Demenzkranke, die in jüngeren Jahren praktisch keine Rolle spielen, ca. ein Drittel aller ≥60-jährigen Patienten aus. Die Behandlung mit Clozapin spielt dabei eine untergeordnete Rolle. Während verschiedentlich über Behandlungserfolge bei Demenzerkrankungen mit Depression, Agitation und Aggression berichtet wurde, ließen sich in einer aktuellen Literaturrecherche keine verwertbaren Erfahrungen zur Therapie von gerontopsychiatrischen depressiven Störungsbildern ohne Demenzerkrankung oder anderweitige deutliche hirnorganische Beeinträchtigung finden (Nacasch et al. 1998; Nahunek et al. 1973; Oberholzer et al. 1992; Perez et al. 1977; Saletu 1976)[2].

---

[2] Neben der durchgeführten Medline-Literaturrecherche konnte zusätzlich mit Unterstützung der Firma Novartis zum Thema „Agitierte Depression und Clozapin" Literatur erfasst werden, die hier kurz skizziert wird: In einer 1976 von Saletu durchgeführten repräsentativen Meinungsumfrage zum Stand der Clozapin-Therapie in Österreich wurde die agitierte Depression zwar als Indikation für Clozapin erwähnt, Daten zur Wirksamkeit bei den einzelnen Krankheitsbildern und zur Altersstruktur der Patienten legten die Autoren allerdings keine vor. Fazit einer 1973 von Nahunek et al. mit 75 Patienten (Durchschnittsalter 45,5 Jahre) durchgeführten klinischen Studie zur Wirksamkeit von Clozapin bei endogener Depression war, dass die agitierte Form der Depression „einen etwas besseren

In der AMÜP-Datenbank wurde von 1995–1998 in den 132 Fällen von Clozapin-behandelten älteren Patienten insgesamt 5-mal eine depressive Störung als Erstdiagnose gestellt. Zwei dieser Fälle wurden in diesem Beitrag näher skizziert und belegen eindrucksvoll, dass Clozapin in der Behandlung agitierter Syndrome bei depressiven Störungen ohne wesentliche hirnorganische Beeinträchtigung auch dann noch gut wirksam sein kann, wenn andere Neuroleptika erfolglos eingesetzt wurden.

Trotz der guten Wirksamkeit muss die Indikation zur Clozapin-Behandlung in der Gerontopsychiatrie natürlich mit aller sonst auch gebotenen Vorsicht gestellt werden. Dies gilt ganz besonders dann, wenn die Therapie, wie in den vorliegenden Fällen, außerhalb des formalen Indikationsspektrums stattfindet. Aus der ärztlichen Verantwortung gegenüber den Patienten heraus und in deren wohlverstandenem Interesse darf sie allerdings auch nicht gescheut werden. Die Dosis sollte bei Behandlungsbeginn 6,25 mg/Tag betragen und darf nur in kleinen Schritten angehoben werden. Die Höchstdosierung sollte sich am Therapieerfolg und an der individuellen Verträglichkeit orientieren. Auch in der Gerontopsychiatrie gehören delirante Zustände und Blutbildveränderungen zu den am häufigsten gemeldeten unerwünschten Arzneimittelwirkungen von Clozapin (Ibach 2000). Subjektiv werden von den Patienten oft orthostatische Dysregulation, Hypersalivation und eine Sedierung als sehr störend beklagt. Die Notwendigkeit der Therapie sollte daher in regelmäßigen Abständen überprüft werden (Reduktionsversuch, Absetzversuch).

Bei der Interpretation der Daten zur dynamischen Entwicklung der Clozapin-Therapie bei älteren Patienten sollte man trotz der hohen Zahl von erfassten Patienten beachten, dass es während des Untersuchungszeitraumes zu einer erheblichen Zunahme der Zahl der am AMÜP-Bayern-Projekt beteiligten Kliniken kam. Da diese Kliniken sich hinsichtlich ihrer Patientenzusammensetzung, der therapeutischen und diagnostischen Gepflogenheiten (in diese Phase fiel die zumindest inoffizielle Einführung der ICD-10) unterscheiden können, ist ein Einfluss auf die hier untersuchten Parameter nicht auszuschließen.

Die relative Zunahme des Anteils an gerontopsychiatrischen Patienten in den am AMÜP-Bayern-Projekt beteiligten Kliniken um 14,5% repräsentiert mit großer Wahrscheinlichkeit die tatsächlichen Verhältnisse – der Anteil der älteren Menschen in unserer Gesellschaft nimmt stark zu und damit auch die Zahl gerontopsychiatrischer Erkrankungen. Auf Basis von demoskopischen Daten ist für die nächsten Jahrzehnte mit einer weiteren Zunahme geronto-

---

*Fußnote 2 (Forts.)* therapeutischen Effekt als die einfache gehemmte zeigte". In eine Vergleichsstudie von Perez et al. von 1977 zwischen Clozapin und anderen Neuroleptika wurden zwar unter anderem depressive Patienten (16–67 Jahre) miteinbezogen, eine gesonderte Analyse aber nicht vorgenommen. Sämtliche drei Fälle von älteren, agitierten Patienten, die 1998 von Nacasch et al. kasuistisch aufgearbeitet wurden, hatten deutliche hirnorganische Beeinträchtigungen. Unter Clozapin-Behandlung (6,25–200 mg/Tag) konnte in allen drei Fällen eine klinische Remission der Zielsymptomatik Agitation beobachtet werden. Die 1992 von Oberholzer et al. vorgelegte Studie zum Einsatz von Clozapin in der Gerontopsychiatrie schloss überwiegend Patienten mit Demenzerkrankungen (n=18; Alter 72–95 Jahre) ein. Clozapin zeigte in dieser Untersuchung eine gute Verträglichkeit und Wirksamkeit hinsichtlich verschiedener Verhaltensauffälligkeiten.

psychiatrischer Patienten zu rechnen. Schwieriger zu interpretieren ist der relative Anstieg neuroleptikabehandelter älterer Patienten um 19,9% im Beobachtungszeitraum. Ob oben genannte Faktoren und die Zunahme speziell von stationär oder teilstationär behandelten Demenzkranken diese Phänomen alleine erklären können, bleibt unklar. Der in den vorliegenden Daten erkennbare relative Anstieg der Fälle von Clozapin-behandelten älteren Patienten von 6,2% im Jahr 1995 auf 9,5% im Jahr 1998 ist zwar relativ hoch (53%). Diese Entwicklung bedarf aber in Anbetracht der insgesamt sehr hohen Fallzahlen gerontopsychiatrischer Patienten (n = 4544) der weiteren Beobachtung, um als Basis für weiter interpretierbare Daten zu dienen[3].

An AMÜP-Bayern beteiligte Kliniken, Stand Juli 2000: BKH Ansbach (OA Dr. med. Scholl), BKH Augsburg (Ltd. OA Dr. med. Weiss-Brummer), BKH Bayreuth (Dr. med. Franke), BKH Mainkofen (OA Dr. med. Groß), Psychiatrische Fachklinik Engelthal (OA Dr. med. Wunder), Klinikum am Europakanal (Dr. med. Krojer), BKH Gabersee (OA Dr. med. König), Waldkrankenhaus Köppern (Dr. med. Drach), BKH Haar (Dr. med. Pfeiffer), Psychiatrische Klinik am Krankenhaus Agatha Ried (Dr. med. Leitz), Zentrum für Psychiatrie und Psychotherapie am Klinikum Ingolstadt (Dr. med. Mussmächer), BKH Kaufbeuren (OA Dr. med. Eckermann), Bezirksklinik Landsberg (Dr. med. Kuhlmann), BKH Landshut (OA Dr. Möckel), BKH Lohr (Dr. Gsell), Klinikum Nürnberg Nord (OA Dr. Waimer), BKH Straubing (Dr. med. Müller), Fachklinik für Psychiatrie und Psychotherapie Schloss Werneck (OA Dr. med. Ostermeier), BZK Wöllershof (Dr. med. Bartikowski), BZK Regensburg (PD Dr. Dr. Haen).

---

[3] Der besondere Dank des Autors gilt Frau Dipl. Psych. P. Spindler für die Hilfe bei der Recherche der AMÜP-Daten sowie Dr. G. Eckermann (BKH Kaufbeuren) und PD Dr. Dr. E. Haen (Klinische Pharmakologie Bezirksklinikum Regensburg) für die kritische Durchsicht des Manuskriptes.

## Literatur

Dilling H, Mombour W, Schmidt MH, Schulte-Markwort E (1994) Internationale Klassifikation psychischer Störungen ICD10. Kapitel V (F): Forschungskriterien. Hans Huber, Bern

Downing RW, Rickels K (1972) Predictors of amitriptyline response in out-patient depressives. J Nerv Ment Dis 154:248–263

Ebert D, Lammers CH (1997) Das zentrale dopaminerge System der Depression. Nervenarzt 68:545–555

Forth W, Henschler D, Rummel W, Starke K (1996) Allgemeine und spezielle Pharmakologie und Toxikologie, Psychopharmaka, 7. Aufl. Spektrum Akademischer Verlag, Heidelberg Berlin Oxford, S 290 ff

Haen E, Aigner JM, Jost D, Lippert E, Spindler O, Klein HE (1999) Arzneimitteltherapie. Unerwünschte Arzneimittelwirkungen 17(3):93–96

Ibach B (2000) Unerwünschte Arzneimittelwirkungen in der Gerontopsychiatrie. Vortrag beim 2. Regensburger Symposium zur klinischen Pharmakologie „Die idealen Eigenschaften des Psychopharmakons", 17. und 18. Mai 2000

Jacobs Bl, Fornal CA (1993) 5-HT and motor control: a hypothesis. TINS 16:346–352

Joyce PR, Paxel ES (1989) Predictors of drug response in depression. Arch Gen Psychiatry 46:89–99

Lemke MR (1999) Motorische Phänomene der Depression. Nervenarzt 70:600–612

Leponex Fachinformation (1997) Bundesverband der Pharmazeutischen Industrie e.V., November 1997

Lippert E, Aigner JM, Grohmann R, Klein HE et al. (1996) Anwendungshäufigkeiten und Dosierungen von Psychopharmaka an psychiatrischen Versorgungskrankenhäusern. Psychopharmakotherapie 3:178–183

Musser WS, Akil M (1996) Clozapine as a treatment for psychosis in Parkinson's disease: A review. J Neuropsychiatry Clin Neursci 8:1–9

Naber D, Lambert M, Krausz M (1999) Atypische Neuroleptika in der Behandlung schizophrener Patienten, 1. Aufl. Uni-Med Verlag, S 56 ff,

Nacasch N, Dolberg OT, Hirschmann S, Dannon P, Grunhaus LJ (1998) Clozapine for the treatment of agitated-depressed patients with cognitive impairment: a report of three cases. Clin Neuropharmacol 21(2):132–134

Nahunek K, Rodova A, Svestka J, Kamenicka V, Ceskova E, Misurec J (1973) Clinical Experience with Clozapine in endogenous depression. Activ Nerv Sup (Praha) 15(2):111

Nahunek K, Svestka J, Misurec J, Rodova A (1975) Klinische Erfahrungen mit Clozapin. Cs Psychiatr 71(1):11–20

Oberholzer AF, Hendriksen C, Monsch AU, Heierli B, Stähelin HB (1992) Safety and effectiveness of low-dose clozapine in psychogeriatric patients: a preliminary study. International Psychogeriatrics 4:187–195

Perez Upegui LA, Turo Gelis P, Angel Orrego O, Tamayo Mesa O (1977) Estudio de un nuevo neuroleptico: la clozapina. Rev Colomb Psiquiat 6:130–150

Retz W, Rösler M, Sitzmann L, Becker T (1997) Clozapin in der Behandlung neuropsychiatrischer Erkrankungen im Alter. Fortschr Neurol Psychiat 65:347–353

Saletu B (1976) Clozapin-Therapie in Österreich: Ergebnis einer Umfrage. In: Berner P, Saletu B (Hrsg) Clozapin: 2. Symposium, Wien, 1975. Pharmazeutika Wander & Biochemie Wien (Österrreich) 6:63–73

KAPITEL 21

# Spontaneous Slow and Fast MEG Activity in Male Schizophrenics Treated with Clozapine

W. SPERLING

## Abstract

**Rationale.** The atypical neuroleptic clozapine induces specific electroencephalogram changes, which have not been investigated by the use of the technique of magnetoencephalography (MEG).

**Objective.** The present study investigated whether the spontaneous magnetoencephalographic (MEG) activity in patients treated with clozapine differs from MEG-activity in patients treated with haloperidol and untreated control subjects.

**Methods.** A $2 \times 37$ channel biomagnetic system (Magnes II, Biomagnetic Technologies, San Diego, CA) was used to record spontaneous magnetic activity for the frequency ranges (2–6 Hz, 7.5–12 Hz, 12.5–30 Hz) in schizophrenic patients and controls in two trials within three weeks. After data acquisition the processed data were digitally filtered, the spatial distribution of dipoles was determined by a 3-D convolution with a Gaussian envelope. The dipole localisation was calculated by the dipole density plot and the principal component analysis (Kober et al. 1992). The target parameters were absolute dipole values and the dipole localizations. The relationship between absolute dipole values, dipole localizations and psychopathological findings (documented by the use of the PANSS, BPRS-scale) during a three-week period with constant doses of clozapine and haloperidol was investigated using correlation analysis.

**Results.** Our results lend strong support to the assumption of a significant elevation of absolute dipole values (dipole density maximum $[D_{max}]$, dipole number $[D_{total}]$, absolute and relative dipole density) in the fast frequency range (12.5–30 Hz) over the left hemisphere, especially in the temporoparietal region by clozapine. In this area we found a dipole concentration effect only in patients treated with the atypical neuroleptic, whereas the dipole distribution in patients treated with haloperidol and healthy controls was concentrated in the central region. With regard to the absolute dipole values in the frequency ranges 2–6 Hz ($\delta$, $\theta$) and 7.5–12 Hz ($\alpha$) we found no statistically significant differences between the groups investigated. In the slow frequency range (2-6 Hz) no difference was found between the clozapine and haloperidol group for the dipole localization, which predominated in the temporoparietal region in contrast to the central dipole distribution in control subjects.

**Conclusions.** The results of an increase in beta activity under clozapine illustrate a smaller reduction in activity in terms of unspecific sensory and motor paradigms in comparison with typical neuroleptics.

The temporoparietal concentration of dipoles, in particular over the left half of the brain, might illustrate either their special role in the disease process, or the effects of the medication. The latter possibility was supported by the differing dipole distribution in the clozapine group with a left temporoparietal centre in both frequency ranges, and a deviating central dipole localisation in the fast activity range in the haloperidol group.

## Introduction

Clozapine, an atypical antipsychotic drug, is widely used in refractory schizophrenia. It is associated with fewer extrapyramidal effects than other neuroleptics, although agranulocytosis and seizures may be significant adverse effects. It is well known that psychotropic drugs can induce EEG alterations. Specific electroencephalogram changes during clozapine therapy have been investigated in different studies, which showed dose dependence and also an influence of plasma levels on the frequency of EEG alterations (Table 21.1). Scalp EEG and the new method of magnetoencephalography (MEG) yield both complementary and confirmatory information and both have a high resolution, which cannot be obtained by other techniques. While scalp EEG detects both tangential and radial sources, i.e. activity in the sulci and gyri, MEG selectively measures tangential sources, i.e. activity in the sulci. Scalp EEG measures extracellular volume currents and MEG primarily intracellular currents. Finally, the spatial resolution of MEG is about 1/3 better than that of scalp EEG. Furthermore the magnetic fields are not distorted by the different conductivities of the scalp, as is the case with EEG. With multichannel SQUID magnetometers, field patterns can be obtained and source localizations determined even with a "single shot" measurement without the need to

**Tabelle 21.1.** EEG abnormalities in clozapine-treated schizophrenics

| | |
|---|---|
| Treves 1996 | Generalized slowing effect (300 mg clozapine) |
| Neufeld 1996 | Increased generalized or focal slowing even in low doses clozapine |
| Malow 1994 | Background slowing in the theta and delta ranges (clozapine dosage 250-900 mg/d) |
| Welch 1994 | Focal slowing, dysrhythmias |
| Haring 1994 | Focal slowing, pathological changes depend on plasma levels |
| Freudenreich 1997 | Focal slowing spikes |
| Kursawe 1985 | Increase of beta activity |
| Gunther 1993 | Slight diffuse slowing with a nearly correlation with the daily dose |

reposition the instrument, thus opening up new possibilities for clinical psychiatric applications as well as for studies of the neural basis of cognitive functions. So far, the spontaneous magnetoencephalogram (MEG) has not been deeply investigated in either normal subjects or psychiatric patients (i.e. schizophrenics). The simultaneous recording technique of multi-channel MEG/EEG fused with MRI two-dimensional slices provides a new tool for magnetic source imaging in patients with schizophrenia and schizophrenic patients treated with neuroleptics. In previous EEG studies patients receiving clozapine developed background slowing in the theta and often delta ranges, bilateral spikes, polyspikes and slow wave discharges as the most common EEG changes. The present article reports the findings of changed spontaneous MEG activity in schizophrenic patients treated with clozapine in comparison with healthy controls and schizophrenics treated with haloperidol.

## Methods

Spontaneous magnetic brain activity was measured in a magnetically shielded room, using a 2×37 channel biomagnetic system (Magnes II, Biomagnetic Technologies, San Diego, CA). The patient lay on a bed with the head fixed between the two MEG dewars and the electrocardiogram (ECG) was monitored. One dewar with 37 channels covered the left hemisphere (sensor A), the other the right hemisphere (sensor B). The distance between sensor A and the left hemisphere was kept below 0.5 cm so as not to produce any attentuation of the signals vis-a-vis sensor B applied to the right hemisphere. For each subject, a data set of 600 seconds duration was collected using a digital sampling rate of 512.4 Hz/channel and a high pass filter of 1 Hz. The total recording time of spontaneous MEG was about 30 minutes. Procedures were implemented to reduce the contributions of biomagnetical artifacts to the data. Although subjects were admonished to keep their eyes closed and not talk during the MEG recordings, these instructions were not necessarily followed. From an video and audio track of the session recorded with the MEG, times when subjects spoke were identified and these MEG-segments were eliminated from analyses. By inspecting digitized magnetoencephalographic records, occasions were identified when some subjects, counter to instructions, opened their eyes during MEG recordings. MEG segments were rejected if they contained blink events greater than 100 µV in amplitude and were from 285 to 340 msec in duration. Lastly, MEG segments were visually inspected and those containing high-frequency artifacts were excluded from analyses.

After acquisition, the data were notchfiltered digitally at 50 Hz and the magnetic noise caused by the heart beat was eliminated by subtraction of ECG signals.

The processed data were digitally filtered using a 2–6 Hz and 7.5–12 Hz bandpass filter with a steep roll-off (slope of 40 dB/Hz and a flat from 2–6 Hz and 7.5–12 Hz) or 12.5–30 Hz bandpass filter with a steep roll-off (slope of 40 dB/Hz and a flat from 12.5–30 Hz) for the analysis of slow, alpha and fast wave activities, respectively. After the single equivalent current dipole estimation, only the dipoles having a signal-to-noise ratio higher than 2 and a minimum correlation value of 0.8 were accepted. The spatial distribution of dipoles was determined by a 3-D convolution with a Gaussian envelope.

The variance analysis considered the localization uncertainty of the dipole density plotting (DDP-) method (Kober et al. 1996). The DDP uses consecutively estimated dipoles over a given analyzing time and delivers quantified dipole concentrations in three dimensions, which can be adjusted exactly to individual slices of the imaging techniques. In order to minimize the simultaneous multiple sources of activity influence of simultaneous activity, we employed two different procedures:

- Before the time-consuming consecutive dipole estimation only those signal sections are automatically selected for the analysis, in which the strongest component dominates the measured signal, i.e. where predominantly one source is active (Kober et al. 1992). This selection will be done by using the principle component analysis (PCA). The customized programme of PCA automatically identifies the number of components and the contribution of each component to the signal for each time section and creates a file of total selection time ($T_{total}$), in which only one component of interest was predominantly active (typically by more than 90%).
- After the single equivalent current dipole estimation, only the dipoles having a signal-to-noise ratio higher than 2, and a minimum correlation value of 0.8 were accepted.

The quantified DDP result was superimposed on T2-weighted MR-images of each patient's head as isocontour lines (Fig. 21.1). During the MEG measurement, the accessible surfaces of the subject's head were scanned by an electromagnetic digitizer (Isotrak 3-D digitizer, Polhemus Navigation Sciences Colchester VT), that was directly connected to the dewar containing the MEG sensors. 3-D MRI of the entire head was reconstructed, using a simple edge detection algorithm. To superimpose the MEG results on three-di-

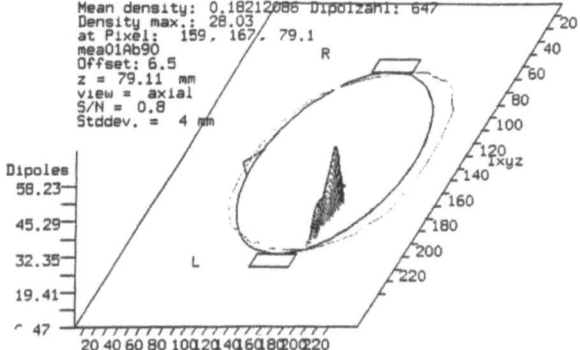

**Fig. 21.1.** Continuous dipole density analysis of the spontaneous fast wave focal magnetic brain activity in a 31-years old male schizophrenic patient treated with clozapine over sensor A (left hemisphere). Axial view from the top of the head of three-dimensional dipole distributions in the slice with the highest dipole density

mensional MRI data, the scanned head surface data set was fitted to the reconstructed MRI head shape using a surface-fit program developed by our department. For the fitting process, we optimized six transformation parameters (three translation coordinates and three rotation angles); the scaling factors (pixel size and slice distance) were read from the image header information. The sum of the squares of the distances between the points of the scanned head surface and the reconstructed MRI head shape was minimized using the Powell algorithm. The accuracy of this transformation was verified to be 2 mm. Within the framework of the dipole analysis, the following parameters were established:

- the total duration of the segments from which the number of dipoles was calculated: $T_{total}$;
- the number of dipoles for slow and fast frequencies picked up by sensor A and sensor B: $D_{total}$;
- the maximum dipole density: $D_{max}$;
- the absolute dipole density as a quotient obtained from $D_{max}$ and $T_{total}$;
- the relative dipole density as a quotient obtained from $D_{max}$ and $D_{total}$;
- the dipole localization for slow (2–6 Hz), alpha (7.5–12 Hz) and fast activity frequencies (12,5–30Hz) picked up over the left hemisphere (sensor A) and the right hemisphere (sensor B).

Two check EEGs were performed in each patient and control subject before the first and second MEG measurements. The EEGs, recorded using the ten-twenty system, were interpreted blind to subject, group assignment, and time in study by a board-certified clinical electroencephalographer. Frequency, amplitude, symmetry and regularity of background activity were listed. Disturbances were registered with regard to their phenotype, their localization and their frequency. The visual blocking reaction of the background activity and changes after activation in form of hyperventilation were also rated. We used the classical criteria for abnormality detailed in Kugler et al. (1981), in which different grades of diffuse slowing "slight" (some $\theta$-waves of 6–7 cps predominantly anterior = "irregular alpha"), "moderate" ($\theta$-waves of 4–7 dominating both in amplitude and occurrence the $\alpha$-rhythm, which is slowed down to 7–8 cps), "severe" (dominating $\delta$-activity of 1–4 cps in all electrodes, no or almost no $\alpha$-rhythms preserved) are distinguished. Other specific alterations such as nonparoxysmal and paroxysmal changes or sharp waves were also evaluated.

## Patients and Control Group

A total of 20 schizophrenic male patients (10 treated with clozapine, 10 treated with haloperidol) and 20 male control subjects were investigated. Table 21.2 shows the sociodemographic data of the patients, including information on disease duration, neuroleptic dose and in-hospital treatment durations.

At the time of the examination, the patient had been hospitalized for at least 6 weeks, and had been treated with clozapine or haloperidol for a minimum of 4 weeks. The measurements of spontaneous magnetoencephalographic activity we carried out were repeated at intervals of 3 weeks to check the course of the illness and retest variability. For experimental-technical reasons the doses of clozapine and haloperidol remained constant during the interval of the first and the second measurement. For evaluation of the psychopathological status, the PANSS and BPRS rating scales were applied at the first and second examination (see Table 21.2). The main aim of the study was to investigate spontaneous MEG-activity in patients treated with the atypical neuroleptic clozapine in comparison with patients treated with haloperidol and untreated healthy controls within a period of 3 weeks during which the dose of the neuroleptic remained constant. In order to minimize the number of interaction variables, no patient was simultaneously treated with other neuroleptics, benzodiazepines or akinetone. The standard deviation for duration and dosage of clozapine or haloperidol treatment was deliberately kept small so as to obtain largely identical parameters as a basis. In order to achieve a subtype-specific homogenisation within the group of schizophrenics, only patients of the subtype paranoid hallucinatory schizophrenia (ICD-10, F.20.0) were admitted to the investigation. The psychopathological diagnoses were undertaken separately by two independent specialists for psychiatric diseases. For the recording of the psychopathological findings, the PANSS positive scale (P1-P7) and negative scale (N1-N7) and the BPRS were applied. In order to ensure maximum psychopathological homogeneity as well, patients with a large standard deviation from the normal distribution were excluded from the investigation. The control group was investigated psychopathologically using the BPRS and any control subject achieving a score > 10 points was excluded.

**Table 21.2.** Sociodemographic treatment and psychopathological data of schizophrenics (treated with clozapine, haloperidole) and healthy controls

|  | Clozapine group | Haloperidole group | Control group |
|---|---|---|---|
| Total | 10 | 10 | 10 |
| Age (years) | 28.3±6.2 | 31.3±5.3 | 30.6±4.3 |
| Diagnosis schizophrenia | 10 | 10 | – |
| First onset of manifestation | 26.0±4,5 | 28.2±6.1 | – |
| Duration of illness | 6.5±2.5 | 7.1±2.3 | – |
| Dosage of treatment (mg) | 225±25 | 10±2.5 | – |
| Length of treatment (days) | 33±3.3 | 35±5.2 | – |
| BPRS-score (1st measurement) | 53±4.8 | 55±6.8 | 5±2 |
| BPRS-score (2nd measurement) | 51±3.8 | 55±6.6 | 4±2 |
| PANSS- (P1-P7-)score (1st measurement) | 26±5.6 | 28±4.3 | – |
| PANSS- (P1-P7-)score (2nd measurement) | 25±4.8 | 26±3.8 | – |
| PANSS- (N1-N7-)score | 18±7.4 | 19±6.8 | – |
| PANSS- (N1-N7-)score (2nd measurement) | 17±3.8 | 17±6.2 | – |

## Exclusion Criteria

The following exclusion criteria were applied to both schizophrenics and controls alike:
- duration of treatment with clozapine/haloperidol less than 3 weeks,
- organic psychoses,
- drug-induced psychoses,
- schizophrenia-like psychoses,
- addictive diseases,
- electroconvulsive treatment,
- metal implants.

## Statistical Analysis

The target parameters for the statistical evaluation were absolute dipole values and the dipole localizations. For the absolute dipole values, the normal distribution assumption was checked. Since no significant deviations were detectable with the aid of Kolmgorov-Smyrnov-test, the data were, without any further transformation, submitted to variance and covariance analyses. In addition to the feature of interest "group" (patients, controls) and sensor (sensor A, sensor B) relevant influencing variables were also considered. The influence of the factors on the absolute dipole values was tested with the aid of single-and two-path variance analyses, the interactions of the factors investigated being taken into account in the latter analysis. Influence on localization was tested for the qualitative items using Fisher's exact test, merely the two most common localizations (central, temporoparietal) being applied. For all statistical tests, the error of first type was set to 0.05 and a statistically significant result was assumed at p-value > 5% and < 10%. The main aim of the study (which was established prior to the collection of data) was to identify any difference in absolute dipole values between patients treated with clozapine, halolperidol and untreated healthy controls. The reproducibility of absolute dipole values was determined with the aid of intraclass correlations.

## Results

The psychopathological results of the BPRS- and PANSS-scale were similar or identical for patients treated with clozapine and haloperidol and also for controls throughout the entire investigation period of 3 weeks (see Table 21.2).
- MEG-slow activity ($\delta$, $\theta$: 2-6 Hz).
  Table 21.3 shows the results of the variance analysis of the group- (patients, controls) and sensor- (sensor A, sensor B) specific absolute dipole values ($T_{total}$, $D_{total}$, $D_{max}$, absolute dipole density, relative dipole density) after first MEG measurement. The group of schizophrenic patients treated

**Table 21.3.** Variance analysis 2–6 Hz for absolute dipole values [$D_{max}$, $D_{total}$, $T_{total}$, relative dipole density ($D_{max}/D_{total}$), absolute dipole density ($D_{max}/T_{Total}$)] dependent on sensor (A, B) and group (clozapine-, haloperidole-treated schizophrenics, healthy controls) and dipole localization

|  | Clozapin group (n=10) sensor A | Clozapin- group (n=10) sensor B | Haloperidole group (n=10) sensor A | Haloperidole group (n=10) sensor B | Control group (n=10) sensor A | Control group (n=10) sensor B |
|---|---|---|---|---|---|---|
| $D_{total}$ | 2196 | 2067 | 2231 | 2198 | 2004 | 2231 |
| ± | (332) | (286) | (305) | (241) | (210) | (253) |
| $D_{max}$ | 51.3 | 47.3 | 50.3 | 46.9 | 51.5 | 47.8 |
| ± | (24.2) | (21.33) | (26.47) | (20.12) | (23.66) | (20.11) |
| $D_{max}/D_{total}$ | 0.023 | 0.022 | 0.022 | 0.022 | 0.021 | 0.021 |
| ± | (0.001) | (0.002) | (0.001) | (0.001) | (0.001) | (0.001) |
| $D_{max}/T_{total}$ | 4.47 | 3.83 | 4.77 | 4.01 | 4.87 | 4.63 |
| ± | (2.01) | (1.98) | (2.11) | (2.23) | (2.10) | (2.33) |
| $T_{total}$ | 11.46 | 12.34 | 10.54 | 11.67 | 10.56 | 10.32 |
| ± | (1.34) | (1.96) | (1.12) | (2.12) | (1.43) | (1.23) |
| Dipole localization | Temp./parietal 80% | Temp./parietal 80% | Temp./parietal 80% | Temp./parietal 80% | Central 90% | Central 90% |

with clozapine revealed no statistically significant elevation in $D_{max}$, relative dipole density or absolute dipole density vis-a-vis the haloperidol group and the control group for sensor A (left hemisphere) and sensor B (right hemisphere). With regard to the determination of dipole localization via sensor A and sensor B in the slow activity range, temporoparietal dipole localization predominated in 80% of the schizophrenic group for both sensors, and the central dipole localization in 90% of the control group.

- MEG-alpha-activity ($\alpha$: 7.5–12 Hz).

Among the three groups investigated no statistically significant differences for $D_{total}$, $D_{max}$, $D_{max}/D_{total}$, $D_{max}/T_{total}$ were found. In the haloperidol group $D_{max}$ (49,2±21,2) revealed a tendency to be higher ($p<0.1$) than in the clozapine group ($D_{max}$ 48,7±22,2) and in the control group ($D_{max}$ 48,8±24,5). In none of the groups investigated was the localization of the dipoles concentrated on a single region – rather, distributions were found in the central, temporal and occipital regions.

- MEG-fast activity ($\beta$: 12.5–30 Hz).

The results of the variance analysis for the absolute dipole values ($D_{total}$, $D_{max}$, absolute, relative dipole density) can be seen in Table 21.4. Significant or tendential deviations were found in the clozapine vis-a-vis the haloperidol group of schizophrenics and controls for $D_{max}$, $D_{total}$ ($p<0.01$), the absolute and the relative dipole densities ($p<0.01$) for sensor A (left hemisphere). For sensor B (right hemisphere) $D_{max}$ was tendentially elevated in the clozapine group ($p<0.08$), no statistically significant difference has been found for $D_{total}$, absolute and relative dipole density between clozapine-/haloperidol-treated patients and the control group.

The dipole localization in the clozapine group was concentrated predominantly in the temporoparietal region via sensor A (90%; Fig. 21.2). Patients,

**Table 21.4.** Variance analysis frequency 12,5–30 Hz for absolute dipole values ($D_{total}$, $D_{max}$, $T_{total}$, relative dipole density [$D_{max}/D_{total}$], absolute dipole density [$D_{max}/T_{total}$] dependent on sensor (A, B), group (clozapine group, haloperidole group, healthy controls) and dipole localization

|  | Clozapine group (n=10) sensor A | Clozapine group (n=10) sensor B | Haloperidole group (n=10) sensor A | Haloperidole group (n=10) sensor B | Control group (n=10) sensor A | Control group (n=10) sensor B |
|---|---|---|---|---|---|---|
| $D_{total}$ | 2462[a] | 2327[a] | 2112 | 2213 | 2175 | 2146 |
| ± | (903) | (901) | (873) | (760) | (1013) | (739) |
| $D_{max}$ | 52.1[a] | 51.6 | 42.19 | 48.12 | 42.13 | 49.3 |
| ± | (33.1) | (28.3) | (36.3) | (16.6) | (41.0) | (16.8) |
| $D_{max}/D_{total}$ | 0.022[a] | 0.022 | 0.019 | 0.021 | 0.019 | 0.022 |
| ± | (0.02) | (0.01) | (0.02) | (0.022) | (0.02) | (0.02) |
| $D_{max}/T_{total}$ | 4.22[a] | 4.49 | 3.15 | 4.17 | 3.38 | 4.08 |
| ± | (2.58) | (2.56) | (1.98) | (2.58) | (3.15) | (1.47) |
| $T_{total}$ | 12.33 | 11.47 | 13.36 | 11.53 | 12.45 | 12.07 |
| ± | (1.32) | (1.89) | (1.22) | (2.34) | (1.45) | (1.22) |
| Dipole localization | Temp./parietal 90% | Central 80% | Central 70% | Central 80% | Central 70% | Central 70% |

[a] ($p<0.01$).

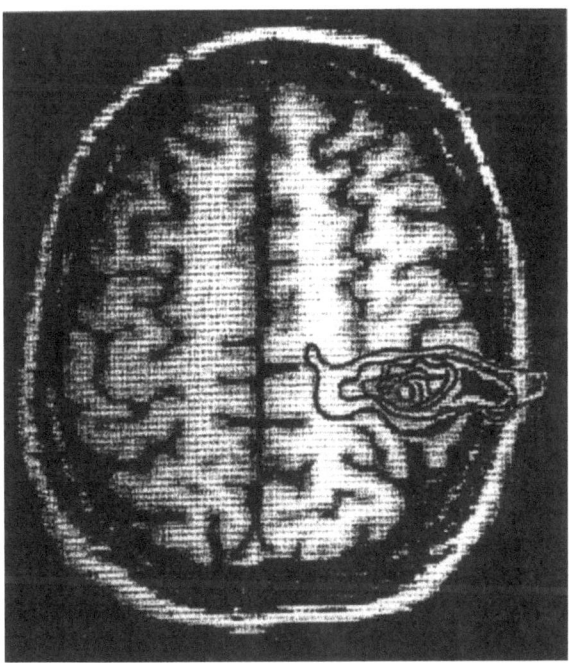

**Fig. 21.2.** Results of the dipole density plot in a 31 years old male schizophrenic, treated with clozapine, when the principal component analysis was used to select those time sections, where one component contributes at least 90% to the signal

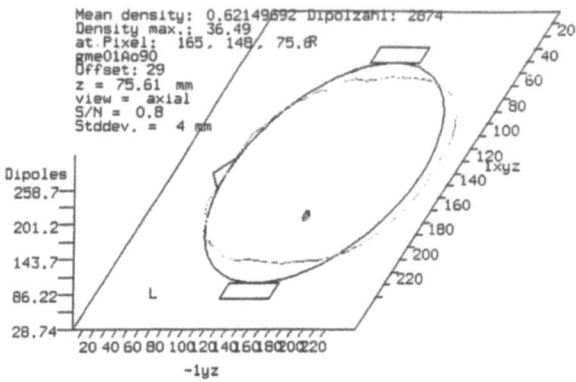

**Fig. 21.3.** Results of the dipole density plot in a 29 years old male schizophrenic, treated with haloperidol. Three-dimensional dipole distribution

treated with haloperidol and also healthy controls had a localization centre in the central region (Fig. 21.3). Via sensor B all groups showed a central dipole localization.

## Retest Variability

After second MEG-measurement the retest variability was calculated for all dipole frequencies and localisation parameters. The retest variability in the low-frequency range (2-6 Hz) in all three groups was within the range >80% for the absolute dipole values [$D_{total}$, (retest: 89%, F=11,372), $D_{max}$ (retest: 94%, F=34.116), abs. dipole density (retest: 79%, F=4.126), rel. dipole density (retest: 93%, F=3.328)] and also for dipole localization (retest: 81%, F=5.24). The retest variability in the alpha frequency range (7.5-12 Hz) was within the range >70% [$D_{total}$ (retest: 82%, F=10.982), $D_{max}$ (retest: 71%, F=6.23), abs. dipole density (retest: 78%, F=5.28), rel. dipole density (retest: 79%, F=4.83)]. This was also confirmed for the high frequency range (12.5-30 Hz) for the absolute dipole values [$D_{total}$ (retest: 93%, F=14.001), $D_{max}$ (retest: 97%, F=35.02), abs. dipole density (retest: 97%, F=35.76), rel. dipole density (retest: 96%, F=27.73)] and dipole localization (retest: 87%, F=6.38).

*EEG-activity*: In the clozapine group a beta frequency (12.5-30 Hz), interrupted by alpha frequency (7.5-12 Hz) predominated with no specific localization over either hemisphere. Abnormal evaluations, as defined by Kugler et al. (1981), were found in 5 patients treated with clozapine. In three patients we found small changes in the form of some $\theta$-waves (3.5-6 Hz), predominantly in the left temporal region in the first and second EEG. Two patients treated with clozapine had sharp waves. In patients treated with haloperidol and control subjects we found strong alpha-activity (7.5-12 Hz). In the haloperidol group 3 patients showed slight diffuse slowing in the temporal region of both hemispheres. No "diffuse slowing" or other pathological findings were recorded in the control group.

## Discussion

The purpose of this study was to test the effects of the atypical neuroleptic clozapine and the typical neuroleptic haloperidol on spontaneous MEG activity in comparison with untreated healthy male controls. The frequency ranges 2-6 Hz (slow activity), 7.5-12 Hz (alpha-activity) and 12.5-30 Hz (fast activity) were completed for sensor A (left hemisphere) and sensor B (right hemisphere) with the use of the dipole density plot (DDP) method. Our results lend strong support to the assumption of a significant effect of clozapine on absolute dipole values ($D_{max}$, $D_{total}$, absolute and relative dipole density) and dipole localization in the fast frequency range (12.5-30 Hz) over the left hemisphere, especially in the temporoparietal region. In this area we found a significant dipole concentration effect with statistically elevated dipole density maximum ($D_{max}$), dipole number ($D_{total}$), absolute and relative dipole density only in the clozapine group, whereas the dipole distribution of haloperidol-treated patients and healthy controls was concentrated in the central region. With regard to the dipole localization in the slow-frequency range (2-6 Hz) we found no difference between the clozapine- and haloperidol-treated groups, in which dipole concentration predominated in the temporoparietal region in contrast to the central concentration in healthy controls. However, in this frequency range absolute dipole values showed no statistically significant differences between the groups investigated. With regard to the alpha-frequency (7.5-12 Hz), no statistically significant differences in absolute dipole values were found among the three groups. However, a tendency was found for the maximum dipole density ($D_{max}$) in this frequency range to be elevated in the haloperidol group. In contrast, a comparison of all groups showed the lowest value in the clozapine group, which might be considered to be at least an indication of a reduction of the alpha activity by clozapine. The check EEGs provided evidence of general changes taking the form of increased theta activity in the clozapine and haloperidol groups in comparison with the control group. These small changes were to be found during magnetoencephalography in the slow frequency range for the relative dipole density only, but did not reach statistical significance vis-a-vis the control group. With regard to the localization of slow activity, both the MEG and EEG showed a predominance of temporal localization.

An increase in the beta activity shown in the MEG in the group of schizophrenic patients treated with clozapine, was also found in the EEG. Unlike the MEG, however, the EEG revealed no concentration over the temporoparietal region.

The conclusion of these results may be summarized in five major points:
- Absolute dipole values were significantly increased in the clozapine group over the left hemisphere (sensor A) only for fast-frequency ranges (12.5-30 Hz).
- The dipole distribution was concentrated in the temporoparietal region for slow frequency ranges over both hemispheres in all schizophrenics (clozapine-, haloperidol-treated), but in the central region in healthy controls.

- The temporoparietal dipole concentration in the fast-frequency range was found only over the left hemisphere (sensor A) in schizophrenics treated with clozapine.
- The alpha-frequency (7.5–12 Hz) showed a tendency to be elevated only in the group of patients being treated with haloperidol.
- In the group of patients investigated by us, the psychopathological findings (established by PANSS- and BPRS-scales) proved to be stable in both the clozapine and haloperidol groups. In view of the constancy of the psychopathological findings, it was not possible to establish a relationship between a neuroleptic effect (reflected by psychopathological changes) and magnetoencephalographic activity.

In earlier literature we found no other data on spontaneous MEG activity in clozapine- vis-a-vis haloperidol-treated schizophrenics. An interpretation of our results on the basis of a comparison with earlier results is not possible. The peculiarity of the atypical neuroleptic agent, clozapine, in comparison with typical neuroleptic agents, was also demonstrable in other, in particular functional, examination procedures. Thus, within the framework of functional magnetic resonance imaging, SPECT and PET, measurements under clozapine revealed a smaller reduction in activity in terms of unspecific sensory and motor paradigms in comparison with typical neuroleptics. Despite the numerous electroencephalographic findings, showing an increase in the slow activity range (theta/delta activity), evidence was also found for an increase in beta activity under clozapine – which was confirmed by our study – admitted only hemisphere specific in the left half of the brain.

The "concentration centre" over the temporoparietal region in both the slow and fast frequency ranges was more clearly defined in the clozapine group as compared with the haloperidol group, in which a temporoparietal dipole concentration was seen only in the slow frequency range; the fast frequency range, in contrast, showed a central dipole distribution. At various different investigative levels the left temporoparietal region in particular has been described as a vulnerable site in schizophrenics. Thus, Pearlson et al. (1997) has recently reported a bilateral narrowing of the upper section of the posterior left temporoparietal lobe in 46 schizophrenic patients, while Russel et al. (1997), employing hexamethylpropylenamine oxime- (HMPAO-)SPECT, has demonstrated a significant perfusion deficiency in the left temporal lobes of schizophrenics. In rCBF-studies on schizophrenics, Ganguli et al. (1997) detected increases in perfusion in the frontal upper temporoparietal lobe regions on both sides. He was, however, unable to find any correlation with medication, demographic variables or handedness. Sabri et al. (1997) employing HMPAO-SPECT of the brain reported a positive correlation between the bitemporal rCBF elevation and formal disorders of the mental process in schizophrenic patients, but not in patients with hallucinations or delusions. Klemm et al. (1996) noted a statistically significant hypoperfusion in the temporal region of schizophrenics that correlated with positive symptoms of schizophrenia. Tune et al. (1997) demonstrated an inversive relationship between reduced temporal lobe volume and elevated levels of striatal dopamine D2-density in schizophrenics. In qualitative MRI measurements in schizophrenics developing the disease in advanced age, Bartha et al. (1997) described a reduction in median temporal lobe volumes. Electroencephalographic studies, too, showed deviations from the normal within the temporal region of schizophrenics, in particular a decrease in alpha wave activity and an increase in beta wave activity. Initial magnetoencephalographic data on the basis of evoked potentials (determination of the M100 component of acoustic evoked potentials) in schizophrenics and controls, showed that the M100 was located in the right upper temporal gyrus (Rosberg et al. 1997). The bilaterally determined sources of M100 within the control group revealed marked asymmetry, which was, however, less pronounced in male schizophrenics in particular.

The temporoparietal concentration of dipoles, in particular over the left half of the brain, might illustrate either their special role in the disease process, or the effects of the medication. The latter possibility is supported by the differing dipole distribution in the clozapine group with a left temporoparietal centre in both frequency ranges, and a deviating central dipole localization in the fast activity range in the haloperidol group. To gain more in sight into this situation, further studies with larger number of cases, and in particular investigations in untreated schizophrenics are needed. Already, however, the results presently available point to differences between clozapine and haloperidol, both with regard to the distribution of absolute dipole values and dipole localization.

## References

Barta PE, Powers PE (1997) Quantitative MRI volume changes in late onset schizophrenia and Alzheimer's disease compared to normal controls. Psychiatr Res 68(2-3):65-75
Freudenreich O, Weiner RD, McEvoy JP (1997). Clozapine induced electroencephalogram changes as a function of clozapine serum levels. Biol Psychiatry 42(2):132-137
Ganguli R, Carter C (1997) PET brain mapping study of auditory verbal supraspan memory versus visual fixation in schizophrenia. Biol Psychiatry 41(1):33-42
Günther IW, Baghai T, Naber D (1993) EEG alterations and seizures during treatment with clozapine. A retrospective study of 283 patients. Pharmacopsychiatry 26(3):69-74
Haring C, Neudorfer C, Schwitzer J (1994) EEG alterations in patients in relation to plasma levels. Psychopharmacology 114(1):97-100
Kober H, Vieth J (1992) The factor analysis used to improve the dipole density plot (DDP) to localize focal concentrations of spontaneous magnetic brain activity. Biomed Engineer (Berlin) [Suppl 2]:164-165
Kugler J (1981) Elektroenzephalographie in Klinik und Praxis. Thieme, Stuttgart New York
Kursawe HK, Ludewig L (1985) EEG changes with leponex medication. Psychiatr Neurol Psych Psychol 37(12):705-712
Malow BA, Reese KB, Sato S (1994) Spectrum of EEG abnormalities during clozapine treatment. Electroencephalogr Clin Neurophysiol 91(3):205-211
Neufeld MY, Rabey JM, Orlov E (1996) Electroencephalogram findings with low-dose clozapine treatment in psychotic Parkinsonian patients. Clin Neuropharmacol 19(1):81-86
Pearlson GD, Barta PE (1997) Ziskind-Somerfeld Research Award 1996. Medial and superior temporal gyral volumes and cerebral asymmetry in schizophrenia versus bipolar disorders. Biol Psychiatry 41:1-14
Rosberg T, Kretschmann I (1997) The interhemispheric asymmetry of dipole localisation of the auditory evoked field component M100 in schizophrenics, what is different. ISBET 97, 8th World Congress, March 6-8
Russel JM, Early TS (1997) Temporal lobe asymmetries in schizophrenia. J Nucl Med 38(4):607-612

Sabri O, Schreckenberger M (1997) Regional cerebral blood flow and negative/positive symptoms in 24 drug naive schizophrenics. J Nucl Med 38:181–188

Treves IA, Neufeld MY (1996) EEG abnormalities in clozapine-treated schizophrenic patients. Eur Neuropsychopharmacol 6(2):93–94

Tune L, Barata P, Wong D (1996) Striatal dopamine D2-receptor quantification and superior temporal gyrus volume determination in 14 chronic schizophrenic patients. Psychiatry Res 67(2):155–158

Vieth J, Kober H: The efficiacy of the discrete and the quantified continuos dipole density plot (DDP) in multichannel MEG. In: Hoke M, Erne SN (eds) Biomagnetism, clinical aspects. Exerpta Medica, Amsterdam London New York, pp 321–325

Welch J, Manschreck T, Redmond D (1994) Clozapine induced seizures and EEG changes. J Neuropsychiatry Clin Neurosci 6(3):250–256

KAPITEL 22

# Iloperidone and Psychotic Disorders: Preclinical Profile

NOVARTIS PHARMA AG

Preclinical profile of iloperidone has been established from receptor binding studies and animal models.
In vitro:
- Nanomolar affinity for $a_1$, $a_{2C}$, $D_2$, $D_3$, $5HT_{1A}$, $5HT_{2A}$ and $5HT_6$ receptors (Corbett et al. 1997; Kongsamut et al. 1996).
- Iloperidone has a high affinity for human $5HT_{2A}$ receptor and moderate affinity for the $5HT_{1A}$ and $5HT_6$ receptors (Kongsamut et al. 1996).

| Receptor | Mean Ki values (nM) | | |
|---|---|---|---|
| | Iloperidone | Clozapine | Risperidone |
| Human $5HT_{2A}$ | 5.6[a] | 23[a] | 1.1[a] |
| Human cloned $5HT_{1A}$ | 93.1 | 140[b] | 420[b] |
| Human cloned $5HT_6$ | 63.1 | 9.5[c] | 2400[c] |

[a] Kongsamut et al. 1996; [b] Schotte et al. 1996; [c] Arnt and Skarsfeldt 1998.

- Iloperidone has a low or negligible affinity for muscarinic and $H_1$ receptors.
- Balanced broad spectrum antagonist at dopamine, noradrenaline and serotonin receptors.

| Receptor | Mean Ki values (nM) | | |
|---|---|---|---|
| | Iloperidone | Clozapine | Risperidone |
| Human $D_2$ | 29.5 | 575 | 7.2 |
| Human $a_{2C}$ | 14.8 | 53.7 | 16.6 |
| Human $5HT_{1A}$ | 20.4 | >1000 | Not tested |

In vivo:

| Animal models | Results |
| --- | --- |
| Apomorphine-induced climbing (mouse)<br>MK-801-induced stereotypy (mouse)<br>Intracranial self-stimulation (rat)<br>Pole climbing avoidance (rat) | Iloperidone potently inhibited all these behavioral markers with a potency comparable with risperidone and haloperidol but greater than clozapine [a] |
| Enhanced social interaction (rat) | Iloperidone, risperidone and clozapine all increased social interaction in this animal model [b] |
| 5-HTP-induced head twitch (rat) | Iloperidone and risperidone were more potent than clozapine and haloperidol in this model [a] |
| Apomorphine-induced stereotypy (rat) | Iloperidone antagonised apomorphine-induced stereotypy less potently than risperidone and haloperidol [a] |
| Catalepsy (rat) | Iloperidone induced catalepsy only at a relatively high dose compared with risperidone and haloperidol [a] |

[a] Szewczak et al. 1995; [b] Corbett et al. 1993.

- Chronic dosing of iloperidone (21 days) to rats increased electrophysiological activity in the substantia nigra and decreases activity in the ventral tegmental area (Strupczewski et al. 1995).

# References

Arnt J, Skarsfeldt T (1998) Do novel antipsychotics have similar pharmacological characteristics? A review of the evidence. Neuropsychopharmacol 18:63–101

Corbett R, Griffiths L, Shipley JE et al. (1997) Iloperidone: preclinical profile and early clinical evaluation. CNS Drug Rev 3:120–147

Corbett R, Hartman H, Kerman LL, Woods AT, Strupczewski GC, Helsey GC, Conway PG, Dunn RW (1993) Effects of atypical antipsychotic agents on social behavior in rodents. Pharmacol Biochem Behav 45:9–17

Kongsamut S, Roehr JE, Cai J, Hartmann HB, Weissensee P, Kerman LL, Tang L, Sandrasagra A (1996) Iloperidone binding to human and rat dopamine and 5HT receptors. Eur J Pharmacol 317:417–423

Schotte A, Janssen PFM, Gommeren W et al. (1996) Risperidone compared with new and reference antipsychotic drugs: in vitro and in vivo receptor binding. Psychopharmacology (Berl) 124:57–73

Strupczewski JT, Bordeau KJ, Chang Y et al. (1995) 3-[[(Aryloxy)alkyl]piperidinyl]-1,2-benzisoxazoles as D2/5-HT2 antagonists with potential atypical antipsychotic activity: antipsychotic profile of iloperidone (HP 873). J Med Chem 38:1119–1131

Szewczak MR, Corbett R, Rush DK, Wilmot CA, Conway PG, Strupczewski JT, Cornfeldt M (1995) The pharmacological profile of iloperidone, a novel atypical antipsychotic agent. J Pharmacol Exp Ther 274:1404–1413

KAPITEL 23

# Zusammenfassung

F. MÜLLER-SPAHN

Die Entwicklung der Psychopharmakologie vollzog sich in den vergangenen fünfzig Jahren im Wesentlichen in zwei Wellen: In den 50-igern und Anfang der 60-iger Jahre wurden alle – mit Ausnahme der Nootropika – auch noch heute geltenden Prototypen von Psychopharmaka entwickelt. Die darauf folgenden 25 Jahre waren vor allem durch vielfältige Untersuchungen zu unterschiedlichen Dosierungsstrategien und Indikationsbereichen geprägt. Die Zeit seit Mitte der 80-iger Jahre gilt zu Recht wieder als besonders kreativ und innovativ. Markante Beispiele sind die neuen Entwicklungen im Bereich der Antidepressiva mit den Serotonin-Wiederaufnahmehemmern sowie im Bereich der atypischen Antipsychotika Substanzen wie Risperidon, Olanzapin, Amisulprid, Quetiapin, Iloperidon und Ziprasidon.

Der Begriff „atypisch" ist unscharf definiert und sollte in erster Linie in einem dimensionalen, nicht in einem kategorialen Sinne verwendet werden. Streng definiert werden unter atypischen Antipsychotika Substanzen subsumiert, die bei weitgehend fehlenden extrapyramidal-motorischen Nebenwirkungen sowohl die Positiv- als auch die Negativsymptomatik und die kognitiven Dysfunktionen günstig beeinflussen.

Das Clozapin stand meist als Modellsubstanz Pate. Clozapin ist nach wie vor bezüglich seines pharmakologischen Wirkprofils und seiner klinischen Wirkung in gewisser Weise ein Mysterium.

Die Beurteilungskriterien für antipsychotisch wirksame Substanzen haben sich in den vergangenen 20 Jahren erheblich verändert: Stand früher die Besserung der Positivsymptomatik im Mittelpunkt, erwartet man heute von neuen Antipsychotika neben einer günstigen Beeinflussung der paranoid-halluzinatorischen Symptomatik vor allem eine Besserung von Negativsymptomen und kognitiven Dysfunktionen, einen günstigen Effekt auf chronifizierte Verläufe, das weitgehende Fehlen von extrapyramidal-motorischen Störungen und insgesamt eine Besserung der Lebensqualität. Nach wie vor steht uns aber ein „ideales Clozapin" nicht zur Verfügung, d.h. eine Substanz ohne potenziell negative Effekte auf das Blut bildende System, ohne vegetative Begleiterscheinungen sowie ohne potenziell ungünstige Effekte auf die Gewichtsentwicklung. Inwieweit Iloperidon diesbezügliche Hoffnungen erfüllen wird, bleibt abzuwarten.

Wir erleben heute bei den Neuroleptikaverordnungen eine fundamentale Neuorientierung, weg von den typischen Neuroleptika hin zu den atypischen Substanzen. Im gleichen Zeitraum hat sich auch das Arzt-Patienten-Verhältnis grundlegend verändert. War es früher in erster Linie von einem patriarchalischen Beziehungsmuster geprägt, ist es heute mehr partnerschaftlich orientiert. Im Mittelpunkt steht dabei eine im Vergleich zu früher sehr viel umfassendere Aufklärung des Patienten über die Art der Erkrankung und über den natürlichen Krankheitsverlauf, über die uns heute zur Verfügung stehenden Behandlungsstrategien, aber auch über die Konsequenzen, die aus der Ablehnung derartiger Behandlungen resultieren. Die Entwicklung neuer, besser verträglicher antipsychotisch wirksamer Substanzen ist speziell vor diesem Hintergrund von großer Bedeutung, da mit einer besseren Verträglichkeit auch eine bessere Compliance und damit eine geringere Rückfallrate zu erwarten ist.

Dieser Workshop diente einmal mehr dazu, den Standort von Clozapin im heutigen Verordnungsspektrum neu zu definieren. Diesbezüglich wurden neue Ergebnisse aus dem Bereich der Grundlagenforschung und aus der anwendungsorientierten klinischen Forschung vorgetragen. Einmal mehr wurde deutlich, dass für verschiedene psychopathologische Syndrome, insbesondere der Negativsymptomatik, keine überzeugenden biologischen Modelle vorliegen. Dennoch ist die Hoffnung berechtigt, dass es in den nächsten Jahren gelingen könnte, so genannte intelligente Substanzen zu entwickeln, die in Abhängigkeit von der jeweiligen Psychopathologie und vom Schweregrad der Erkrankung unterschiedliche Rezeptorsysteme aktivieren oder inhibieren.

Eines der zentralen Themen dieses Workshops beschäftigte sich mit der Frage, inwieweit ein differentielles pharmakologisches Wirkprofil auch mit einer differentiellen klinischen Indikation verbunden wäre. Eine abschließende Beurteilung ist derzeit nicht möglich, dennoch sind die vorliegenden Daten durchaus ermutigend.

Remschmidt hat den Reigen der Referate mit einem sehr grundlagenorientierten, aber gleichzeitig hoch praxisrelevanten Beitrag eröffnet, nämlich der Bedeutung des Clozapins in der Kinder- und Jugendpsychiatrie. Diese Substanz hat sich offensichtlich auch in diesem Altersbereich einen festen Platz sowohl in der Akut- als auch in der Langzeittherapie erworben. Remschmidt wies auf die möglichen Zusammenhänge zwischen der serotonergen Aktivierung und dem Auftreten von Negativsymptomatik und ihrer Beeinflussung durch Clozapin hin. Besonders negativ wirkt sich im Bezug auf die Compliance die potenzielle, zum Teil erhebliche Gewichtszunahme unter den meisten atypischen Antipsychotika aus. Die Affinität zu Histamin$_1$-Rezeptoren und Störungen des Leptinstoffwechsels scheinen dabei ursächlich von besonderer Bedeutung zu sein.

Ungeklärt ist weiterhin, inwieweit Clozapin eine deutliche antidepressive Eigenwirkung hat, positive Ergebnisse bei Patienten mit chronifizierten wahnhaften Depressionen legen diese Vermutung nahe.

Bräunig hat in seinem Beitrag über Schizophrenie und Zwangsstörungen einen – zumindest in dieser Form – neuen Begriff geprägt: die zwanghafte Schizophrenie. Zwangssyndrome im Rahmen von schizophrenen Störungen treten häufig auf und verdeutlichen das differentialdiagnostische Grundproblem, nämlich die intensive Wechselwirkung zwischen Morbus und Persönlichkeitsstruktur. Schizophrene Patienten mit Zwangsstörungen scheinen häufiger neurologische Auffälligkeiten zu entwickeln, sei es im Sinne von Parkin-

## Zusammenfassung

son-Syndromen oder Akathisien oder lediglich sog. „soft neurological signs". Dies lässt einen gemeinsamen pathologischen Prozess vermuten. Clozapin scheint vor allem in niedrigen Dosierungen über eine Aktivierung des serotonergen Systems günstig auf Zwangsphänomene bei diesen Patienten zu wirken.

Klimke hat in seinem Vortrag ein Thema aufgegriffen, das im Mittelpunkt jeder Clozapin-Diskussion steht, nämlich das potenzielle Auftreten von Agranulozytosen. Nach wie vor ist die Frage ungeklärt, inwieweit es sich hier um einen primär immunologisch modulierten oder um einen primär toxischen Prozess bzw. um das Zusammenwirken beider Prozesse handelt. Eine erhöhte Vulnerabilität im Sinne einer genetischen Disposition käme ebenfalls in Betracht. In dem von Klimke vorgeschlagenen neuen ätiopathogenetischen Modell tritt nach einer initialen Phase der spezifischen Sensitivierung und Vorschädigung der myeloischen Vorläuferzellen im späteren Stadium die Induktion der Apoptose, d.h. des programmierten Zelltodes, hinzu. Letzteres führt dann zur Zerstörung der Vorläuferzellen im Knochenmark. Dieses Konzept bedarf einer weiteren wissenschaftlichen Überprüfung und Bestätigung.

Lanczik wies in seinem Referat auf die speziellen Verordnungsmodalitäten von Neuroleptika während der Schwangerschaft und Stillzeit hin. Mit Clozapin seien bis zum Jahr 1997 181 Frauen während einer Schwangerschaft behandelt worden. Dabei seien keine teratogenen Effekte aufgetreten. Das potenzielle Risiko einer Agranulozytose ist nach allgemeiner Auffassung keine primäre Indikation für einen Schwangerschaftsabbruch, wenn es zu einer ungewollten Schwangerschaft unter Clozapin gekommen war. Aufgrund der fehlenden Beeinflussung des Prolaktinspiegels könnten unter Clozapin Schwangerschaften häufiger auftreten. Auch wenn das teratogene Risiko unter Clozapin als gering betrachtet wurde, gelten Butyrophenone wie Haloperidol im ersten Trimenon als Mittel der Wahl. Ihr teratogenes Risiko ist verhältnismäßig gering, vegetative Nebenwirkungen sind nicht zu erwarten, gleiches gilt auch für eine potenzielle Schädigung des hämatopoetischen Systems.

Sexuelle Funktionsstörungen wurden als Folge einer Behandlung mit typischen Neuroleptika in 20–30% der Fälle beschrieben. Weig wies darauf hin, dass ca. 80% der schizophrenen Patienten, ob mit oder ohne Neuroleptika, unter derartigen Dysfunktionen leiden würden. Typische Neuroleptika führen offensichtlich sehr viel häufiger zu sexuellen Funktionsstörungen. Entscheidend ist auch hier die Wechselwirkung zwischen morbogenen und pharmakogenen Faktoren. Auch in der Ära vor der Einführung der Neuroleptika wurde häufig über sexuelle Funktionsstörungen bei schizophrenen Patienten berichtet, d.h. die üblichen Kausalattributionen, dass sexuelle Funktionsstörungen ausschließlich Folge einer Neuroleptikabehandlung seien, sind so nicht gültig.

Kalkman wies auf die besondere Bedeutung der unterschiedlichen pharmakologischen Wirkprofile von Antipsychotika im Hinblick auf ihre klinische Wirksamkeit und Verträglichkeit hin. Die physiologische Bedeutung der verschiedenen Rezeptorsubtypen bedarf noch einer weiteren Aufklärung.

Otte hat die grundlagenwissenschaftlichen Überlegungen zur Differentialindikation aufgegriffen und auf die klinischen Erfordernisse übertragen. In der Behandlung therapieresistenter schizophrener Verläufe scheint Clozapin mit Response-Raten zwischen 40 und 60% weiterhin anderen atypischen Substanzen überlegen zu sein.

Neben der Besserung der Positiv- und Negativsymtpomatik sowie der kognitiven Dysfunktionen zählt die daraus resultierende günstige Beeinflussung der Lebensqualität zu den wichtigsten Beurteilungskriterien. Lebensqualität ist ein abstraktes Konstrukt, das sehr durch die individuellen Bedürfnisse und Wertvorstellungen geprägt ist. Der günstige Effekt von Clozapin konnte in verschiedenen Studien belegt werden, offen ist allerdings die Frage, inwieweit es sich hier um einen substanz- oder einen gruppenspezifischen Effekt handelt, d.h. ob letztlich alle atypischen Antipsychotika diesbezüglich eine Überlegenheit gegenüber den traditionellen Neuroleptika aufweisen.

Finzen wies in seinem Referat auf die Bedeutung der Suizidalität als ein Syndrom schizophrener Störungen hin. In verschiedenen Studien wurde gezeigt, dass Clozapin das Risiko für suizidales Verhalten bei schizophrenen Patienten deutlich verringert.

Herr Naber und ich möchten den Referenten für ihre hervorragenden Beiträge sowie für die lebhafte und qualitativ ausgezeichnete Diskussion danken. Danken möchten wir aber auch der Firma Novartis, die es einmal mehr ermöglicht hat, dass wir in einer angenehmen Atmosphäre einen so offenen und konstruktiv-kritischen Gedankenaustausch pflegen durften.

# Sachverzeichnis

Achsendiagnostik 13
Adipositas 104
– gesundheitliche Konsequenzen 110
– Lebensqualität 112
– metabolische Veränderungen 111
– psychosoziale Konsequenzen 111
– Therapie 111
– – pharmakologische Intervention 113
$a_2$-adrenoreceptor 45
$a$-adrenoreceptor blockade 46
Affektverflachung 15
Agranulozytose 179
– Clozapin-induzierte 21, 34
– metabolisch-toxischer Typ 23
Akathasie 15
Akutbehandlung 51, 53, 99
Alkohol 10
Amine, biogene 3
Amisulprid 51
AMÜP-Datenbank 158
Anorgasmie 40
Antidepressiva, trizyklische 10
Apoptosesensitivität 24
Arzneimittelüberwachung 153
Arzneimittelwirkung, unerwünschte 153
Arzt-Patienten-Verhältnis 177

Befindlichkeit, subjektive 97
Belastung, subjektive 66
Benzodiazepin 10, 152
beta activity 172
Biperiden 146
Blutbildveränderungen 58
Blut-Hirn-Schranke 123
BMI-Perzentilenkurve 105
BPRS 166
Bromocriptin 35
buspirone 47

Carbamazepin 10
Chlorpromazin 27, 31, 146
Clozapin
– Differentialindikation 179
– Elektrokrampftherapie (EKT) 139
– Gerontopsychiatrie 149
– Gewichtszunahme 5, 107

– Hippokampus 127
– im Jugendalter 1, 178
– Interaktion mit anderen Substanzen 10
– kognitive Wirksamkeit 91
– Lebensqualität 76, 180
– Mortalität 68
– pharmakologisches Wirkprofil 178
– Plasmaspiegel 119, 120
– Schwangerschaft 30–34, 179
– Serumleptinspiegel 6
– Serumspiegel 6
– sexuelle Funktionsstörungen 38, 179
– soziale Funktionsfähigkeit 77
– Stillzeit 30, 34–36, 179
– Suizid 66–70
– Wirksamkeitsvergleich 54
– zelluläre Aufnahme 17
– Zwangssyndrome 178
Clozapin-Fluvoxamin-Kombination 136
– Nebenwirkungen 136
Clozapin-induzierte Agranulozytose (CIA) 21
– Mechanismen 24
– Pathogenese 23
– Zytokinentzug 25
Clozapin-N-oxid 123
Copingstrategie 18
Cross-over-Studie 54

$D_2$-receptor 46
DDP-method 164
Demenzkranke 157
Denkfähigkeit, subjektive 93
– Defizite 93
Denkstörung, formale 15
Desmethylclozapin 123, 124
Diät 112
dipole
– concentration 172
– distribution 171
– values 171
dipole densitiy plotting method (DDP-method) 164
dopamine $D_2$-receptor 47
– blockade 42
Dosiseffekt 108

# Sachverzeichnis

Drugmonitoring, systematisches 6
Dysfunktion 39
– sexuelle 39
– subjektive neurokognitive 92
Dysphorie, neuroleptikainduzierte 80
Dysregulation, orthostatische 58

EEG 162
– activity 170
– alterations 162
Effektstärke 77
Effektstärkenanalyse 76
Ejakulationsprobleme 38
EKG-Veränderungen 58
Elektrokrampftherapie (EKT) 139
– Durchführung 140
– Komplikationen 141
– therapeutischer Nutzen 143
– Therapieerfolg 141
EPS 51, 57
Essattacken 6
extrapyramidal-motorische Störung (EPS) 51

Faktor
– Granulozyten-koloniestimulierender 22
– Granulozyten-Makrophagen-stimulierender 22
Fluoxetin 113
fluphenazine 44
Fluvoxamin 10, 110, 134
Funktionsfähigkeit, soziale 78

GCI 56
G-CSF 22
General Cognitive Index (GCI) 56
Gerontopsychiatrie 149
– Kasuistiken 150
– Verordnungsverhalten 154
Gewichtsveränderung 104
Gewichtszunahme 5, 57, 105
– Risikopersonen 106
GM-CSF 22
Granulozyten-koloniestimulierender Faktor (G-CSF) 22
Granulozyten-Makrophagen-stimulierender Faktor (GM-CSF) 22
guanfacine 46

Haloperidol 40, 42
– Schwangerschaft 32
Hippokampus 127
HMPAO-SPECT 172
5-HT$_{1A}$-receptor 47, 175
5HT$_2$-/D$_2$-Rezeptoraffinität 17
5-HT$_{2A}$-Rezeptor 127, 175
5-HT$_6$ receptor 175
5-HT-Transporter 128
  Affinität 130
– Dichte 130
HT$_{22}$-Zelle 127

Hyperprolaktinämie 39, 58
– neuroleptikainduzierte 35

Iloperidon 177
– psychotic disorders 175
Immunhypothese 23
InterSePT-Studie 69

Kolmgorov-Smyrnov-test 167
Kombinationstherapie 135, 136
Körpergewicht 105
Krampfanfälle, zerebrale 58

Lebensqualität 72, 180
– subjektive 78, 79
Lebensqualitätskonzept (s. auch LQ-Konzept) 73
Lebensstandard, objektiver 73
Leistungsvermögen, subjektives kognitives 91
Leptin 109, 110
Leukopenie 1
Lithium 10
LQ-Konzept 72

magnetoencephalography (MEG) 161
– activity 163
– alpha-activity 168
– beta activity 171
– fast activity 168
– retest variability 170
– slow activity 167
MAO-B 129
– Affinität 130
– Aktivität 130
mixed 5-HT$_2$/D$_2$ antagonist 43

Nachsorge 69
Nebenwirkungen
– extrapyramidale 1
– extrapyramidal-motorische (EPS) 32, 146
– physische (somatische) 97
– psychische (subjektive) 96, 97, 99
Negativsymptomatik 51, 177
Neopterin 26
Neuroleptikaplasmaspiegel 34
– Muttermilch 34
Neuroleptikum
– atypisches 146
– – anticholinerge Wirkungen 58
– – Blutbildveränderungen 58
– – Differentialindikation 50, 62
– – EKG-Veränderungen 58
– – Gewichtszunahme 57
– – Hyperprolaktinämie 58
– – kognitive Störungen 55
– – Nebenwirkungen 56, 61
– – orthostatische Dysregulation 58
– – psychische Nebenwirkungen 96
– – Sedierung 58
– – subjektive Befindlichkeit 96
– – zerebrale Krampfanfälle 58

# Sachverzeichnis

- Dosierung 92, 101
- Gewichtsveränderung 104
- klassisches 4, 146
- – extrapyramidal-motorische Nebenwirkungen 32, 146
- konventionelles 80
- – dysphorischer Zustand 80
- Lebensqualität 73, 79
- Schwangerschaft 31
- sexuelle Funktionsstörungen 38
- subjektives kognitives Leistungsvermögen 91
- subjektive Wirkungsunterschiede 98
- Therapie 107
- – Gewichtszunahme 107
- typisches 4, 8, 39
- – sexuelle Dysfunktion 39
- verhaltensteratologische Effekte 32
Nikotin 10

Olanzapin 35, 44, 89

PANADSS 89
PANSS 166
- Negativscore 100
Parkinson-Krankheit 149
Patient, gerontopsychiatrischer
- Verordnungsverhalten 155
- – Maximaldosierung 155
- – Tagesdosierung 155
PCA 164
Personenzentrierte Settingübergreifende Integrative Schizophrenietherapie (PERSIST) 84, 85
- Fragestellungen 88
- Fremdratings 87
- kognitive Funktionsniveaus 89
- Messinstrumente 87
- objektive Tests 88
- Selbstratings 88
- Stichprobe 86
Phenothiazine 31
- Schwangerschaft 31
Plasmaserotoninspiegel 5
Plasmaspiegel 119
Positivsymptomatik 51, 177
principle component analysis (PCA) 164
Prolaktinspiegel 35, 39
Psychopharmaka 125
- Hirnkonzentrationen 125
Psychose 80

Quality of Life Interview 75
Quality of Life Scale 75
quetiapine 44

Risperidon 40, 44, 51

scalp EEG 162
Schizophrenie
- anankastische 14, 15

- nichtanankastische 15
- obsessiv-kompulsive 18
- Therapie
- – Behandlungsstrategien 85
- – evidence based 86
- – integrative 85
- – personenzentrierte settingübergreifende integrative (PERSIST) 84
Sedierung
Serotonin 4, 128
- $5-HT_{2A}$ 43
- $5-HT_6$ 44
- selektive Wiederaufnahmehemmer 8
sertindole 44
Sertralin 17
Serumleptinspiegel 6
Serumspiegelbestimmung 9
Setpoint-Theorie 107
SF-36 75
Sickness Impact Profile 75
Sildenafil 41
Spiroperidol 27
spontaneous magnetic brain activity 163
SSRI 17
Störung
- extrapyramidal-motorische 51, 57
- kognitive 55
- subjektive kognitive 91
Studie, prospektive 3
Subjective Well-being under Neuroleptics (SWN) 98
Suizid 66–70
- Gefährdung 67, 70
- Prophylaxe 66
Suizidalität 180
SWN 98, 101
Symptom
- katatones 15
- neuroleptisch-induziertes parkinsonoides 92
Symptomatologie 97
Syndrom, extrapyramidal-motorisches 34

Therapie, neuroleptische 70
Topiramat 113

Valproat 8
Vesnarinon 26

Wirkprofil, pharmakologisches 178
Wirksamkeitsvergleich 54
Wirkung, anticholinerge 58

Zotepin 54
Zufriedenheitsbewertung 78
Zwangsstörung, komorbide 13, 14
Zytochrom-P450 133
Zytokinentzug 25
Zytokinrezeptoren 25
- Downregulation 25
Zytosol 27

If you have any concerns about our products,
you can contact us on
**ProductSafety@springernature.com**

In case Publisher is established outside the EU,
the EU authorized representative is:
**Springer Nature Customer Service Center GmbH
Europaplatz 3, 69115 Heidelberg, Germany**

Printed by Libri Plureos GmbH
in Hamburg, Germany